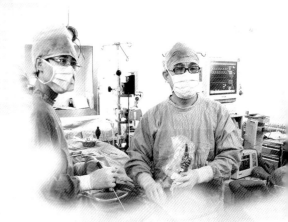

# 内镜颅底外科学

## Endoscopic Skull Base Surgery

张秋航　编著

人民卫生出版社

图书在版编目（CIP）数据

内镜颅底外科学/张秋航编著.—北京：人民卫生出版社,2013.3

ISBN 978-7-117-16799-4

Ⅰ.①内… Ⅱ.①张… Ⅲ.①内窥镜-应用-颅底-外科手术 Ⅳ.①R651.1

中国版本图书馆 CIP 数据核字（2013）第 013350 号

| 人卫社官网 | www.pmph.com | 出版物查询，在线购书 |
| 人卫医学网 | www.ipmph.com | 医学考试辅导，医学数据库服务，医学教育资源，大众健康资讯 |

# 内镜颅底外科学

编　　著：张秋航
出版发行：人民卫生出版社（中继线 010-59780011）
地　　址：北京市朝阳区潘家园南里 19 号
邮　　编：100021
E - mail：pmph @ pmph.com
购书热线：010-67605754　010-65264830
　　　　　010-59787586　010-59787592
印　　刷：中国农业出版社印刷厂
经　　销：新华书店
开　　本：787×1092　1/16　印张：17
字　　数：392 千字
版　　次：2013 年 3 月第 1 版　　2013 年 3 月第 1 版第 1 次印刷
标准书号：ISBN 978-7-117-16799-4/R·16800
定　　价：118.00 元

打击盗版举报电话：010-59787491　E-mail：WQ @ pmph.com
（凡属印装质量问题请与本社销售中心联系退换）

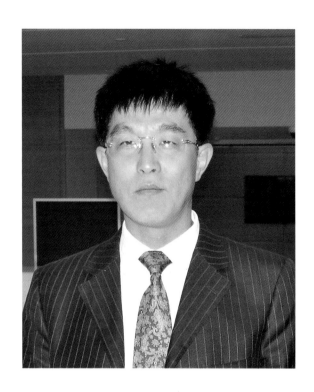

**作者简介** 张秋航,医学博士,主任医师,教授,博士研究生导师。现任首都医科大学宣武医院耳鼻咽喉–头颈外科主任,首都医科大学宣武医院神经外科副主任、颅底外科中心主任。兼任《中华耳鼻咽喉头颈外科杂志》《中国微侵袭神经外科杂志》等杂志的编委,中国医师协会耳鼻咽喉科分会副会长。1988年获白求恩医科大学医学博士学位,1994年获日本东北大学医学博士学位。从事颅底疾病的基础与临床研究20余年。开展内镜颅底外科手术17年,早在1998年就曾发表过内镜经鼻切除垂体腺瘤的学术论文,至今已经完成了3000余例颅底肿瘤的内镜外科手术,病变涉及前、中、后、侧颅底及颅颈交界。作为第一作者在SCI期刊发表内镜颅底外科手术相关的论文12篇,在国内核心期刊发表内镜颅底外科相关的论文38篇。举办了10届全国内镜颅底外科学习班,为内镜外科技术在颅底外科领域的应用和推广作出了重要贡献。

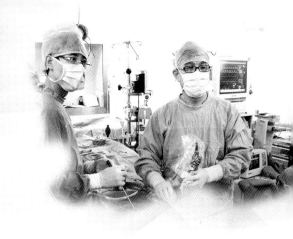

# 前　言

　　随着现代科学技术及外科技能的发展,颅底外科早已从裸眼切除颅底肿瘤时代,发展至显微颅底外科时代,进而开始步入影像辅助的微侵袭颅底外科时代。在此阶段,微创理念渗透到颅底外科的各个领域,其中内镜技术的应用是这个时期的重要标志之一。

　　内镜颅底外科技术利用鼻腔、鼻窦及口腔与颅底相互毗邻的解剖学特点,发挥内镜视角灵活的光学优势,可以清晰显示颅底深部结构,使术者更清楚地辨别病变及其毗邻解剖关系,进而在最大限度地保护正常结构的前提下切除病变。人们从认识到掌握内镜外科技术,并将其广泛应用于临床治疗颅底疾病不过短短的 20 余年时间。然而,在这迅速发展的 20余年里,内镜外科技术不断给我们带来惊喜,使我们拓展思路,逐步向更广阔的颅底区域延伸。

　　内镜外科技术的局限性在挑战中不断被打破。1998 年作者曾在文章中提及垂体微腺瘤和累及鞍旁的侵袭性垂体腺瘤不是内镜经鼻手术的适应证,现在看来不仅可以经内镜下切除,甚至可以采用单纯内镜经鼻入路切除包括侵犯海绵窦内的侵袭性腺瘤以及鞍内颅咽管瘤。2002 年作者也曾在文章中提到鞍内和颅底脑膜瘤不是内镜经鼻手术的适应证。而今,不仅鞍内,大多数嗅沟和鞍结节脑膜瘤也可采用单纯内镜经鼻入路切除。几年前我们还认为颅内外沟通瘤不是内镜经鼻入路适应证。而今,我们已经有了成熟的内镜经鼻和经口入路切除前、中、后、侧颅底颅内外沟通瘤的经验。

　　随着内镜外科技术在颅底区域的延伸,内镜经鼻入路观察和处理病变的范围在矢状位上可从额窦到寰椎,在冠状位上可从颅底中线到颈静脉孔,为外科医生带来更广阔的领域。因此,越来越多的外科医生对于内镜颅底外科抱有极浓厚的兴趣。但随着内镜外科技术的拓展,使其微侵袭特性变得具有侵袭性,主要表现在对脑神经、颈内动脉、下丘脑和脑干以及脑血管的侵袭,特别是在处理颅底中线和硬脑膜内病变时候。内镜手术改变了以往手术的一些习惯,外科医生需要时间来适应和积累经验,这就是所谓的“学习曲线”。内镜颅底外科需要有一个漫长的学习曲线。这要求术者通过扎实的解剖训练和系统学习,熟悉内镜下颅底解剖学标志及神经血管走行,掌握颅底的影像学诊断技术和处理各种病变的外科技巧,不断丰富围术期处理经验。应当严格按照内镜手术分级循序渐进,切不可掉以轻心。只有这样才能使我们的内镜颅底手术真正达到安全、精准、彻底、微创。系统的内镜颅底外科训练有助于缩短学习曲线,减少手术并发症。内镜颅底外科不仅仅是一个简单的外科操作过程,

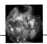

应当重视整个围术期的处理,强调多学科合作,特别是建立有神经外科和耳鼻咽喉头颈外科医生共同组成的一个成熟的团队。

本书介绍了作者近 20 年来数千例的内镜颅底外科经验,内容涉及前、中、后、侧颅底及颅颈交界几乎所有颅底区域。书中所有病例、影像资料及术中图像均来自作者身为术者的病例。作者试图尽可能多地以自身体会与读者交流,希望能对读者有所帮助。倘若书中有不当之处望予以指正。

张秋航

2012 年 10 月

# 目　录

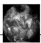

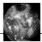

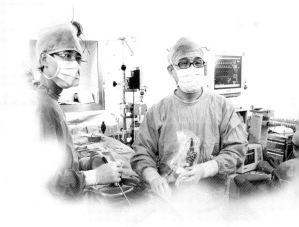

# 第一章
## 内镜颅底外科概述

1958年在Heermann将手术显微镜用于鼻内及经鼻入路手术以前,鼻内或经鼻外科对于外科医生来说一直是风险极大的手术。由于外科医生是在一个深暗且狭小的空间进行手术操作,常常伴随着许多严重的并发症。尽管Bozzini早在19世纪初就有了使用内镜的想法,然而直到20世纪50年代,Hopkins和Carl Storz才使内镜成为医生手中有价值的工具。作为鼻内镜外科的先驱们,Messerklinger于1972年率先采用鼻内镜手术方式治疗慢性鼻窦炎;Wigand于1977年描述了内镜技术可以尽可能多地保留鼻腔和鼻窦黏膜;Drafin于1978年介绍了他在额窦手术方面的经验;Stammber继承并发展了鼻内镜外科技术,并且将这一微创技术在全世界推广,特别是欧洲;1985年Kennedy将其命名为功能性内镜鼻窦手术(functional endoscopic sinus surgery,FESS)。内镜外科技术的应用在我国也已经有近30年的历史了,赵卓然和许庚于20世纪80年代末率先开展了使用鼻内镜技术的鼻窦手术,而许庚和韩德民在我国内镜鼻窦外科技术的普及和推广应用方面作出了重大贡献。

内镜颅底外科起步于20世纪90年代,人们从认识内镜外科技术到掌握它,并将它广泛应用于临床治疗颅底疾病才不过短短的20年时间。然而,在这迅速发展的20年里,内镜颅底外科技术不断地给我们带来惊喜、不断地拓展我们的思路、不断地向更广泛的颅底区域延伸。

### 一、内镜颅底外科的起步与发展

解剖学特征使内镜颅底外科开始于颅底中线病变的外科治疗。鞍区是最早被应用内镜经鼻颅底外科技术的颅底区域。20世纪90年代初Jho HD和Jankowski R就开始尝试采用单纯内镜经鼻入路切除垂体腺瘤,而后又被人们用于视神经减压和脑脊液鼻漏修补。张秋航等于1998年在国内率先发表了内镜经鼻入路切除垂体腺瘤的临床研究,现已延伸至切除鞍内颅咽管瘤、脑膜瘤、囊肿、鞍区恶性肿瘤以及空蝶鞍充填术。目前在欧美发达国家,内镜经鼻入路已经是垂体腺瘤手术的首选和主流入路。

前颅底区是内镜经鼻入路比较容易到达的区域,且该区重要解剖结构少,相对比较安

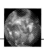 

全。因此,继内镜经鼻鞍区手术获得成功之后,前颅底成为人们尝试的第二个颅底区域。Jho 等(2004)和 Cook 等(2004)采用单纯内镜经鼻入路分别切除了 2 例和 3 例前颅底和鞍结节脑膜瘤,术后无严重并发症。Batra 等(2005)对 16 例前颅底肿瘤中的 9 例采取经鼻内镜手术,另外 7 例采用传统的颅面联合入路,发现两组在手术时间、失血量、住院时间、并发症的发生率等有显著性差异,而生存率和复发率基本相似;但他们仍认为由于内镜入路具有较好的视野,可避免面部切口的同时保持局部结构。目前内镜经鼻入路处理前颅底的病变已经成为成熟的手术入路,可以处理包括常见的嗅神经母细胞瘤、脑膜瘤、鳞状细胞癌在内的几乎所有良恶性肿瘤,还可以行前颅底重建、前颅底异物取出以及炎性病变的处理。单纯内镜经鼻入路还可以处理颅内外沟通瘤。

　　斜坡区作为中线颅底区域也是继内镜鞍区手术获得成功之后,涉及的另一个区域。斜坡肿瘤最多见的是脊索瘤和鼻咽癌,尽管多数医生仍然认为鼻咽癌对放疗敏感,但是据国内外文献报告侵犯斜坡的鼻咽癌单纯放疗的 5 年生存率只有 30%,有脑神经症状的 5 年生存率仅有 7%。斜坡肿瘤应该以外科治疗为主。然而,由于斜坡病变位置深在,周围有重要解剖结构,故外科显露和处理该区域病变均很困难。因此,该手术多年来始终是外科医生的一个挑战。以往手术入路由于外科创伤所限和难以处理双侧病变,故对于斜坡肿瘤要做到全切是很困难的。各种角度硬性内镜的应用和内镜外科技术的进步以其视觉效果好、对深部解剖结构辨认清晰、显露和处理病变范围广、微创、并发症少和死亡率低等特点克服了上述传统入路的不足,逐渐显示出内镜经鼻入路处理复杂颅底病变的能力和优越性。张秋航等于 1997 年就发表了关于斜坡的解剖学研究。Jho HD 于 2004 年报告了 6 例尸体头部(简称尸头)的斜坡解剖和 4 例内镜经鼻入路的斜坡肿瘤切除。张秋航等于 2006 年介绍了 9 例内镜经鼻入路斜坡脊索瘤切除的经验。尽管许多学者仍然认为斜坡肿瘤特别是斜坡脊索瘤很难甚至不可能完全切除,但是经术中镜下所见、手术导航系统确认以及术后影像学检查可以提示我们斜坡肿瘤的全切是可能的,而且采用内镜经鼻入路也许是斜坡肿瘤治疗最佳的选择。

　　翼腭窝及颞下窝区是继斜坡区之后内镜经鼻入路又一个拓展的颅底区域。传统外科入路到达位于上颌窦后的主要途径是经上颌入路和侧方颞下窝入路。虽然术野暴露很好,但所造成的面部、上颌以及听力方面的外科创伤较大,对于处理该区的良性病变来说并非理想的入路。随着内镜技术在颅底外科方面的不断延伸,人们开始探讨这一微侵袭外科技术在处理翼腭窝和颞下窝病变方面的应用。Alfieri A 和 Gaudio JM 于 2003 年进行了内镜经鼻到达翼腭窝的解剖学研究;张秋航等于 2005 年介绍了内镜经鼻入路切除翼腭窝和颞下窝肿瘤的临床经验,并先后于 2010 年和 2012 年在国内外发表了内镜经鼻入路切除颞下窝颅内外沟通瘤的临床研究。目前该入路多用于切除侵犯翼腭窝和颞下窝的鼻咽血管纤维瘤、神经鞘瘤、脑膜瘤、腺样囊性癌及软骨瘤和软骨肉瘤。

　　岩尖区的解剖学特征使内镜经鼻入路成为外科治疗岩尖病变的新途径。岩尖病变常见有表皮样瘤、胆固醇肉芽肿、脑膜瘤、神经鞘瘤、转移瘤和真菌性炎症等,手术切除这些病变是主要的治疗方法。然而,由于岩尖区位置深在、解剖关系复杂、处理该区病变时会涉及岩骨段颈内动脉、海绵窦和第 Ⅱ、Ⅲ、Ⅳ、Ⅴ、Ⅵ 组脑神经,故手术难度大、外科创伤大、

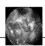

并发症多。人们尝试了各种不同的外侧硬膜内手术入路（眶上翼点入路、眶颞入路等）和外侧硬膜外手术入路（经迷路入路、经耳蜗入路、经乙状窦后入路和岩骨下入路）以及经鼻蝶入路。在2006年以前几乎所有关于岩尖病变外科治疗的文献均是针对岩尖表皮样瘤和胆固醇肉芽肿的报告，只有Madjid Sami等于2001年报告了1例经枕下乙状窦后入路切除岩尖脑膜瘤的经验。作为内镜颅底手术的先驱者，Jho HD于2004年对内镜经鼻后颅窝进行了解剖研究，提出内镜经鼻入路侧方不局限于颈内动脉，可以暴露至卵圆孔、圆孔，也可以到达岩尖和颈静脉孔。2007年开始有学者开展内镜经鼻岩尖入路的解剖研究。张秋航等于2006年报告了采用内镜经鼻入路切除岩尖脑膜瘤、脊索瘤、神经鞘瘤、表皮样瘤、真菌病及鳞癌的经验。

颈静脉孔区最多见的肿瘤是颈静脉球瘤（副神经节瘤）、神经鞘瘤、脑膜瘤，还可见某些恶性肿瘤及转移癌，如软骨肉瘤和鳞癌。外科完全切除是治愈的主要手段，而在全切肿瘤的基础上不增加新的脑神经功能障碍、改善术前的脑神经功能障碍、减少手术并发症、不影响外观美容则是后颅窝外科的目标。2010年作者率先尝试采用内镜经口入路切除颈静脉孔区神经鞘瘤，并于2012年在国内外首次发表了内镜经口入路切除颈静脉孔区颅内外沟通型神经鞘瘤的临床报告。然而，并非所有颈静脉孔区的肿瘤均适合选用内镜经口入路，例如：颈静脉球瘤和颈静脉孔区恶性肿瘤就不是内镜经口/鼻入路的适应证，因为颈静脉球瘤是一种富含血供的肿瘤，且常生长于静脉壁和管腔内，若要完全切除颈静脉球瘤常需要结扎乙状窦和颈内静脉，内镜下难以控制切除颈静脉球之后的静脉出血。而该区域的恶性肿瘤常常侵犯岩骨段颈内动脉和颞下窝软组织，单纯内镜经口/鼻入路很难根治性切除。

颅颈交界区最常见的病变是脊索瘤和颅底凹陷。自2002年Alfieri在解剖研究中和2004年Kassam在临床病例报告中证实内镜经鼻入路可用于延颈髓压迫的减压之后，该入路逐渐被接受，认为该入路比传统的经口入路创伤小并发症少。内镜经鼻入路的优势包括：比显微镜经口入路视野开阔、暴露充分；降低舌和呼吸道黏膜水肿、鼻音亢进、切口感染等术后并发症的风险；不需要切开软腭或硬腭；不用术后气管切开。然而，内镜经鼻入路比经口到达颅颈交界区距离远，且内镜经鼻入路因为同时切除寰椎的前弓和齿状突，需要事先做颈枕后固定和骨性融合来保证颅颈的稳定性。2008年作者在内镜经口入路切除颅颈交界区的脊索瘤的经验基础上，开展了单纯内镜经口入路行齿状突切除的延颈交界区减压，取得良好的疗效，相比其他入路没有增加感染的几率。术中仅切除齿状突，保留了寰椎前弓，所以没有做颈枕后固定和融合。这项临床研究于2012年发表在Spine杂志。

直到Parkinson于1965年首次描述了经海绵窦外侧壁入路的颈内动脉海绵窦瘘的直接外科手术，海绵窦一直被认为是外科禁区。随着显微颅底外科的开展，有关海绵窦的显微解剖学研究以及显微外科经颅入路和经蝶入路的海绵窦手术先后被描述。但是，由于显微镜的筒状视野使显微经蝶入路的外科显露仅限于鞍区，不可能获得对海绵窦直接的视觉效果，Hardy鼻窥器也限制了手术器械的活动范围。因此，尽管有文献报告采用显微经蝶入路切除侵犯海绵窦的垂体腺瘤的可能性，但是几乎所有临床报告都是限于外科治疗蝶鞍和鞍上的病变。由于内镜外科技术在鞍区和岩尖病变的外科治疗方面日臻成熟，并且越来越显示出优势，使其在海绵窦手术中应用成为可能。近年来关于内镜经鼻入路切除海绵窦病变可行

性的解剖学研究和临床探索也开始出现,其中绝大多数是解剖学报告,仅有少数几篇是切除侵犯海绵窦内侧壁垂体腺瘤的临床报告。Alfieri A 于 2001 年就曾发表过关于内镜经鼻入路海绵窦解剖的研究。Doglietto 等于 2009 年报告了关于显微外科与内镜外科经鼻蝶入路到达海绵窦的比较解剖学研究,提出内镜经鼻入路比显微入路具有更好的海绵窦显露和器械的活动范围。然而,一些学者怀疑这类尸头上的解剖研究是否在临床上适用,因为尸头解剖中所显示的海绵窦内清晰的解剖结构大概不会出现在外科手术当中。人们关心的是内镜经鼻入路究竟能够多大程度上处理海绵窦病变?是否能够改善患者的预后?该入路的适应证、疗效和安全性如何?此外,术中海绵窦段颈内动脉破裂的风险、海绵窦出血造成的麻烦、外科技术的难度等都可能限制这一入路的广泛应用。作者自 2004 年 1 月至 2012 年 1 月采用单纯内镜经鼻入路切除海绵窦内肿瘤 25 例,其中垂体腺瘤 10 例、脑膜瘤 6 例、神经鞘瘤 5 例、鳞癌 2 例、软骨肉瘤 1 例、神经内分泌癌 1 例。其中 18 例获得全切,次全切除 2 例,部分切除 5 例。该组病例没有发生术中并发症,仅有 1 例术后脑脊液漏并发脑膜炎的病例(4%),经抗感染和二次修补治愈。该组病例未见术后出现新的脑神经障碍,没有围术期死亡的病例。

## 二、内镜颅底外科技术的再认识

至今大多数外科医生可能仍然认为内镜颅底外科技术仅仅是一种微侵袭外科技术。但随着我们对内镜经鼻颅底外科的经验积累,渐渐认识到这一技术绝不仅仅是微创,更重要的是有利于对颅底深部解剖结构的辨认,可提供灵活的器械操作,利于病变的彻底清除,提高了手术的精度和安全性。对于鼻腔鼻窦手术来说内镜颅底外科技术是微侵袭外科入路,然而当人们将内镜外科技术应用于处理颅底病变,它可能就渐渐地具有侵袭性了,例如:彻底切除颅底肿瘤常需要广泛的骨质切除,需要处理颈内动脉、视神经,并进入硬脑膜内对脑血管、下丘脑和脑干的侵袭,以及可能会带来蛛网膜下腔出血等问题。

内镜颅底外科技术的先天不足是单手操作,不利于术中止血和处理病变。而近年来为了克服这些缺点,有经验的内镜颅底外科的学者们已采用四只手(处理前颅底、鞍区和斜坡病变)或三只手操作技术(处理翼腭窝、颞下窝病变),即双人组合,分别经两侧鼻腔操作,默契配合,不再是简单的术者与助手的关系,而是一种合作者(partner)的关系。2002 年以前,作者在文章中常提到在处理鞍区病变时选择鼻腔宽敞的一侧进入,而现在我们的术者几乎全部选择右侧鼻腔进入,而左侧鼻腔留给同伴以便两人配合。

不熟悉内镜外科技术的医生会认为内镜是二维观察,不如显微镜下三维观察有立体感。而事实并非如此,术中随着内镜的移动可以全方位立体观察病变及重要解剖结构。临床上,一名熟练的内镜颅底外科医生不会用支撑臂将内镜固定,因为内镜一旦被固定,就失去了内镜优于显微镜的视觉效果,无法灵活变换视角,在狭窄操作通道内与其他手术器械协调配合,从而失去显微镜所不具有的全方位立体观察的内镜优势。另外,术中内镜镜头易被血性分泌物污染,需不断抽出鼻腔擦拭,所以不适于被固定。

内镜经鼻外科的局限性在挑战中不断被打破。10 年前大多数人认为内镜外科技术只能用来处理鼻窦炎和鼻息肉,而不能处理鼻腔内翻性乳头状瘤和鼻咽血管纤维瘤。今天已经没有多少人怀疑它是首选的手术入路了。十多年前斜坡还被认为是外科手术的禁区,而今应用内镜外科技术处理该区域病变也许是最佳选择。5年前我们还认为颅内外沟通瘤不是内镜经鼻入路适应证,可是现在不仅可以用于切除某些颅内外沟通的脑膜瘤和三叉神经鞘瘤,甚至可以切除前颅底、鞍结节、岩尖及斜坡等区域硬膜内的肿瘤。许多人一直反对采用内镜经鼻入路处理颅底恶性肿瘤,近年来国外和国内已有一些长期随访资料表明内镜经鼻入路切除颅底某些恶性肿瘤如颅底鳞癌、嗅母细胞瘤、腺样囊性癌、小细胞神经内分泌癌、软骨肉瘤和脊索肉瘤等均是可行的。

对于颅底肿瘤来说,全部切除是手术的最终目的,也是外科医生所追求的目标。事实上,内镜经鼻入路大多数情况下不可能做到肿瘤的整块切除,常常是分块切除肿瘤,与头颈恶性肿瘤的处理原则不同。这是由于颅底病变位置深在,有12组脑神经和颈内动、静脉以及椎动脉穿行,而且毗邻脑组织和海绵窦等重要解剖结构。上述密集的重要解剖结构致使大多数情况下外科手术不可能保留一个0.5cm或1.0cm以上的安全缘。然而,这些并不意味着颅底肿瘤就不可能实施根治性手术。颅底外科允许分块切除病变,要求切至正常的组织边界。颅底肿瘤的切除不仅仅是瘤样组织,还应包括相邻的骨质,某种程度上相当于一个解剖区域或解剖结构的切除,相当于整块切除的效果。所有争议都应服从于一个最终的结果,即患者的长期生存率和生存质量。

颅底肿瘤不能单纯根据肿瘤的大小来判断分期、手术的难易程度和预后。常常有些医生报告切除了颅底某某巨大肿瘤,其实这说明不了任何问题。颅底肿瘤应根据它的病变性质和病变部位来判断它的分期、外科可干预的程度及预后。如脊索瘤和恶性肿瘤易侵犯重要解剖结构及复发,它们比良性肿瘤的预后较差;而恶性肿瘤中对放化疗不敏感的预后差。位于岩尖和斜坡区的肿瘤毗邻或累及颈内动脉、海绵窦和脑干,手术难度极大,外科干预的几率和程度差、预后差。综合国内外文献,颅底肿瘤的预后与其是否能够全切的关系最大,而肿瘤分期应该根据预后来制定。按照此理,位于岩斜区或累及岩骨段颈内动脉的内直径1.0cm的恶性肿瘤要比位于前颅底3.0～5.0cm的恶性肿瘤的临床分期更晚。Van Huijzer于1984年按所含结构将侧颅底分为6个亚区,即鼻咽区、咽鼓管区、神经血管区、听区、关节区及颞下区。这一分区对于颅底恶性肿瘤的临床分期、判断外科干预程度以及患者的预后具有重要意义。

硬脑膜作为神经外科和耳鼻咽喉头颈外科的学科界限是无可非议的,但对于颅底外科这样的交叉领域来说又非绝对的,例如耳鼻喉科医生最早开展的经鼻蝶入路垂体瘤切除、听神经瘤手术、桥小脑角血管神经减压、脑干植入人工耳蜗等早已突破了硬脑膜的界限。目前,绝不是单纯依赖神经外科或耳鼻咽喉头颈外科就能够处理好颅底病变的,需要多学科合作,选择最理想的外科入路和技术,才能使患者获得最佳的治疗。也许不久的将来颅底外科会发展成为独立的三级学科。

内镜颅底外科不仅仅是一个简单的外科操作过程,更加重视整个围术期的处理,重视建立一个成熟的团队。国外的学者强调应该建立由耳鼻咽喉头颈外科医生和神经外科医生共同组成的手术小组。

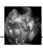

## 三、内镜颅底外科手术器械的改良与影像技术的发展

任何外科技术的进步都伴随着手术器械的革新。内镜技术向颅底外科领域扩展的过程中手术器械和设备也不断得到改良。

1. 特殊手术器械 内镜鼻窦外科的手术器械通常因为种类、长度、角度和钳头过小满足不了颅底手术的需要,因而近年来不断推出了改良的内镜经鼻颅底手术器械。

2. 吸引器 传统认为直径小的吸引器更加便于同其他器械一起在狭小的空间中操作,但实践经验告诉我们,随着内镜鼻窦外科技术的拓展,小直径(3.0mm 以下)的吸引器头已经满足不了颅底手术的需要,而更多地需使用直径为 3.5~5.0mm 的吸引器才能迅速吸净术野中血性液体,从而帮助术者辨认解剖结构,迅速止血并进行其他操作。带吸引功能的剥离子,在分离病变和处理周围神经血管时也发挥着良好的作用。

3. 光源 在内镜鼻窦手术中,采用 175W 的氙灯光源作为手术光源即可满足手术照明的需要。但当处理颅底病变时,由于颅底结构的深在与复杂,175W 氙灯光源已经不能满足手术的需求,故而应选用 300W 的氙灯光源。

4. 电凝 内镜经鼻手术的术腔止血一直困扰着外科医生,特别是当手术操作进入硬膜内之后。显微外科手术中应用的双极电凝在经鼻内镜手术中由于前鼻孔及鼻腔操作空间狭窄而常常很难施展,由于长度、角度以及电凝头无法正常张开,而且出血、冲水和脑脊液等均会影响电凝的效果。近年来出现的枪式带吸引功能的双极电凝,不仅可以电凝还兼备吸引及冲洗的功能。联合带吸引器的单极电凝(吸引通道的直径应在 3.5mm 以上),两者可以有效地控制出血,解决了大部分止血困难的问题。

5. 高速电钻 高速电钻已成为现代颅底外科不可缺少的重要工具。高速电钻是彻底切除颅底病变的基本保障,也大大提高了手术的安全性和疗效。不要试图尝试没有高速电钻的颅底手术,特别是处理恶性病变的时候。应用高速电钻适宜的切除颅底骨质在提高颅底肿瘤全切率和减少复发率方面起到重要作用。

6. 超声刀 主要用于处理颈内动脉、海绵窦以及脑神经周围的病变。另外,在处理质地较硬、纤维化严重的病变时,超声刀可以起到一定的作用。

7. 影像技术 现代影像技术的进步为颅底外科的发展起到了至关重要的推动作用。对于颅底病变,单纯的 CT 扫描已经不能满足我们了解病变性质、范围以及与周围神经血管之间关系的要求,MRI 扫描可以很好地为我们补充这些信息,T1W 加权像、T2W 加权像以及 T1W 加权像增强可以帮助有经验的外科医生大致确定病变性质、部位、范围及是否侵犯硬膜内。而 CTA(CT 血管造影)影像不仅可以反映骨质受侵的情况,还能为我们提供病变与重要血管之间的关系。MRI 是颅底肿瘤术后复查和随访所不可缺少的。

8. 手术导航系统 当颅底骨性结构基本完整时应用手术导航系统在术中可以帮助确定解剖标志、辨认肿瘤边界及其与周围重要解剖结构的关系。但是,对于骨性结构被侵袭破坏过多的病变,手术导航系统的价值就会大打折扣,要特别注意由于软组织结构漂移而带来的"误导"。术前认真分析影像资料以及熟悉手术区域的解剖才是手术成功的关键。

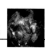

## 四、内镜颅底外科技术的进步

内镜颅底外科技术是伴随外科经验的积累不断得到改良和进步。首先，一个有经验的外科团队（team）应该能够根据术前病理和影像学资料，特别是 MRI 影像大致判断出病变的部位、范围、性质及是否累及颅底的硬膜内，从而选择是否适合应用内镜外科技术经鼻处理病变。目前绝大多数的颅底硬膜内外沟通型良性肿瘤以及某些恶性病变如嗅母细胞瘤、脊索瘤、脊索肉瘤、神经内分泌癌、侵犯颅底的鳞癌等可以选用该入路，当然这要根据术者的经验和外科能力。同时，应该强调的是：内镜外科医生必须熟悉与内镜经鼻入路相应的传统开放式手术入路，如果同样的团队采用开放式入路不能很好地切除病变，那么，他们也不可能发挥出内镜入路的优势去切除病变。

手术开始前对于鼻腔黏膜的收缩是不可以被忽视的。鼻腔黏膜收缩的是否充分将影响到接下来的外科操作过程。因此，鼻腔内要放置足够的肾上腺素棉片和足够长的时间，一般为 5～10 分钟。一般鼻腔表面收缩和麻醉常采用 1% 的丁卡因 20～30ml 加 1：1000 肾上腺素 3～4ml 用来浸湿棉片，填入单侧鼻腔 8～10 片左右，反复 2～3 次，共计约 10 分钟左右。

使用头架固定头部的确可以变换角度和减少术中头部的活动，特别是当使用高速电钻和分离切除肿瘤时。然而，头架固定毕竟是有创的。作者常采用垫头圈而非头架，应该可以满足内镜经鼻处理颅底病变的需要。颈部轻度伸展且头偏向术者 10°～15° 有利于术者的内镜观察及处理颅底病变。

内镜外科医生在采用内镜暴露的过程中为了保持良好的视觉效果和清晰的视野，并在彻底清除病变的同时避免术区重要的血管、神经以及邻近结构的损伤，常常不得不选择"两名医生，四只手"（a two-surgeon, four-hand）技术和尽可能地切除颅底骨质以开辟宽敞的外科通道。术者手持内镜位于一侧鼻腔（通常是右侧鼻腔）的 9 点或 12 点的位置，吸引器可选择双侧鼻腔的 6 点位置或另一侧鼻腔的 12 点位置。其他器械可经双侧鼻腔操作。向外侧骨折中鼻甲（处理岩斜区病变时需部分切除）和下鼻甲有助于增加经鼻外科通道的操作空间。在内镜经鼻外科操作过程中，术者可以根据自己的习惯选择通过内镜目镜或是通过监视器观察及操作两种方式，但当需要运用 3 或 4 只手操作技术时通过监视器观察和操作的方式是必需的。

切除颅底骨质可采用高速电钻、髓核咬钳和蝶窦咬钳，但切除斜坡骨质和开放斜坡旁、破裂孔及岩骨段颈内动脉时必须使用高速电钻。开放双侧蝶窦前壁并切除鼻中隔后部，可以清晰观察视神经、颈内动脉、鞍底及上斜坡凹陷等重要解剖结构，并可经双侧鼻腔接近并处理累及上述重要结构的病变。累及侧颅底的病变常常需要使用高速电钻切除侧颅底骨质以开放圆孔、卵圆孔、舌下神经管和颈静脉孔，达到彻底切除肿瘤的目的。

使用自动冲水系统或用 20ml 以上的注射器冲洗鼻腔和术腔可使术野清晰并减少创面渗血。

如何控制术中出血一直是困扰内镜颅底外科医生的难题之一。有经验的医生们通过两方面努力来试图解决，一是防止影响内镜外科操作的出血，二是更有效控制出血。具体方法

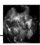 

包括:①术前血管造影,选择性栓塞富含血供肿瘤的供血血管,例如鼻咽血管纤维瘤、转移癌和脑膜瘤等;②控制性低血压,可以减少黏膜渗血及动脉性出血量;③术前鼻腔黏膜用足够的肾上腺素棉片充分收缩 5 ~ 10 分钟,可以明显减少黏膜充血水肿,使鼻腔外科通道增大,减少黏膜出血(一些外科医生急于开始外科操作,常常收缩时间不足或一侧鼻腔仅放入了 3 ~ 4 片棉片,不能充分收缩,会给手术过程带来很大困难);④术中盐水冲洗鼻腔和术腔可减少弥漫性出血,并且可使术腔清洁;⑤采用双人操作技术,更有利于控制出血;⑥术中常遇到的动脉出血及处理:如果预计术中为处理病变时需要切断蝶腭动脉、颌内动脉、筛前动脉和筛后动脉时,最好尽早使用双极电凝或带吸引器的单极电凝阻断这些动脉,以减少出血。内镜经鼻修补额窦后壁脑脊液漏时需先游离或阻断筛前动脉。处理巨大垂体腺瘤和岩斜坡病变时,需阻断蝶腭动脉。颌内动脉的出血并不像想象中那样难以控制,可用干纱条压迫止血后,再用弯头带吸引功能的电凝闭塞颌内动脉。需要的话也可事先沿蝶腭动脉走行找到颌内动脉并电凝闭塞。海绵窦间窦及海绵窦的出血可以依靠明胶海绵或止血纱压迫止血。切开硬脑膜处理颅内病变时要将包绕或粘连的颅内血管在可视下进行彻底分离后再切除肿瘤,避免蛛网膜下腔出血或颅内血管损伤。

内镜经鼻颅底手术后的颅底重建包括颅骨重建及硬脑膜重建。硬脑膜完整时一般不需重建颅底骨性缺损,前颅底大范围的颅底骨质缺损伴有硬脑膜缺损时可在软组织重建的同时,采用内镜经鼻入路用钛网行颅底骨性结构的重建。遇有颈内动脉裸露时,需覆盖移植物(肌肉、筋膜、人工硬脑膜)加以保护。对于鞍区、斜坡的骨质缺损可不需要骨性重建,而只采用内镜经鼻入路软组织重建即可,即对硬脑膜缺损进行可靠修补。

## 五、开展内镜经鼻颅底外科应注意的问题

由于颅底外科技术的难度、围术期经验的积累、对于器械和设备的要求、医生的心理素质以及颅底肿瘤患者数量较少等原因,使大多数医生难以有机会克服学习曲线,所以颅底外科是"阳春白雪",不是大多数医院和大多数医生能够开展的。开展内镜经鼻颅底外科不能急功近利,应慎重,切勿盲目行事。应注意以下几个问题:①内镜经鼻外科技术尚不熟练者及颅底外科经验不足者,切勿盲目涉足,否则可导致术中及术后严重并发症,如常见的视神经损伤、颈内动脉损伤、脑损伤和颅内出血等。有些病例因术者的外科能力不足而导致疗效不佳,怀着"叶公好龙"的心态是不会给患者和术者自身带来满意的结果的。②术前对病变范围不确定时不能盲目选择该入路。如颅底恶性肿瘤不能确定颈静脉孔和颈内动脉管内是否有转移时,以及病变是否已侵犯硬脑膜和颅内时,应考虑其他入路或联合入路。③缺乏处理术中及术后并发症经验的医生,不宜盲目开展内镜经鼻颅底外科。术者及所在科室的医生应具有一定的相关学科的知识和观察处理颅内外并发症的能力和经验。④不具备相应设备及特殊手术器械则不宜盲目开展内镜经鼻颅底外科。对于一些没有立体定向系统或影像导航的医院,探索开展内镜经鼻颅底外科时,会增大损伤视神经和颈内动脉的风险。有些医院内镜影像系统的质量较差、清晰度不好,或光源亮度不够,均会影响手术效果,同时增加手术并发症的发生机会。有经验的医生知道有时甚至 180W 氙灯光源都满足不了颅底肿瘤切

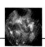

除的要求,而需要使用300W氙灯光源。另外,缺少特殊手术器械如垂体手术器械,则难以彻底切除肿瘤,并可增加鞍隔和垂体损伤的风险,甚至出现视神经和颈内动脉损伤及蛛网膜下腔出血等严重并发症。在处理岩斜坡、颞下窝和颈静脉孔区病变时高速电钻、电凝也是不可缺少的。

# 六、结语

总而言之,内镜经鼻入路目前已涉及的范围可以从额窦后壁到第二颈椎,从中线到颈静脉孔,给外科医生带来更加广阔的领域和丰富的想象空间。但是,必须清楚地认识到随着内镜颅底外科技术的拓展,也使它自身微侵袭的特性渐渐地变得具有侵袭性,主要表现在对视神经、颈内动脉、下丘脑和脑干以及脑血管的侵袭,特别是在处理中线颅底和硬膜内病变的时候。这就要求每一位准备从事内镜颅底外科工作的医生,在自己原有的显微颅底外科和内镜颅底外科技术的基础上,通过扎实的解剖训练和系统学习,熟悉内镜下颅底解剖学标志及神经血管走行,掌握鼻颅底的影像学诊断技术和处理各种病变的外科技巧,参照内镜颅底手术分级循序渐进,不断丰富围术期处理经验。同时,必须清醒地认识到内镜颅底外科会有一个风险很大且时间较长的学习曲线,切不可掉以轻心。

## 参 考 文 献

1. Heermann H. Ber endonasale Chirugie unter Verwendung des binocularen Mikroskopes. Arch OHR Nase Kehlk Heilk,1958,171:295-297.

2. Doglietto F, Prevedello DM, Jane JA, et al. Brief history of endoscopic transsphenoidal surgery-from Philipp Bozzini to the First World Congress of endoscopic skull base surgery. Neurosurg Focus,2005,19(6):E3.

3. Messerklinger W. The normal secretion ways in the human nose. Arch Klin Exp Ohren Nasen Kehlkopfheilkd,1969,195:138-151.

4. Messerklinger W. Endoscopic anatomy of the human ethmoturbinals. Acta Otolaryngol,1973,75:243-248.

5. Wigand ME, Steiner W. Endonasal antrostomy with endoscopic control for chronic maxillary sinusitis. Laryngol Rhinol Otol (Stuttg),1977,56:421-425.

6. Draf W. Therapeutic endoscopy of the paranasal sinuses. Endoscopy,1978,10:247-254.

7. Stammberger H. Personal endoscopic operative technic for the lateral nasal wall-an endoscopic surgery concept in the treatment of inflammatory diseases of the paranasal sinuses. Laryngol Rhinol Otol,1985,64(11):559-566.

8. Kennedy DW. Functional endoscopic sinus surgery technique. Arch Otolaryngol,1985,111:643-649.

9. Jankowski R, Auque J, Simon C, et al. Endoscopic pituitary tumor surgery. Laryngoscope, 1992, 102(2):198-202.

10. Jho HD, Carrau RL. Endoscopic endonasal transsphenoidal surgery. Experience with 50 patients. J Neurosurg,1997,87(1):44-51.

11. Jho HD, Ha HG. Endoscopic endonasal skull base surgery:Part 1-The middle anterior fossa skull base. Minim Invasive Neurosurg,2004,47(1):1-8.

12. 张秋航,杨占泉,卜国铉,等. 经鼻内窥镜垂体腺瘤切除术. 中华耳鼻咽喉科杂志,1998,2:97-99.

13. Cook SW, Smith Z, Kelly DF. Endonasal transsphenoidal removal of tuberculum sellae meningiomas:technical

note. Neurosurgery,2004,55(1):239-246.

14. Batra PS, Citardi MJ, Worley S, et al. Resection of anterior skull base tumors：comparison of combined traditional and endoscopic techniques. Am J Rhinol,2005,19(5):521-528.

15. 张秋航,李光宇,杨占泉,等.颅底斜坡区外面观的应用解剖.中华耳鼻咽喉科杂志,1997,5:317.

16. Jho HD,Ha HG. Endoscopic endonasal skull base surgery：Part 3-The clivus and posterior fossa. Minim Invasive Neurosurg,2004,47(1):16-23.

17. 张秋航,孔锋,严波,等.经鼻内镜斜坡脊索瘤和脊索肉瘤的外科治疗.中国微侵袭神经外科杂志,2006,10:438-440.

18. Zhang Q,Kong F,Yan B,et al. Endoscopic endonasal surgery for clival chordoma and chondrosarcoma. ORL J Otorhinolaryngol Relat Spec,2008,70(2):124-129.

19. Alfieri A,Jho HD,ScheRino RJ,et al. Endoscopic endonasal approach to the pterygopalatine fossa：anatomic study. Neurosurg,2003,52:374-380.

20. Del Gaudio JM. Endoscopic transnasal approach to the pterygopalatine fossa. Arch Otolaryngol Head Neck Surgery,2003,129:441-446.

21. 张秋航,刘海生,杨大章.经鼻内镜岩斜坡及颞下窝肿瘤的外科治疗.中华耳鼻咽喉科头颈外科杂志,2005,40(7):488-492.

22. 张秋航,杨大章,韩军.内镜经鼻翼腭窝肿瘤切除术.中国微侵袭神经外科杂志,2006,10:441-442.

23. 张秋航,郭宏川,孔锋,等.单纯内镜经鼻入路治疗颞下窝三叉神经鞘瘤.中华外科杂志,2010,48(19):1454-1458.

24. 张秋航,孔锋,严波.内镜经鼻岩尖病变的外科治疗.中国微侵袭神经外科杂志,2006,11:435-437.

25. 张秋航,郭宏川,王振林,等.内镜经口入路颈静脉孔区神经鞘瘤切除术.中华耳鼻咽喉头颈外科杂志,2012,47(5):363-367.

26. Zhang Q,Kong F,Guo H,et al. Surgical treatment of dumbbell-shaped hypoglossal schwannoma via a pure endoscopic transoral approach. Acta Neurochir(Wien),2012,154(2):267-275.

27. Zhang Q,Lv H,Wang Z,et al. Endoscopic transoral approach for extracranial hypoglossal schwannoma. ORL J Otorhinolaryngol Relat Spec,2011,73(5):282-286.

28. Zhang QH,Wang ZL,Guo HC,et al. Endoscopic endonasal resection of the anterior cranial base meningiomas with intra-and extracranial extension. ORL J Otorhinolaryngol Relat Spec,2012,74(4):199-207.

29. 孔锋,张秋航,严波.内镜经鼻前颅底肿瘤的外科治疗.中国微侵袭神经外科杂志,2006,11(10):443-445.

30. Zhang Q,Kong F,Chen G,et al. Endoscopic endonasal management of trigeminal schwannomas extending into the infratemporal fossa. J Clin Neurosci,2012,19(6):862-865.

31. Zhang Qiuhang,Yan Bo,Kong Feng,et al. Transoral endoscopic odontoidectomy to decompress the cervicomedullary Junction. Spine. In press.

32. Alfieri A,Jho HD,Tschabitscher M. Endoscopic endonasal approach to the ventral cranio-cervical junction：Anatomical study. Acta Neurochir(Wien),2002,144:219-225.

33. Kassam AB,Snyderman C,Gardner P,et al. The expanded endonasal approach：A fully endoscopic transnasal approach and resection of the odontoid process：Technical case report. Neurosurgery,2005,57[Suppl 1]:213-214.

34. Alfieri A,Jho HD. Endoscopic endonasal approaches to the cavernous sinus：Surgical approaches. Neurosurgery,2001,49:354-362.

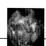

35. Doglietto F,Lauretti L,Frank G,et al. Microscopic and endoscopic extracranial approaches to the cavernous sinus：Anatomic study. Neurosurgery,2009,64（5Suppl 2）:413-421.

36. Frank G,Pasquini E. Approach to the cavernous sinus,in de Divitiis E,Cappabianca P（eds）:Endoscopic Endonasal Transsphenoidal Surgery. Vienna:Springer-Verlag,2003.

37. Fraser JF,Mass AY,Brown S,et al. Transnasal Endoscopic Resection of a Cavernous Sinus Hemangioma:Technical Note and Review of the Literature Skull base,18（5）:309-315,2008.

38. Raithatha R,McCoul ED,Woodworth GF,et al. Endoscopic endonasal approaches to the cavernous sinus. International Forum of Allergy & Rhinology,2012,2（1）:9-15.

39. Ceylan S,Koc K,Anik I. Endoscopic endonasal transsphenoidal approach for pituitary adenomas invading the cavernous sinus. J Neurosurg,2010,112:99-107.

40. Buchmann L,Larsen C,Pollack A,et al. Endoscopic techniques in resection of anterior skull base/paranasal sinus malignancies. Laryngoscope 2006,116:1749-1754.

41. Snyderman CH,Carrau RL,Kassam AB,et al. Endoscopic skull base surgery：principles of endonasal oncological surgery. Journal of Surgical Oncology,2008,97:658-664.

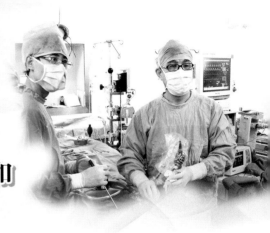

# 第二章
# 手术室主要器械设备和
# 手术人员组成

作为开展内镜颅底外科的基本条件之一的手术室配备和必需的器械设备常被大多数医疗机构和医生们忽视。有条件的医疗机构应当建立一体化的内镜手术室,配备足够的手术人员,提供能够满足内镜颅底外科所必需的手术系统,包括:①高清晰摄像系统(主机+摄像头);②300W氙灯光源;③0°、30°、70°硬性内镜;④高分辨率显示器;⑤动力系统(高速电钻及自动冲水系统);⑥颅底手术器械。

## 一、手术人员组成及手术室布置

通常内镜经鼻颅底手术的人员组成主要包括术者、2名助手、2~3名护士及麻醉师。

患者仰卧位于手术床上,头下垫头圈或应用 Mayfield 头架固定,头部偏向术者15°。

内镜经鼻颅底手术的医师通过直接观看监视器进行手术操作,所以整套内镜系统应摆放在患者头部前方,监视器与术者视野平齐,便于术者及第一助手观看。最好能够配备供第

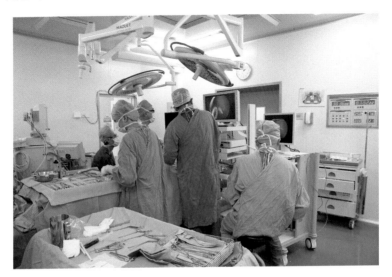

图 2-1-1　显示手术人员组成(术者、助手、麻醉医生和
器械护士)、位置及手术室布置

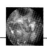

一助手和器械护士观看的监视器。通常术者位于患者右侧,助手位于患者左侧。麻醉师位于患者右侧足端,器械护士位于患者左侧足端。器械护士也需要通过监视器了解手术进程从而配合手术。第二助手负责调节内镜系统显示和录制过程、手术导航系统调试、影像资料的提供以及学科间的协调(图 2-1-1,图 2-1-2)。

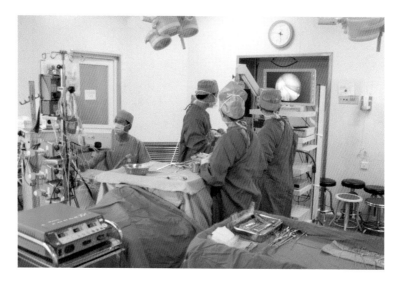

图 2-1-2　显示手术人员组成(术者、助手、麻醉医生和器械护士)、位置及手术室布置

## 二、内镜系统的组成

裸眼的神经外科手术及显微神经外科手术都需要通过扩大开口以增加术野照明度及视野,而内镜颅底手术则不同,可以通过天然通道、锁孔以及狭小的孔隙即可精确地到达并处理目标区域。采用硬性内镜进行手术的优点在于:①它采用冷光源,导光纤维照明,亮度好且清晰度高;②视角大,视角变化灵活,可以全方位地观察术腔,既能显示全景又能显示局部细节;③分辨率高,无焦距限制,清楚地进行远近结构的观察;④有局部放大作用。内镜系统包括:硬性内镜、摄像与成像系统及光源(图 2-2-1)。系统中的每一部分的性能以及设备的连接方式、输出接口、传输距离都会影响图像分辨率,最终影响术者在手术中观察术野的清晰度。

### (一)硬性内镜

Hopkins 硬性内镜是在 20 世纪 60 年代由英国物理学家 Harold Hopkins 教授发明。经过近几十年的发展,现在有了不同长度、不同直径以及不同角度的内镜。通常应用于经鼻颅底外科手术的内镜为直径 4mm、长度为 18cm 或 30cm 的硬性内镜。

对于绝大部分颅底区域的手术,长度为 18cm 的内镜即可满足需要。当处理颅内结构,需要进行精细操作时,可选用内镜固定支撑臂固定内镜,从而进行双手操作,此时可选用 30cm 的内镜。

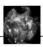 

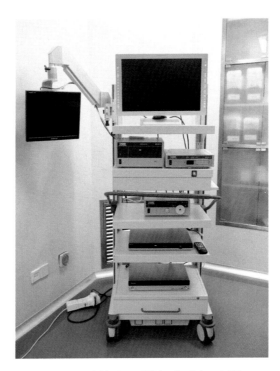

**图 2-2-1　内镜显示系统组成：主机、光源、显示器、录制系统、台车**

0°内镜下的视野是"正视"下的视野，直线观察操作前方，是最常用于观察和手术操作的硬性内镜。30°、70°和90°内镜可观察不同视野角度下的结构，通常用于切除病变之后术腔各个角落的观察（图2-2-2）。

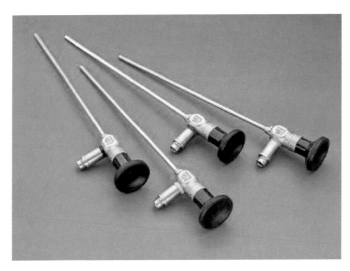

**图 2-2-2　各种不同角度的硬性内镜，常用 0°、30°、70°内镜**

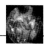

**硬性内镜主要的消毒方法**

1. 浸泡消毒　使用 2% 戊二醛溶液,25℃,60 分钟。

2. 建议 ETO(环氧乙烷)气体消毒　54±2℃,压力 0.56~0.7Bar,12 小时,浓度 600±30mg/L。

3. 高温高压消毒　可以用重力消毒炉或预真空消毒炉进行快速高温高压消毒。重力消毒炉进行快速消毒的条件:134℃,2Bar,7 分钟,自然冷却,无需重力消毒法的干燥阶段;预真空消毒炉进行快速消毒则无需蒸汽调节阶段或干燥阶段。

**内镜保养的注意事项**

1. 在清洗和消毒的时候,建议把镜子和其他手术器械分开,用塑料盆清洗。

2. 消毒前要把镜头清洗干净,否则异物在消毒后会积累在镜头上,以致影响图像质量。当镜头上异物过多时,可用棉签涂一些内镜附带的清洁剂在镜面上,然后用清水清洗干净。该清洁剂仅适用于异物过多而造成镜头模糊时用,无需每次清洗都用。

3. 尽量不要经常变换消毒方法,这样对镜子的密封有好处。

4. 禁止用超声波清洗镜子;尽量不要用生理盐水清洗镜子,否则容易产生锈迹。

5. 当高温高压消毒完镜子后,一定要让镜子自然冷却,禁止用冷水冷却。

6. 所有镜子的浸泡消毒时间不能超过 60 分钟。

7. 对内镜要注意保护,小心轻放,不要磕碰,以延长使用寿命。

**（二）摄像头**

摄像与成像系统包括摄像头、主机及监视器。摄像头是通过由高感光度的半导体材料制成的光电耦合器(CCD)将采集的光信号转成电信号的设备。早期的摄像头为单晶片(1-chip)摄像,所有信号通过一块晶片处理,分辨率较低,色彩还原效果不佳,仅仅可以满足简单的内镜鼻窦手术的需要。以后发展为三晶片(3-chip)摄像,先通过棱镜将光线分为三原色光,通过三块晶片分别处理红、绿、蓝,像素增加,分辨率高于单晶片,色彩还原度也高于前者。目前全数字化三晶片摄像系统,采用摄像头数字摄像(图 2-2-3),16:9 模式,使视野增宽;采用 50 帧/秒逐行扫描;分辨率为 1920*1080 像素,超过 200 万像素,6 倍于普通三晶片摄像,图像清晰,易于颅底解剖结构的识别,有利于提高手术安全性。而且还具有光学变焦功能,放大图像时不影响分辨率。

**（三）主机（图 2-2-4）**

负责信号处理和传输。传输方式分为模拟化输出及数字化输出,前者信号易受干扰;而后者则抗干扰强、传输速度快、易储存,效果更好。有的主机还可以根据环境的光线强度自动改变曝光速度。手术出血多时,血吸收光线,会导致图像变暗,此时主机会自动调慢曝光速度,使图像明亮;相反,遇到黏膜、骨片等高反光区域,图像可能变亮、反光,此时主机会自动调快曝光速度,使图像减少反光现象。

**（四）监视器**

在内镜颅底外科手术中,术者和助手是通过观看监视器上的图像来完成手术的。监视器可以显示手术全过程中的影像,它是内镜医师的"眼睛",这就要求选择高清晰度的平板监视器或液晶监视器(图 2-2-5)。监视器的摆放位置应与术者视线平齐,便于术者和助手术中

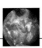

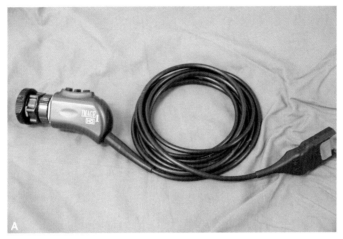

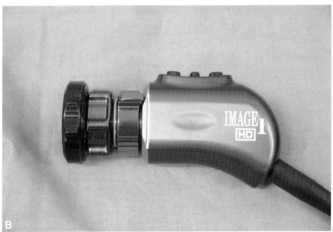

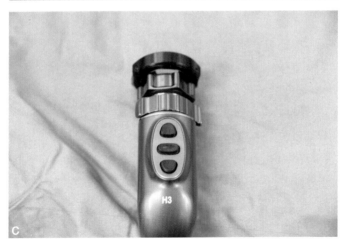

图 2-2-3　数字化高清摄像头

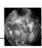

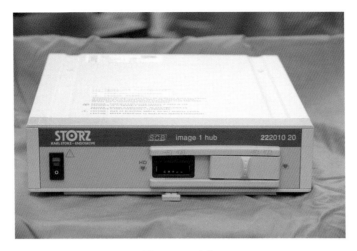

图 2-2-4　主机

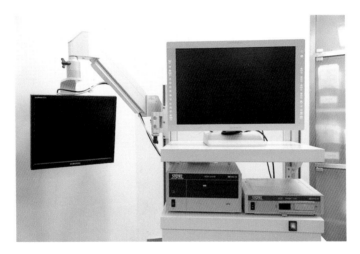

图 2-2-5　分别用于术者和助手观看的显示器

观看。目前采用的 16：9 的监视器可使观察视野扩大。理想的是可以配备双监视器或建立一体化手术间,以便于助手、手术护士及麻醉师均可以观察到手术进展情况从而更好地配合手术。

**手术中常见的图像问题及解决方法**

1. 色偏　①未做白平衡或白平衡不正确:正确的白平衡校对的方法是:连接好整个系统,包括硬镜和光源,把硬镜对准一块白色纱布,面积大于 100% 以上的视野,然后按白平衡键,则摄像仪会自动完成颜色调整。②硬镜或摄像头镜面不干净。③显示器有问题:调节或修理。

2. 图像模糊　①硬镜或摄像头镜面不干净;②调焦不准确。

**（五）光源**

内镜经鼻颅底手术的照明来源于冷光源发出的光通过光纤导线(图 2-2-6)传导至内镜顶端。目前内镜颅底外科应用的是氙灯光源。内镜鼻窦手术中常用 175W 氙灯光源通常无法为处理颅底深部结构时提供足够的照明,所以应尽量选用 300W 氙灯光源(图 2-2-7)。

**17**

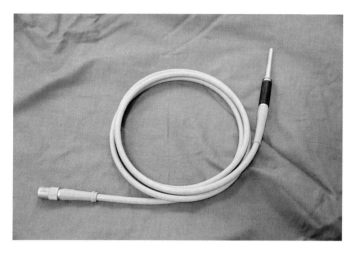

图 2-2-6　光纤导线

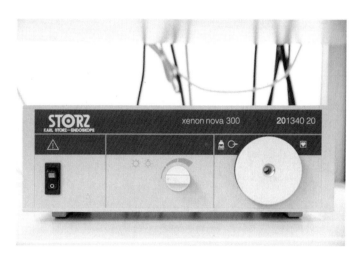

图 2-2-7　300W 氙灯光源

**手术中光源的常见故障与解决**

1. 光源不亮　需要检查是否光源灯泡已到使用寿命,如果超过了使用寿命,需要更换灯泡。

2. 光源发热　检查及改善光源周围环境的通风。

3. 光纤发烫　检查光源亮度是否太大;检查导光束和内镜匹配问题,内镜直径越大,需要选用的光纤直径越大。

**内镜直径与光纤直径的匹配**

| 内镜直径(单位:mm) | 光纤直径(单位:mm) |
| --- | --- |
| 6.5 ~ 12 | 4.8 ~ 5.0 |
| 3.0 ~ 6.5 | 3.0 ~ 3.5 |
| 0.8 ~ 2.9 | 2.0 ~ 2.5 |

警告:导光束如被连接上光源后,不能放在手术床单上或靠近病人。高强度的光易灼伤病人或点燃床单。

**(六) 图像采集及记录系统**

数字化的采录系统可以将手术过程以数字化文件的格式记录下来。随着电子技术的发展,图像采集及记录系统的采集质量以及数字化文件的储存容量不断提高(图2-2-8)。

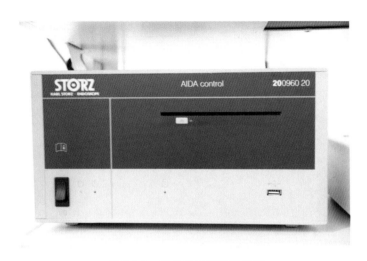

图 2-2-8　图像采集和记录系统

# 三、内镜颅底外科基本手术器械(图2-3-13)

以往的显微手术器械在形状上、长度上都无法适应内镜手术,所以要完成内镜经鼻颅底手术,需要配备适用于内镜颅底外科的特殊器械。显微颅底外科中显微镜直线向前方的筒状视野常常容易被术者的手或器械遮挡,故器械多被做成"步枪"形状。而这些枪式器械却在内镜经鼻颅底手术中阻挡内镜的视野,同时在狭窄的通道中操作也不便转动,所以内镜颅底手术器械多为"手枪"形或直杆式的,工作长度通常为15~18cm。剥离子、凿子、刮匙等器械一般设计为末端成角度的形状。

**器械列表**

1. 各种角度,直径为4mm,长度为18cm的广角硬性内镜。

2. 长度为15~18mm的各种角度及不同大小的取瘤钳(图2-3-1)。

3. 长度为15~18mm的各种角度及不同大小的咬骨钳(图2-3-2)。

4. 蝶窦咬骨钳(图2-3-3)。

5. 长度为15~18mm的各种角度及大小的刮匙(图2-3-4)。

6. 长度为15~18cm的双头或单头剥离子,带吸引功能的剥离子。

7. 长度为19mm,直径1.2mm或2mm顶端为球形的探针。

8. 长度为19mm的硬脑膜切开刀(图2-3-5)。

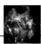 

9. 长度为 15~18mm,各种角度及不同大小的垂体瘤钳(图 2-3-6)。

10. 直径为 2.0~5.0mm 带侧孔的金属吸引器头(图 2-3-7)。

11. 内镜剪刀(图 2-3-8)。

12. 额窦及前颅底咬钳(图 2-3-9)。

13. 带吸引功能的夹钳(图 2-3-10)。

14. 带吸引功能的双极电凝(枪式直头和 45°角,图 2-3-11)。

15. 高速电钻长手柄及钻头(图 2-3-12)。

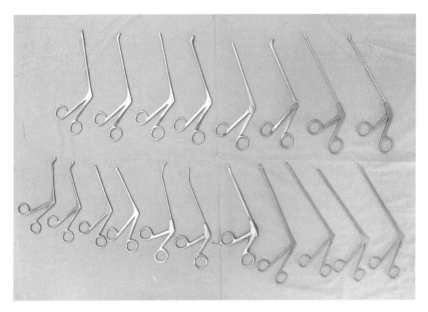

**图 2-3-1 长度为 15~18mm 的各种角度及不同大小的取瘤钳**

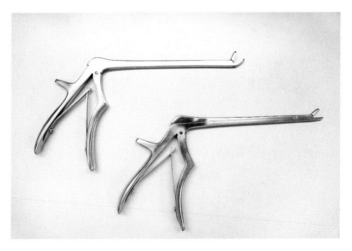

**图 2-3-2 长度为 15~18mm 的各种角度及不同大小的咬骨钳**

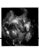

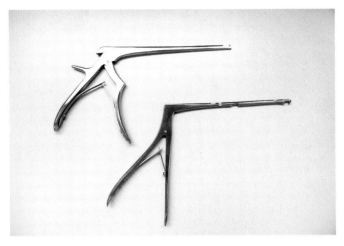

图 2-3-3 蝶窦咬骨钳

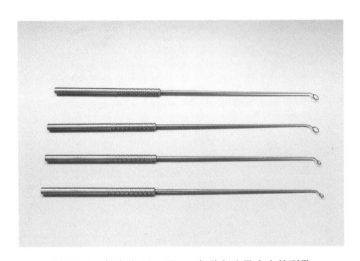

图 2-3-4 长度为 15～18mm 各种角度及大小的刮匙

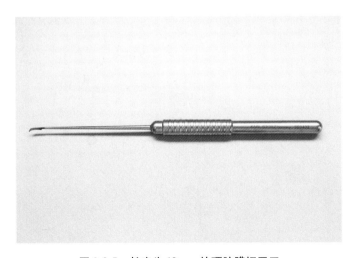

图 2-3-5 长度为 19mm 的硬脑膜切开刀

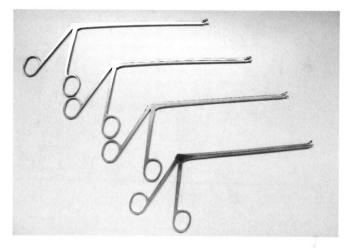

**图 2-3-6 长度为 15~18mm,各种角度及不同大小的垂体瘤钳**

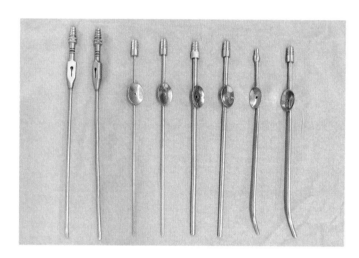

**图 2-3-7 直径为 2.0~5.0mm 带侧孔的金属吸引器头**

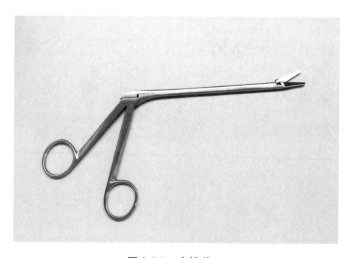

**图 2-3-8 内镜剪刀**

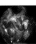

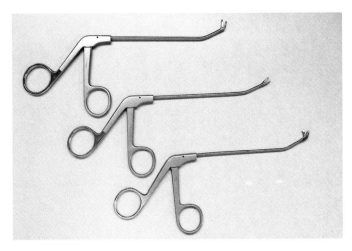

图 2-3-9 额窦及前颅底咬钳

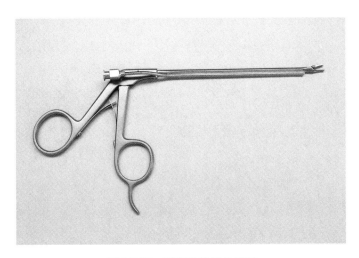

图 2-3-10 带吸引功能的夹钳

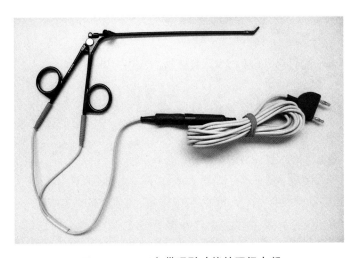

图 2-3-11 45°角带吸引功能的双极电凝

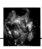

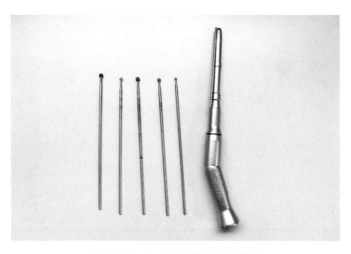

图 2-3-12　高速电钻长手柄及钻头

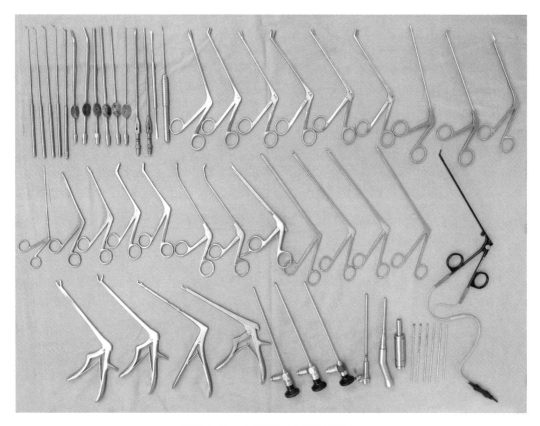

图 2-3-13　内镜颅底手术器械组合

在内镜经鼻颅底手术中,吸引器需要迅速吸净术中出血、脑脊液以及碎骨片及骨末。同时,还有一些特殊的用途,即可以分离、吸除肿瘤组织;可以在术中用做解剖标志之间距离的大致测量;可以作为导航指示棒;因此,应选择带侧孔的吸引器头,直径为 $2.0 \sim 5.0mm$ 多种。止血困难时可以选用带电凝功能的吸引器。在操作至危险部位的时候要特别注意选用边缘光滑的吸引器头。

**手术器械的消毒方法**

1. 术后尽可能拆分手术器械并用清水清洗,尽量不要浸泡在生理盐水中,否则会出现腐蚀斑点。

2. 可以用浓度为 2% 的戊二醛浸泡消毒,时间不要超过 60 分钟。

3. 手术器械可以高温高压消毒(用快速消毒法 134℃,2Bar,8 分钟,自然冷却)。

4. 建议消毒方法:ETO(环氧乙烷)气体消毒,54±2℃,湿度 60%±20%,压力 0.56 ~ 0.7Bar,消毒时间 12 小时,ETO 浓度 600±30mg/L。

**手术器械的使用注意事项**

1. 钳类使用时需杜绝用力过大,轻轻夹住即可。

2. 用剪刀的前端三分之一剪切,少量多次。不能使用整个刀锋,否则不但剪不动,而且容易造成剪刀变形,影响以后使用。

3. 不能用息肉钳来咬除坚硬的骨壁,否则会损伤钳头,减少使用寿命。

4. 术中出血时需要选用性能良好的电凝。由于显微手术中经常采用的"步枪型"双极电凝在经鼻颅底手术中很难发挥良好的止血效果,所以需要选用直线设计的"手枪式"双极电凝。

# 四、内镜颅底手术的动力系统

用于内镜经鼻颅底外科的高速电钻手柄一般为 125 ~ 145mm 长,应具备高速、带喷水功能、操作便利等特点。转速 80 000 转以上为好(图 2-4-1)。并配有不同规格的钻头。切割钻的选择受限,使用磨钻头的机会更多。对于骨质的出血,高速磨钻有止血的作用。高速磨钻是颅底外科不可缺少的主要工具,但需要术者有严格的操作训练。

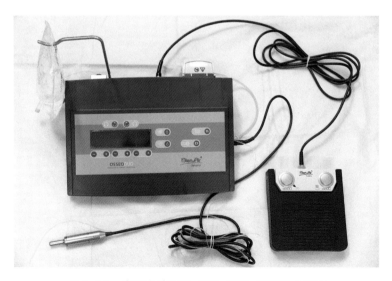

图 2-4-1　高速电钻主机、马达、脚踏、自动喷水系统

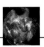 

**冲水系统**(图 2-4-2)

内镜经鼻颅底手术中,内镜冲水系统可以保持清楚的视野,可以避免内镜因镜头污染而频繁进出鼻腔影响手术进度。冲水系统可以通过套于内镜外的金属或塑料鞘,使术中被血迹、组织等污染镜头,通过脚踏级别控制注水,脉冲式喷出生理盐水冲洗内镜镜面,之后抽吸泵会将残存于镜面的水滴吸走,从而使镜头影像清晰,同时常温生理盐水的冲洗也有促进止血的作用。还可以通过持续灌流,用于小的出血点的止血。但套于内镜外的冲水鞘毕竟会增加内镜的直径,而且不能满足术腔的冲洗。对于需要持镜进行长时间手术的术者,可以依靠助手应用 20ml 注射器向鼻腔注射生理盐水冲洗镜头和术腔。

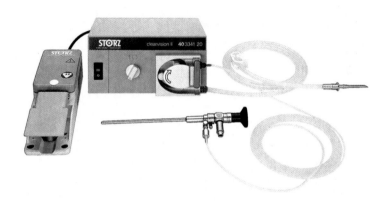

图 2-4-2　自动冲水系统

# 五、内镜固定支撑臂(图 2-5-1)

为了进行深部精细手术,有时需要内镜固定支撑臂进行固定。它可以将内镜稳定、牢固

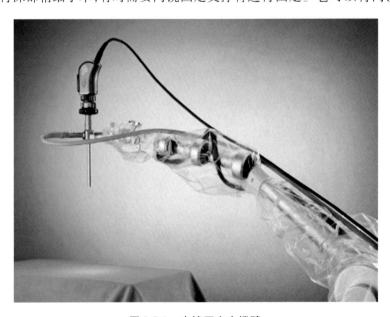

图 2-5-1　内镜固定支撑臂

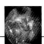

地固定在所需的角度,使术者可以进行双手操作;也避免术者长时间手持内镜的疲劳。

## 六、手术导航系统(图2-6-1)

通常外科医生是根据在手术室灯箱上的患者影像学资料考虑病理类型和周围解剖关系,以确定外科治疗方案。为了补偿这一过程中的可能出现的不精确性,所需暴露的手术路径往往相当宽,以便通过手术过程来发现手术目标和敏感结构。自1986年Roberts等首次将无框架立体导航技术应用于临床以来,为了辅助外科医生,使手术过程更加精确、安全和微创,手术导航系统(IGS)应运而生。该设备通常由一个工作站组成,即带有高分辨率显示器的微机和一个能够放置在局部空间的探头。首先将患者的CT或MRI的资料储存于微机内,术者将探头置于手术目标的术野,根据显示器上提示的影像与探头的关系来确定所在的手术部位。不断移动探头可判定各个位置(根据探头尖所在的位置),以确定解剖标志、重要结构和手术路线。使术者能够在术前和术中明确目标、重要结构和到达目标的途径。影像资料设置通常在术前2~3天,层面在2~3mm。层面过厚会影响导航系统的最终精确性,因为不在层面内的结构不能确认。无框架手术导航系统主要有电磁导航系统、超声导航系统及红外线导航系统3种,后者是目前临床上应用最多的。手术导航系统已在国内外应用于耳鼻咽喉头颈外科、神经外科和骨科等手术中。

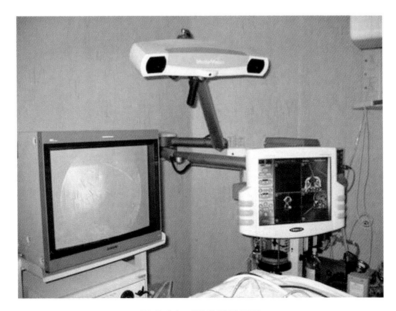

图2-6-1　手术导航系统

手术中使用导航系统的目的是:①Where am I? 明确目前手术操作的部位;②What's around?明确手术部位周围邻近哪些结构;③Where am I headed? 目标的位置与目前手术部位的关系;④How should I get there? 帮助设计最适宜的手术路线;⑤What's along the way? 了解有关手术路线上组织结构的信息;⑥What do I need to avoid? 了解需要避免损伤的重要解剖结构的确切位置。

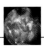

那么,在什么情况下需要使用手术导航系统呢? ①目标和入路在一个区域,解剖标志少或解剖复杂;②目标和入路在一个区域,其解剖标志被病变或前次手术破坏;③目标或入路接近生命结构必须被回避或处理;④目标病变在影像分析上有轮廓,但术中与健康组织难区分的;⑤目标轮廓是重要的,入路中不会明显移动。

手术导航系统最适合于骨性构架尚存在的区域,没有明显的软组织移位和脑组织漂移。颅底手术中多应用于视神经管减压术、经鼻蝶入路的鞍区病变切除术、岩尖及海绵窦病变切除术、斜坡病变切除术、颞下窝病变切除术、颈静脉孔区病变切除术、内听道及桥小脑角肿瘤切除术、颅颈交界区病变切除术等。利用导航系统可以提高术中定位水平,尽早识别风险结构,对内镜经鼻颅底手术有一定的帮助。

手术导航系统可以增加手术的安全性、扩大外科医生的能力、精确或改善外科技术。然而,不能过度依赖手术导航系统,因为手术中导航系统可能存在定位误差,软组织漂移的影响,这些都需要术者的经验来弥补。随着术中 MRI 结合导航在临床上的应用,将进一步提高内镜经鼻颅底手术的定位准确性和颅底肿瘤的全切率。

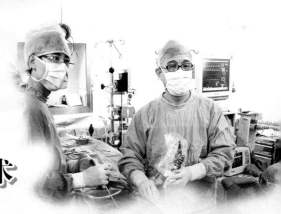

# 第三章
# 内镜颅底外科基本技术

鞍内垂体腺瘤切除、视神经减压和脑脊液鼻漏修补是内镜颅底外科早期开展的手术,它们既是内镜颅底外科的初级手术,也是内镜颅底外科的基本技术。扎实地掌握这些基本技术是开展内镜颅底外科必要的条件。

## 一、颅底肿瘤切除技术

20世纪80年代中期,Stammberger和Kennedy率先提出了内镜下鼻窦手术治疗鼻窦良性及炎性病变。从那以后,"功能性鼻内镜外科"成为外科治疗鼻部疾病的标准方法。随着手术器械、动力设备和技术的不断完善,经鼻内镜外科的应用也在不断的扩展。鼻窦内镜为外科医生提供了最佳的照明和放大以及对鼻腔鼻窦解剖学的充分理解。鼻腔鼻窦的病变在内镜下能够大幅放大并可视,在精确切除病变的同时,还可以识别并保护重要解剖结构。内镜经鼻蝶窦开放、清除炎性病变和引流手术使人们有机会经常触摸鞍底,引导人们去尝试切除颅底肿瘤。1992年,Jankowski第一次描述了使用内镜外科技术经鼻蝶入路切除垂体腺瘤的方法。此后,这一技术得到了广泛的应用,目前内镜经鼻入路已经是垂体腺瘤手术的首选和主流入路。

内镜经鼻垂体腺瘤切除手术之所以用来作为内镜颅底外科基本技术是因为这一手术包含了几乎所有内镜颅底外科操作技术,如:

1. 蝶窦是颅底的枢纽  开放蝶窦、显露鞍底、视神经管、颈内动脉隆起和斜坡凹陷等解剖结构,然后从后向前颅底扩展,切除前颅底肿瘤;向后下斜坡扩展切除斜坡肿瘤;向外侧扩展切除岩尖及海绵窦肿瘤;向外下方颞下窝扩展切除翼腭窝及颞下窝肿瘤等起点和必经之路。

2. 高速电钻的使用  开放蝶窦前壁和鞍底需要使用高速电钻磨除颅底骨质的技术,而斜坡、岩尖、颞下窝、颈静脉孔、颅颈交界、鞍结节以及前颅底骨瘤或骨纤维异常增殖症等几乎所有区域的手术均需要使用这一技术。若想彻底切除颅底各个区域的肿瘤,使用高速电钻切除颅底骨质是必不可少的。高速电钻的使用需要有一个熟悉过程才能完成稳定和精细的操作。高速电钻最好配备自动冲洗系统。

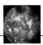 

3. 显露硬脑膜之后的多点试穿和硬脑膜切开。

4. 颅底硬脑膜外肿瘤切除的技术　垂体腺瘤常突破鞍底硬脑膜，到达斜坡、前颅底甚至鼻腔。切除这部分硬膜外的肿瘤需要用吸引器、刮匙、剥离子和取瘤钳。硬膜外巨大肿瘤的切除是困扰外科医生的问题之一，人们常常不知从何下手。颅底硬膜外肿瘤的切除需要有一个切入点，切入点应避开风险结构。如切除鞍区硬膜外肿瘤时，切入点有两个：一是斜坡凹陷，找到斜坡凹陷后向前上便是鞍底，沿着鞍底便可显露双侧视神经和颈内动脉隆起，注意保护好这两个内镜经鼻颅底手术中最重要的解剖结构，然后便可安全地切除肿瘤（图3-1-1，图3-1-2）；二是先找到蝶骨平台，向后下便可显露视神经和颈内动脉隆起，沿骨壁和硬脑膜切除肿瘤。前颅底肿瘤切除的切入点在蝶骨平台（由后向前）或额筛隐窝（由前向后），由后向前的方式可以在显露蝶骨平台的同时保护好后下毗邻的视神经管。岩尖、海绵窦肿瘤切除的切入点应为视神经-颈内动脉隐窝，由此向外开放颅底骨质及圆孔，在切除硬膜内外之肿瘤。翼腭窝颞下窝肿瘤切除的切入点是翼突。内镜颅底手术首先应显露重要的血管神经，如颈内动脉、视神经、动眼神经、外展神经、舌下神经、嗅神经以及三叉神经第2和3支等并加以保护，然可用取瘤钳、刮匙、剥离子、吸引器等切除肿瘤。必要时还可以使用电钻。

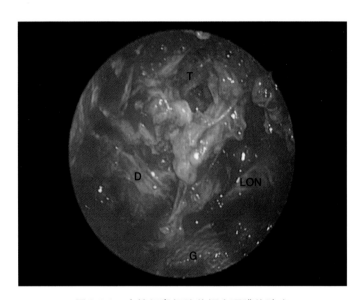

**图3-1-1　内镜经鼻切除前颅底硬膜外肿瘤**
T＝肿瘤；D＝硬脑膜；LON＝左侧视神经；G＝纱条

5. 颅底硬脑膜内肿瘤切除的技术　应该强调的是内镜经鼻颅内肿瘤切除是建立在显微外科颅内肿瘤切除基本原则的基础上，首先囊内或瘤内切除肿瘤，使肿瘤的外膜或外壁活动，分离肿瘤与神经血管结构，双极电凝充分止血。对于遵循这些原则而无法切除的病变则不宜采用内镜经鼻入路。首先切除颅底骨质要充分，以便能够彻底地切除硬膜内的病变，但不能过分切除。使用取瘤钳和刮匙切除肿瘤的中央部分，再用剥离子和显微剪刀沿着已显露好的硬脑膜缘由前方分离肿瘤。肿瘤与脑组织之间通常存留着鞍隔或蛛网膜（有时会增厚），确认肿瘤与脑组织间隙并小心分离切除肿瘤，用脑棉片保护脑表面。需要的话可用带角度的双极电凝（内镜经鼻入路用）肿瘤外层。注意避免脑和重要神经血

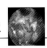

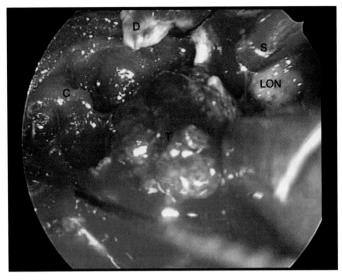

**图 3-1-2 内镜经鼻硬膜内肿瘤切除**
T=肿瘤;C=棉片;D=硬脑膜;S=吸引器;LON=左侧视神经

管结构热损伤。确认相关区域的重要血管和神经,避免损伤。瘤壁完全游离后,用取瘤钳
小心取出(图 3-1-3)。分离肿瘤时仔细辨认蛛网膜界限,严格在肿瘤与蛛网膜之间分离,
这样可减少对上述神经血管结构的损伤(图 3-1-4),尤其是对蛛网膜下视神经供应血管
的损伤。分离开的界限以棉片保护。当肿瘤与周围结构粘连紧密时,切忌强行牵拉和分
离,如无明显粘连,可分块或完整摘除。垂体腺瘤常用刮匙刮除和吸引器吸除的方法。全
切肿瘤后,用抗生素盐水冲洗术腔后,确认颅内无活动性出血后,取适量明胶海绵填入颅
内瘤腔。

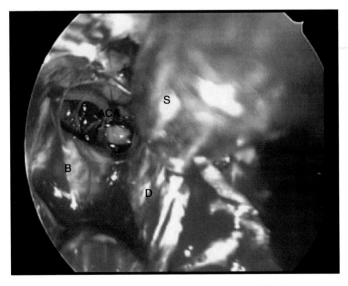

**图 3-1-3 显示切除硬脑膜内肿瘤之后颅内结构**
B=大脑额叶;D=硬脑膜;ACA=前交通动脉;S=吸引器

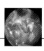 

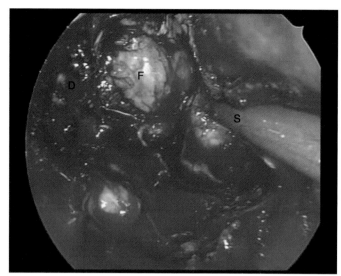

图 3-1-4　切除颅内外沟通瘤
之后颅底重建
F＝自体筋膜；D＝硬脑膜；
S＝吸引器

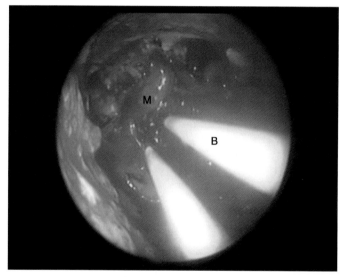

图 3-1-5　使用自体肌肉行
第二层颅底重建
M＝肌肉；B＝双极电凝镊

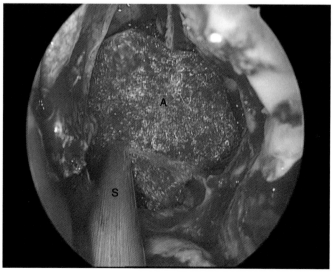

图 3-1-6　使用可吸收人工硬脑
膜行第三层颅底重建
A＝可吸收人工硬脑膜；S＝吸引器

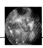

6. 完整或分块切除 头颈部肿瘤强调整块切除,即所谓"en-bloc"技术,然而这并不适用于颅底和颅内肿瘤的切除。事实上,内镜经鼻入路与显微外科入路的颅底手术同样在大多数情况下不可能做到肿瘤的整块切除,常常是分块切除肿瘤,与头颈部恶性肿瘤的处理原则不同。这是由于颅底病变位置深在,有 12 组脑神经和颈内动、静脉以及椎动脉穿行,而且毗邻脑组织和海绵窦等重要解剖结构。上述密集的重要解剖结构致使大多数情况下外科手术不可能保留一个 0.5cm 或 1.0cm 以上的安全缘。然而,这些并不意味着颅底肿瘤就不可能实施根治性手术。颅底外科允许分块切除病变,要求切至正常的组织边界。颅底肿瘤的切除不仅仅是瘤样组织,还应包括相邻的骨质,某种程度上相当于一个解剖区域或解剖结构的切除,这样同样可以达到整块切除的效果。

7. 3 或 4 只手操作技术 根据需要(出血多、大或巨大肿瘤)可采用经双侧鼻腔入路(两人,3 或 4 只手技术),即术者手持内镜和专用手术器械如吸引器、剥离子、电凝镊、硬膜切开刀、刮匙、取瘤钳、高速电钻或骨凿等经右侧鼻腔操作,助手使用吸引器经左侧鼻腔协助持续保持术腔及术野清洁,必要时可使用其他器械协助显露和切除肿瘤。绝大多数内镜颅底手术需要两个人默契配合的 4 只手技术。

8. 颅底修复 不需要颅底骨质缺损的重建,仅行软组织修复即可。简单的方法可以用适量的明胶海绵、止血纱或游离的鼻中隔黏膜瓣覆盖硬脑膜缺损表面,再覆盖一层可吸收的人工硬脑膜(鞍隔无缺损及脑脊液漏可不必行鞍底软组织重建),然后填塞碘仿纱条给予支撑即可。如遇术中有鞍隔缺损伴脑脊液漏或硬脑膜大范围缺损(2.5cm 以上),则应即刻行硬脑膜的多层软组织修复。通常用捣碎的自体肌浆(或脂肪组织)嵌入硬脑膜缺损处,表面再覆盖自体筋膜,筋膜外覆盖一层可吸收的人工硬脑膜。最后,填塞碘仿纱条给予支撑。

## 二、视神经减压技术

眶上壁、眶尖、视神经和视交叉位于颅底区域,因此各种颅底疾病如肿瘤、外伤、炎症、先天性疾病等常常侵犯眶及视神经和视交叉,导致颅眶痛、眼球突出、眼球运动障碍、视力下降及失明。影响视力最多的是前颅底、鞍区、海绵窦和颞下窝病变。良性病变以垂体腺瘤和脑膜瘤比较常见,主要类型有侵犯鞍上的垂体腺瘤、前颅底沟通型脑膜瘤、岩尖海绵窦脑膜瘤、经眶上裂侵入眶内的球后脑膜瘤等类型。此外,三叉神经第一支(眼支)起源的神经鞘瘤和视神经鞘瘤可原发于眶内,三叉神经第二、三支(上、下颌支)可经颞下窝侵及眶内;前颅底和蝶骨的骨瘤及骨纤维异常增殖症也可以侵犯眶内;巨大的侵袭性垂体瘤、鼻咽腔血管纤维瘤以及硬膜外的颅咽管瘤也可以经眶的内、下、外侧壁侵犯眶内;虽然少见,但眶内的脑膜脑膨出和眶尖海绵窦区的侵袭性霉菌病也会导致眼球突出、动眼神经麻痹和失明。恶性病变以嗅母细胞瘤最为多见,其次为鼻窦癌、腺样囊性癌和软骨肉瘤。脊索瘤、侵犯岩尖海绵窦的鼻咽癌和前颅底的神经内分泌癌也可以导致眼球突出、动眼神经麻痹和失明。因此,在处理颅底病变时常常缺少不了使用视神经减压技术。

内镜经鼻入路视神经减压治疗外伤性视神经病变为我们提供了成熟的技术,它作为一个基本技术被广泛用于内镜颅底手术中。经前颅窝入路视神经减压术早在 1916 年就

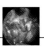

开展了,该入路的优点是在处理颅脑外伤的同时行视神经减压,缺点是减压不够充分,特别是有外伤性脑水肿时。1926 年 Sewall 首次报告了经筛蝶窦入路的视神经减压术,此后陆续有经鼻外和经上颌窦开筛入路(20 世纪 60 年代)、经鼻内显微外科入路(Takahashi,1989)以及内镜经鼻入路(Aurbach,1991),我国也在同时期开展了相应的视神经减压术。国内外报告的成功率大约为 12% ~79%,差异很大。作者认为其原因可能是由于绝大多数文献所报告的效果均为尝试阶段,还不能说外科技术很成熟,所以差异较大。另外,适应证选择的不同、手术时机的不同、视神经管的开放手段、是否切开神经鞘膜、是否联合激素治疗等都可能影响到减压术的效果。神经减压术的成功率很难量化,因为缺乏视神经损伤程度的客观评价指标,缺少随机化、前瞻性研究,而且克服外科学习曲线后的大样本资料不足、缺乏长期随访资料。此外,随着经验积累,人们对于视神经减压术的认识和传统理念尚有待更新。传统观念认为:①外伤后即刻失明则预示视神经已断裂,属于非手术适应证,然而已有文献报告和笔者的随访,此类患者仍有改善和恢复有效视力的可能。②无光感 10 天以上手术的意义不大,但事实上无光感一年以上仍有恢复到有效视力的病例。③减压术的三要素之一,必须全程切开视神经鞘膜,包括总腱环。目前对此争议较大,视神经鞘膜可以切,但要有适应证。开放视神经骨管后,如果视神经鞘膜肿胀、淤血,则必须全程切开鞘膜,否则完全没有必要切开视神经鞘膜。事实上,绝大多数病例术中看到的是视神经萎缩、鞘膜无肿胀及淤血。笔者自 1996 年开展内镜经鼻入路之后经历需要切开视神经鞘膜的病例不足 5%。④忽略了对于开放视神经骨管时手术器械的要求。许多视神经减压术使用骨凿、低速电钻(2 万转以下)、甚至咬骨钳开放视神经骨管,难免会发生二次机械损伤或热损伤,对于有条件的医疗机构应当提倡使用带有同步自动喷水功能的高速电钻(6 万 ~10 万转)行视神经骨管的开放。开放骨管时注意在骨管表面不停地移动钻头,使视神经轮廓化,以减少机械损伤和热损伤,这样有可能会提高疗效。McMains 和 Kountakis 发现内镜经鼻视神经减压术可能对于那些大剂量激素治疗 48 小时后没有明显反应的患者有效。不同特征的患者要采取不同的个性化治疗。失明将会严重影响患者的生活质量,而内镜经鼻视神经减压术已是一项成熟的外科技术,手术风险和费用不太大,因此,只要有 1% 的希望,就应当做 100% 的努力。

对于垂体腺瘤、脑膜瘤、神经鞘瘤、鼻咽腔血管纤维瘤以及颅底骨瘤和骨纤维异常增殖症等良性肿瘤所致的视力障碍,最迟在患者仅存眼前指数时应该立即手术,切除肿瘤实现视神经减压。而恶性肿瘤所致的视力障碍,如嗅母细胞瘤、筛窦癌、腺样囊性癌、软骨肉瘤、脊索瘤、神经内分泌癌、侵犯岩尖海绵窦的鼻咽癌等,则应该在尽早彻底切除肿瘤的同时行视神经减压。

**手术操作要点**

1. 开放后筛和蝶窦前壁,暴露纸样板及蝶窦外侧壁。
2. 清除后筛、蝶窦骨折片和淤血。
3. 显露蝶骨平台和鞍底。
4. 确认蝶骨平台后下方、鞍底外侧的视神经管和颈内动脉隆起(图 3-2-1,图 3-2-2)。
5. 用高速电钻磨薄或用骨凿凿开视神经管内侧壁和上壁。

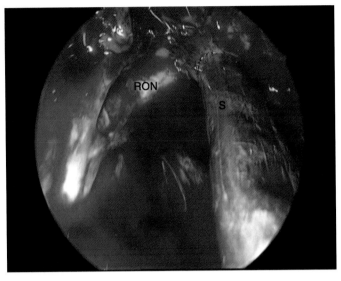

**图 3-2-1 开放蝶窦显露右侧视神经管**
RON＝右侧视神经管;S＝吸引器

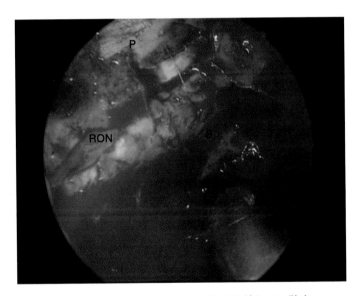

**图 3-2-2 P＝蝶骨平台;RON＝右侧视神经;S＝鞍底**

6. 去除视神经管内侧壁和上壁全长周径 1/2 左右骨质(图 3-2-3)。

7. 切开视神经鞘膜包括总腱环(无明显水肿和淤血的病例也可不切)(图 3-2-4)。

8. 术腔填塞适量的明胶海绵和少量碘仿纱条(图 3-2-5,图 3-2-6),24 小时后抽出纱条。

**术后处理**

1. 静点大量激素(甲强龙 500mg/日,静脉给药);

2. 抗生素;

3. 神经营养药;

4. 能量合剂及微循环改善剂。

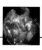 

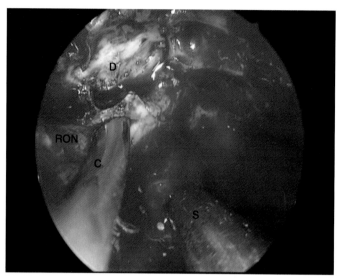

图 3-2-3 开放右侧视神经骨管
D = 蝶骨平台处硬脑膜;RON =
右侧视神经管;C = 剥离子;S =
吸引器

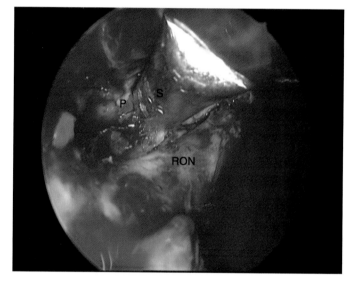

图 3-2-4 全程开放右侧视
神经骨管
P = 蝶骨平台;RON = 右侧视
神经管;S = 吸引器

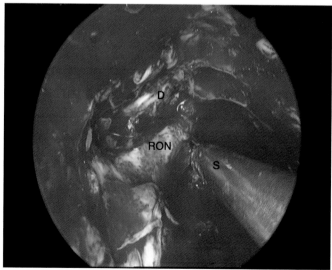

图 3-2-5 全程开放右侧
视神经骨管
D = 硬脑膜;RON = 右侧视
神经管;S = 吸引器

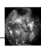

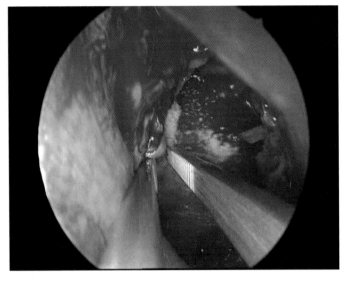

图 3-2-6　术腔填塞明胶海绵

**结论**

1. 内镜经鼻入路是最佳选择。

2. 术前查眼底镜(除外眼底出血),最好行 CTA、MRI 甚至 DSA 检查(确认有无眼动脉的问题、有无颈内动脉假性动脉瘤)。

3. 手术时机　外伤后没有视力的越早减压越好;有眼前指动的可大剂量激素冲击 1～2 天,有明显改善则可考虑不实施减压术。肿瘤压迫所致的视力障碍应在眼前指动和光感消失前行肿瘤切除和视神经减压。

4. 外伤后即刻失明的仍有改善视力的可能。

5. 术中尽可能使用高速磨钻(6 万转以上)开放视神经管。

6. 一般不需切鞘膜。

7. 资料的总结和发表应在克服学习曲线之后。

# 三、内镜经鼻脑脊液鼻漏修补技术

1926 年 Dandy 首先描述了经额部开颅,颅内修补前颅底的脑脊液鼻漏。颅内手术径路的优点包括对硬脑膜裂口有直接的视野、能够对毗邻的损伤进行处理、能够用有血供的颅骨骨膜瓣对缺损进行修补。但是除此之外还有不足之处,包括需要较大的外部切口,有较高嗅觉丧失的风险,需要牵拉额叶,还有颅内出血的风险。这种颅内手术径路的成功率在 60% ～ 80% 之间,使之成为标准入路数十年,并且至今还在经常使用。1948 年,Dohlman 实施了最初的经鼻-眶切口颅外径路修补脑脊液鼻漏。这种颅外入路的手术方式在 1952 年又有了新的进步,Hirsch 首次实施了经鼻入路脑脊液鼻漏修补术。在 1981 年,Wigand 首次报道了经内镜下脑脊液鼻漏修补术。此后,大于 90% 的手术成功率和低并发症使内镜经鼻入路成为脑脊液鼻漏修补术的标准入路。内镜引导下外科修复脑脊液鼻漏的优势在于其在术中既能显示全景又能显示局部细节。由于内镜系统独特的光学特性,通过沿其长轴旋转,内镜可以360°窥视术野。这一技术特点使得内镜经鼻接近鼻底的解剖结构无需切开皮肤或切除骨性结构。经鼻内镜脑脊液鼻漏修补的优点:①可提供确切的定位和清楚的视野;②可精确地填放修补物;③安全、简便;④副损伤小;⑤成功率高(90%以上)。

为了确保脑脊液漏修补及治疗的成功,我们必须掌握正常脑脊液的生理学。大多数脑脊液(70%)由脉络丛、侧脑室、第三脑室、第四脑室产生,另外的30%由毛细血管超滤和水代谢产生,脑脊液产生率为20ml/h 或 350～500ml/d,一个人在任何时候的脑脊液总容量约为 90～150ml,脑脊液容量每天大约变换 3～5 次,正常情况下脑脊液从侧脑室流到第三脑室、第四脑室,最终到脑和脊髓周围的蛛网膜下腔。脑脊液的吸收发生在蛛网膜颗粒,它是作为使脑脊液流动到与之相连接的硬膜窦的单方向瓣膜。脑脊液顺流需要 1.5～7cm $H_2O$ 的压力梯度,如果小于这个压力差,瓣膜就会关闭以防止逆流。患者卧位时通过腰池测量,正常脑脊液压力随呼吸而变化,处于 5～15cm $H_2O$ 范围内。能够造成脑脊液压力变化的因素包括患者的年龄、每天的不同时段以及其活动力。当脑脊液压力超过 15～20cm $H_2O$ 时便会出现神经系统症状。

在进行明确治疗和处理之前,必须要考虑可疑脑脊液鼻漏的原因。脑脊液漏在所有闭合性头部损伤中发生率大约在 1%～3%,且通常发生在损伤后最初的 2 天至 3 个月之间。估计在这些脑脊液鼻漏中有70%在没有进行外科手术的情况下可能会闭合。令人惊奇的是,尽管创伤后脑脊液漏保守治疗有较高的闭合率,但是长期随访发现这些患者的脑膜炎发生几率要高达30%～40%。由于硬脑膜缺乏再生能力,脑脊液鼻漏只依靠薄层的纤维组织或黏膜闭合,这可能是导致脑膜炎发生率高的原因。最常见的医源性脑脊液鼻漏的原因是内镜鼻窦手术和神经外科手术。在鼻窦手术中,脑脊液鼻漏可能源自不适当使用动力系统下的骨切除,这种情况会造成各种各样的漏,包括从嗅裂周围硬脑膜鞘的微小裂隙到大于2cm的巨大漏孔。也有手术中解剖迷失和盲目操作。这种由鼻窦内镜手术造成的脑脊液鼻漏经常发生在筛骨垂直板外侧壁或筛顶部。筛骨垂直板外侧壁很薄,损伤常在解剖额隐窝或切除太靠近颅底的中鼻甲时发生,特别是在处理高位的筛骨垂直板外侧壁时发生,因此应该在术前的断层扫描时发现这种可能性,尤其是在两侧筛顶不对称、一侧远高于另一侧的情况下,可能会误导术者切除过高。后筛顶的损伤可能发生在筛顶较低情况。在经蝶窦进行垂体瘤手术时鞍膈损伤是神经外科中最常遇见的医源性脑脊液鼻漏的原因。

此外,颅内和鼻窦的肿瘤都可以直接或间接地造成脑脊液鼻漏。肿瘤侵犯颅底硬脑膜或跨越颅底硬膜形成颅内外沟通瘤都会导致颅底很大的缺损,而这类肿瘤的手术、放化疗也可以导致相邻组织之间离断,造成难以修补的颅底缺损。肿瘤能够阻断脑脊液回流导致颅内压升高、脑水肿和脑脊液鼻漏。处理这类脑脊液鼻漏必须首先切除原发肿瘤,如不处理原发或残留肿瘤而直接修补漏,将会关闭漏洞形成的减压阀,使已升高的颅内压进一步加重,也可能导致修补失败。有些罕见的先天性脑脊液鼻漏,经常会导致盲孔和筛板的缺损,呈现先天性脑膜脑膨出。也常见蝶窦外侧壁骨质缺损和脑膜脑膨出所致的脑脊液鼻漏。先天的脑积水也必须要优先处理颅底缺损。

不明原因的脑脊液鼻漏为"自发性"脑脊液鼻漏。在过去的数年中,研究发现这些患者事实上可能有一种良性颅内高压,使之更倾向发生"自发性"脑脊液鼻漏。这些患者往往是

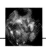

伴有搏动性耳鸣和头痛的肥胖中年妇女。影像研究能表现出扩大的空蝶鞍和沿颅底分布的多发性小缺损。颅内压慢性升高能够导致颅底最薄弱处的脑脊液漏,主要在筛顶、筛板和蝶窦外侧隐窝,多发的小缺损则出现在相当薄弱的颅底处。这些患者除了颅内压升高,还会从小的骨性缺损处发生大的脑膜脑膨出。由于这些原因造成"自发性"脑脊液鼻漏比其他原因造成的脑脊液鼻漏复发率更高。

一旦怀疑脑脊液鼻漏,就要进行诊断和定位。如果患者有擤鼻后多发脑膜炎、头痛病史,并有明显单侧有咸味的清水样鼻溢,这些鼻腔分泌物就要收集并进行 β-2 转铁蛋白分析。这些蛋白只存在于脑脊液、外淋巴液和房水中,尽管不能定位脑脊液鼻漏,但这项检查只需要 0.17ml,并且假阳性率很低。β-微量蛋白是脑脊液中含量第二多的蛋白质,它能够替代 β-2 转铁蛋白,因为它是一种低成本、更快捷的测试,但该检测假阳性率比 β-2 转铁蛋白分析高,因此临床上主要采取 β-2 转铁蛋白分析。

高分辨率薄层 CT 的轴位和冠状位扫描对定位颅底缺损有着非常重要的作用。尽管这些扫描不能够明确诊断脑脊液漏,但能够发现隐匿的颅底裂缝和可能的脑脊液漏的起源。放射性的脑池造影对脑脊液漏的诊断和定位都有一定帮助。放射性示踪剂进行鞘内注射后,将棉片放置在鼻腔内几小时。出现放射性示踪剂阳性的棉片位置可以对脑脊液漏进行诊断,并可初步定位。尽管这样检查不经常使用,但它对缓慢、间断的脑脊液鼻漏特别有帮助。MRI 是一种无创的方式,不需要鞘内注射对比剂,比高分辨率薄层 CT 的轴位和冠状位扫描具有更好的定位作用,特别是 T2W 对于确定漏口部位和是否有脑膜脑膨出很有帮助。在内镜的光源使用蓝光滤光器能够增加疑难病例诊断的准确度。当使用这项技术时,使用最小浓度的荧光素很重要,这样能够避免癫痫和不必要的神经系统副作用。0.1ml 10% 的荧光素溶液溶解在 10ml 自体脑脊液或注射用生理盐水中使用。

在一些脑脊液漏修补的病例中,特别是自发性和高压性脑脊液漏,可能会使用到腰椎引流。在引流拔除之前需要夹闭约 24 小时以确保在患者活动的情况下不再出现脑脊液鼻漏或颅内高压。如果脑脊液漏存在,则需要再放置 2~4 天,或者将患者带到手术室探查持续的脑脊液漏。外科医生必须清楚引流的并发症,包括脑膜炎、气虹吸、颅内积气。颅内积气在较大的颅底缺损时有较高风险,特别是在外伤和修补失败的情况下。必须要避免修脑脊液漏时进行正压通气,因为正压通气有造成致死性颅内积气的风险。拔管时咳嗽、用力能够造成颅内压突然升高和移植材料脱位,因此应尽可能避免。抗生素的使用有一些争议,作者选择使用头孢曲松、美平、万古霉素和斯沃这类能够透过血脑屏障的药物。抗生素通常在鼻腔填塞物在位时持续使用,约术后 10~12 天。

**手术方法**

对于肿瘤患者手术过程主要分为两步:首先切除病灶,然后修复缺损。

患者取仰卧位,头偏向右侧(术者侧)15°。垫头圈,无需安装固定头架。经口气管插管,全身麻醉。双眼部贴膜。用碘伏消毒头面部。取 1% 丁卡因 20ml 加 1:1000 肾上腺素 3.0ml 浸湿的棉片做鼻腔黏膜表面收缩 2 次,共约 5~10 分钟。选择患者主诉和漏液明显一侧鼻腔入路,参考术前影像学检查,首先使用广角 0° 和 30° 内镜仔细观察中鼻道、嗅裂和蝶筛隐窝,寻找可疑漏口,通常漏口附近有清亮液体流出,周围黏膜变白和炎性反应(图 3-3-1,

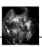 

图 3-3-2）。如果没有发现可疑征象,作者建议如果影像学不能提供有用的信息时可先探查蝶窦和额窦,如果没有漏口,最后再探查筛顶和鸡冠周围。因为探查蝶窦和额窦不会导致功能障碍,而探查筛顶和鸡冠周围可能会导致没有必要的嗅觉障碍甚至丧失。

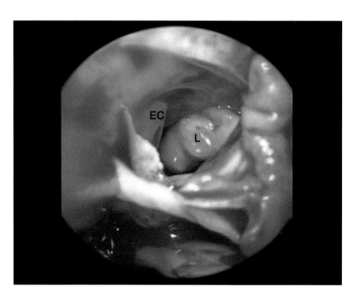

**图 3-3-1 开放筛泡显露病变黏膜**
EC=筛泡;L=病变黏膜

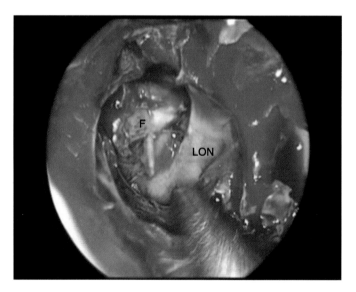

**图 3-3-2 开放蝶窦显露蝶骨平台处的漏口**
LON=左侧视神经管;F=脑脊液漏口

找到漏口或切除肿瘤后,对于所有硬脑膜缺损的修补,都应该去除缺损周围5mm以上的颅底骨质,使硬脑膜缘充分暴露出来(图 3-3-3),然后根据硬脑膜缺损的大小决定单层还是多层软组织修复。对于较小的缺损(1cm以内),建议使用鼻中隔黏膜瓣覆盖漏口,再外覆一层可吸收的人工硬脑膜,最后填塞碘仿纱条支撑即可。而对于较大的缺损(1cm以上)可

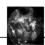

能需要多层修补。作者通常使用患者自体肌浆嵌入硬脑膜缺损处,外覆一层自体筋膜,再覆盖人工硬脑膜和填塞碘仿纱条。对于硬脑膜缺损超过3cm的巨大缺损,作者通常将一层患者自体筋膜衬入硬膜内,再用肌浆封堵漏口(图3-3-4),肌浆表面覆盖异常自体筋膜和可吸收人工硬脑膜(图3-3-5),最后用碘仿纱条支撑(图3-3-6)。根据作者的经验没有必要行颅底骨性结构重建,仅软组织修复就足够了。填塞的碘仿纱条术后10天取出。碘仿纱条可以使移植成功最大化,同时具有抗炎、隔离逆行感染途径,防止脑膜炎发生的作用,并为修补术腔提供坚固的结构支持,防止颅内容物脱出。研究表明游离黏膜移植物在1周时作为支架并与骨质相黏,3周时则会被纤维组织所取代。

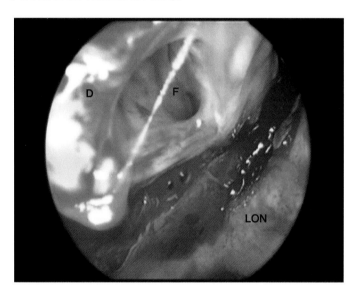

**图 3-3-3 清除漏口周围病变黏膜**
F = 漏口;D = 硬脑膜;LON = 左侧视神经管

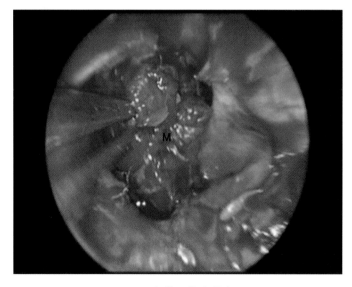

**图 3-3-4 取自体肌浆使其嵌入漏口**
M = 肌浆

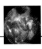

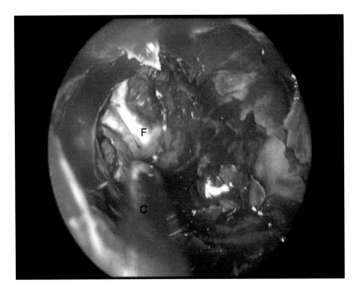

**图 3-3-5 肌浆外覆盖一层自体筋膜**
F=筋膜;C=剥离子

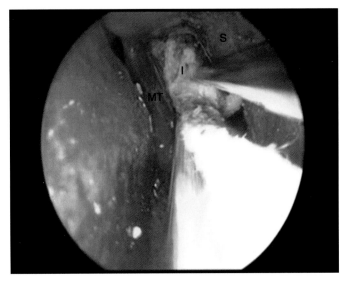

**图 3-3-6 碘仿纱条填塞术腔**
I=碘仿纱条;MT=中鼻甲;S=鼻中隔

　　术后,患者不必持续严格卧床休息,除非放置了腰池引流。这些患者需要使用粪便软化剂,并使床头抬高大约30°以减低修补部位的脑脊液压力。要嘱咐患者4周之内打喷嚏时张大嘴,避免擤鼻、Valsalva动作、举重物和剧烈活动。接下来4周,要限制患者轻微活动。术后10天,取出不可吸收的填塞物之后,并进行最小的清理。在此之后每2~3周,都要进行术腔清理、吸引及常规术后治疗,以免出现感染、黏液淤积及结痂。当然,要避免修补部位的任何操作。术后10天鼻喷糖皮质激素2~3个月,每日1次,每侧鼻腔两喷。

　　蝶窦外侧隐窝脑膜脑膨出处理起来有一定难度。磁共振T2加权像可以显示蝶窦外侧

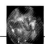

隐窝的脑膜脑膨出。在广泛切除蝶窦前壁之后,蝶窦切除后,经翼突入路是较好的方法。这种入路使经蝶窦的侧方处理病变变成从前方直线处理病变,大大提高了手术成功率。需要在内镜下切除翼突,沿三叉神经第 2 支和圆孔上缘用高速电钻切除颅底骨质,显露海绵窦下外侧壁及颞下窝硬脑膜,此时可见脑膜膨出部位或脑脊液漏口,切除膨出部分硬脑膜及脑组织,修补硬脑膜缺损,碘仿纱条填塞术腔即可。额窦后壁的脑脊液鼻漏经鼻内镜修补一般也没有问题。

肿瘤残留是导致脑脊液鼻漏修补失败的重要原因。二次修补应尽可能地彻底切除肿瘤之后再修补硬脑膜,至少需要切除漏口周围的肿瘤后再修补。放疗也是导致脑脊液漏发生和修补失败的另一个原因。前者可能是颅内外沟通瘤缩小时,肿瘤与硬脑膜缺损缘之间出现缝隙,导致鼻漏发生。后者因相邻组织去血管化,修补缺损的移植物生长和存活困难。肿瘤也能够阻断脑脊液回流导致颅内压升高、脑水肿和脑脊液漏。处理这类脑脊液鼻漏必须首先针对原发肿瘤来解除阻塞。如不处理阻塞病灶而直接修补漏,将会关闭漏洞形成的减压阀,使已升高的颅内压进一步加重。在一些情况下,则需要长期分流。

原发性颅内高压所致的脑脊液鼻漏与外伤性脑脊液鼻漏是截然不同的另一种临床类型,处理起来也非常复杂。首先,漏口较小不易被发现;第二,颅内压的慢性升高能够导致颅底最薄弱处的脑脊液漏,筛顶、筛孔、鞍底、斜坡和蝶窦外侧隐窝都可以发生,而且常常出现沿颅底分布的多发性小缺损,有时需要多点修复;第三,即便是修补成功,如果脑脊液的产生和回流问题得不到解决,那么在 3 ~ 6 个月内会再次复发。事实上,内镜下修补非自发性脑脊液漏只有 10% 的复发率,而自发性脑脊液漏仅有 25% ~ 87% 的成功率。因此,对于自发性脑脊液鼻漏的患者,如果术后较长的时间内脑脊液压力得不到改善的话,还是要考虑行脑室腹腔分流。

## 参 考 文 献

1. 郭宏川,张秋航,陈革,等.伴颅高压的脑脊液鼻漏修补术的围手术期处理.中国微侵袭神经外科杂志,2010,15(9):395-397.

2. 吕海丽,张秋航,严波,等.内镜经鼻入路脑膜脑膨出伴脑脊液鼻漏的外科治疗.中国微侵袭神经外科杂志,2006,11(10):446-448.

3. 姚慧颖,张秋航,曲秋懿,等.65 例脑脊液鼻漏患者不同治疗方法的疗效对比分析.首都医科大学学报,2003,3:333-334.

4. Badie B, Prestron JK, Hartig G. Use of titanium mesh for reconstruction of large anterior cranialbase defects. J Neurosurg, 2000, 93:711-714.

5. Sinha UK, Johnson TE, Crocketto S, et al. Three-layer reconstruction for large defects after anterior skull base. Laryngology, 2002, 112:424-427.

6. Dave SP, Bared A, Casiano RR. Surgical outcomes and safety of transnasal endoscopic resection for anterior skull tumors. Otolaryngol Head Neck Surg, 2007, 136(6):920-927.

7. Draf W, Schick B. Endoscopic-Microscopic Anterior Skull Base Reconstruction. Skull Base, 2007, 17:53-58.

8. Ziv G, Avraham A, Leonor LT, et al. A Comprehensive Algorithm for Anterior Skull Base Reconstruction after Oncological Resections. Skull Base, 2007, 17:25-38.

9. Kassam A, Snyderman CH, Carrau RL, et al. Evolution of reconstructive techniques following endoscopic

expanded endonasal approaches. Neurosurg Focus,2005,19(1):E8.

10. Castelnuovo P,Pistochini A,Locatelli D. Different surgical approaches to the sellar region:focusing on the "two nostrils four hands technique". Rhinology,2006,44(1):2-7.

11. Cavallo LM,Messina A,Esposito F,de Divitiis O,Dal Fabbro M,de Divitiis E,Cappabianca P. Skull base reconstruction in the extended endoscopic transsphenoidal approach for suprasellar lesions. J Neurosurg,2007,107(4):713-720.

12. Esposito F,Dusick JR,Fatemi N,et al. Graded repair of cranial base defects and cerebrospinal fluid leaks in transsphenoidal surgery. Neurosurgery,2007,60(4 Suppl 2):295-303,discussion 303-304.

13. Goel A. Vascularized bone flap for anterior skull base reconstruction. Acta Neurochir(Wien),1994,128:166-168.

14. Janecka IP. New reconstructive technologies in skull base surgery:role of titanium mesh and porous polythelene. Arch Otolaryngol Head Neck Surg,2000,126:396-401.

15. 刘海生,张秋航,杨占泉. 颅底缺损的修复. 临床耳鼻咽喉科杂志,2004,18(12):755-757.

16. Bolger WE,McLaughlin K. Cranial bone grafts in cerebrospinal fluid leak and encephalocele repair:a preliminary report. Am J Rhinol,2003,17:153-158.

17. Schlosser RJ,Bolger WE. Nasal cerebrospinal fluid leaks:critical review and surgical considerations. Laryngoscope,2004,114:255-265.

18. Castelnuovo PG,Delú G,Locatelli D,et al. Endonasal endoscopic duraplasty:our experience. Skull Base,2006,16(1):19-24.

19. Lorenz RR,Dean RL,Hurley DB,et al. Endoscopic reconstruction of anterior and middle cranial fossa defects using acellular dermal allograft. Laryngoscope,2003,113:496-501.

20. Kirtane MV,Gauitham K,Upadhyaya SR. Endoscopic CSF rhinorrhea closure:our experience in 267 cases. Otolaryngol Head Neck Surg,2005,132:208-212.

21. Shah JP,Kraus DH,Bilsky MH,et al. Craniofacial resection for malignant tumors involving the anterior skull base. Arch Otolaryngol Head Neck Surg,1997,123:1312-1317.

22. 卜国铉. 鼻眼相关外科学. 北京:人民卫生出版社,1994.

23. 许庚,李源. 内窥镜鼻窦外科技术. 广州:暨南大学出版社,1994.

24. Chow JM,Silberman SJ,Stankiewicz JA. Endoscopic optic nerve decompression for the treatment of traumatic optic neuropathy. Operative Tech. Otolaryngol. Head-Neck Surg,1996,7(3):282-288.

25. 张秋航,郭永清,杨占泉. 经鼻内窥镜手术在颅底外科的应用. 临床耳鼻咽喉科杂志,1998,12(3):103-105.

26. 张秋航. 严重鼻和鼻窦外伤的处理. 中华耳鼻咽喉科杂志,1999,34(3):184-186.

27. 史剑波,文卫平,许庚,等. 经鼻内窥镜手术治疗鼻眼相关疾病的探索性研究. 中山大学学报(医学科学版),2003,24(5):516-519.

28. 张秋航. 鼻眼相关外科的进展与存在的问题. 中华耳鼻咽喉头颈外科杂志,2011,46(10):793-796.

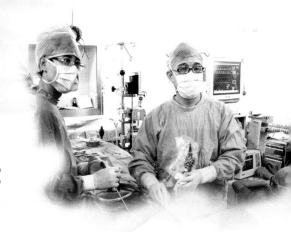

# 第四章
# 内镜经鼻前颅底手术

## 一、前颅底解剖

前颅底由额骨眶板、筛骨水平板、蝶骨小翼与蝶骨平板构成。大脑额叶、嗅神经、嗅球和嗅囊均位于此区。视交叉、垂体及颞叶前端与其相邻。该区肿瘤早期常无症状,可有嗅觉减退或丧失,通常不引起患者注意。当肿物增大可出现鼻塞、鼻出血或流血性涕,后逐渐出现面部麻木、疼痛、牙痛等,多见于鼻腔鼻窦的恶性肿瘤。当肿瘤压迫视神经时可引起视力障碍、视野缺损,部分病人出现肿瘤侧原发性视神经萎缩和对侧继发性萎缩,构成 Foster-Kennedy 综合征,则多见于嗅沟脑膜瘤。侵犯额叶可有精神症状,如欣快、躁狂、注意力不集中、记忆力减退、精神淡漠等,少数病人出现癫痫大发作。颅眶沟通的肿瘤可有眼球突出、复视和视力减退或失明,甚至出现颅内压增高症状(头痛、呕吐)。

**前颅底**(anterior skull base):颅前窝对应的颅底外侧面为前颅底,由额骨眶板、筛骨筛板、蝶骨小翼及蝶骨体的前部构成。鼻腔是内镜经鼻颅底手术的第一站,鼻腔和鼻窦解剖标

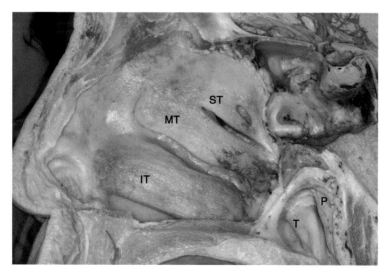

**图 4-1-1　鼻腔主要解剖标志**
IT = 下鼻甲;MT = 中鼻甲;ST = 上鼻甲;P = 鼻咽;T = 咽鼓管圆枕

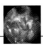

志的辨认是颅底手术的基础。

与内镜经鼻颅底外科相关的鼻腔主要标志有(图4-1-1,图4-1-2):

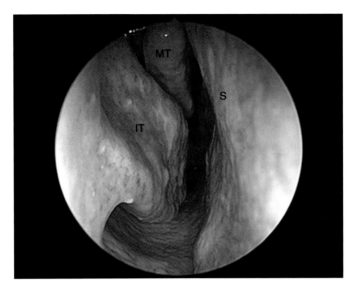

图4-1-2 鼻腔主要解剖标志
IT = 下鼻甲;MT = 中鼻甲;S = 鼻中隔

**鼻中隔:**鼻中隔的骨性部分由筛骨及犁骨构成,其中犁骨的后端与蝶骨嘴相连,所以鼻中隔后缘是确定蝶窦和鞍区正中线的标志。同时鼻中隔的上缘正对筛骨水平板,是脑脊液鼻漏的好发部位。鼻中隔骨嵴导致的鼻腔狭窄会影响内镜入路的手术操作,常常需要矫正弯曲部分来扩大手术操作通道的空间。

**鼻甲:**鼻腔外侧壁的骨性解剖结构,有上、中、下三个鼻甲,三个鼻甲下方的空间分别称为上、中、下鼻道。上鼻甲和中鼻甲是筛骨内侧壁的组成部分。下鼻甲为一单独的骨性结构,外侧与上颌骨相连。中鼻甲是进入各组鼻窦的主要标志。下鼻甲的后端紧邻蝶腭动脉,而后者是内镜经鼻颅底手术常见的出血动脉。

**后鼻孔:**后鼻孔上缘上方1~1.5cm是蝶窦开口的位置。咽鼓管圆枕及咽隐窝是内镜经鼻手术中相对固定的标志。

**鼻窦:**是位于鼻腔的周围的含气空腔,分为额窦、筛窦、蝶窦和上颌窦,均位于同名骨内,并借鼻窦开口与鼻腔相通。鼻窦能减轻头部重量,协助共鸣和对吸入气流加温加湿,此外,可以作为内镜经鼻到达颅底的手术通道。

**额窦:**位于额骨内外侧板之间,两侧额窦借额窦中隔分隔,额窦开口于前组筛窦的额隐窝顶的前方。

**筛窦:**筛窦位于鼻腔外上方筛骨迷路内,由气化程度不同的含气小房构成,每侧有3~18个小的筛房,筛窦气房变异很大,临床上常以中鼻甲基板为界分为前组筛窦和后组筛窦两部分。

**蝶窦:**蝶窦位于蝶骨体内,左右各一,均通过其前壁的孔开口于蝶筛隐窝。根据其气化程度分为三型:甲介型、鞍前型和鞍型。

**蝶筛隐窝:**蝶筛隐窝是位于上鼻甲后方,蝶窦与筛窦之间的凹陷小窝,蝶窦开口于此。

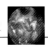

其内侧为鼻中隔,后部为蝶窦前壁,外侧为上鼻甲,向前与中鼻道相通。

**前床突:**前床突是蝶骨小翼向内后方延伸的骨性突起,是前、中颅窝的分界点,与蝶骨小翼共同构成眶上裂和海绵窦前部的顶。前床突是临床中识别视神经管、海绵窦段颈内动脉、海绵窦及垂体的解剖标志之一。

**蝶骨平台:**蝶骨体与筛骨之间的水平骨板,为前颅窝底的一部分。

**筛前动脉:**筛前动脉起自眼动脉,在上斜肌和内直肌之间走行,经眶壁的前筛孔,横穿眶内壁,进入筛窦顶的筛前动脉管后穿入颅底,然后经筛孔分布于鼻腔前部。筛前动脉管常作为判定前颅底和额隐窝的解剖标志。

**筛后动脉:**筛后动脉起自眼动脉,经眶壁的后筛孔进入筛顶的筛后动脉管后穿入颅底。筛后动脉管常作为后筛与蝶骨平台分界的标志。

**眶顶:**又称为眶上壁,前方大部为额骨眶板,后方小部分为蝶骨小翼,眶顶构成了前颅窝底,骨质较薄,外伤或病变易破坏此壁。

**蝶窦前壁:**后鼻孔上缘上 1 ~ 1.5cm、鼻中隔和中鼻甲后端附着缘之间即蝶窦前壁。蝶骨嘴是确定鞍底正中线的标志。内镜下直接可窥见蝶窦口占17%,移开中鼻甲后端后(少部分上鼻甲有妨碍),窥见者占83%。蝶窦开口的形状为线性的占35%,椭圆形的占30%,圆形的占13%。

**蝶窦间隔:**蝶窦间隔的变异是很大的,双侧蝶窦完全对称是非常罕见的(Renn WH,1975)。蝶窦间隔位于颈内动脉隆起的占26% ~ 40%,有 1 个间隔的占48%,有 2 个间隔的占33%,还有18%的蝶窦有 3 个间隔。高达87%的蝶窦内至少有一个间隔位于颈内动脉隆起上,只有13%的蝶窦内间隔与任何一侧的颈内动脉隆起均无关。

**蝶窦后外侧壁(视神经管隆起和颈内动脉隆起):**观测 65 侧,发现视神经管隆起者占50.7%(33 侧),其中呈管型或半管型的15.4%(10 侧),压迹型35.3%(23 侧)。发现颈内动脉隆起者60%(39 侧)。双侧颈内动脉之间在蝶窦内最短距离为 13 ~ 22mm。

**额隐窝与筛前动脉:**额隐窝位于中鼻道最前端的上方,中鼻甲前端附着缘的后上。切除钩突后即可发现额隐窝的占21%;切除鼻丘气房和(或)筛泡才能暴露额隐窝的占79%。筛前动脉位于额隐窝后隆突或该隆起后 2 ~ 3mm 范围内,其向下的冠状垂直平面与上颌窦自然开口的前囟门相接;筛前动脉管呈骨管状或骨管缺损或部分缺损,筛前动脉骨管也可呈嵴状或半管状。

纸样板的上缘与筛顶呈角度相连。纸样板在筛泡后部区域的连接方式有:直角占3%,钝角44%,锐角53%,还包括有眶上筛房。

**纸样板与视神经管:**沿纸样板表面向后寻找到眶尖内侧壁,再向后即可见视神经管隆起。当确认纸样板有困难时,沿上颌窦开口上缘寻找即可。视神经管位于蝶窦外侧壁前上方,由内上向前外下走行形成骨性隆起。寻找视神经管除了按照隆起识别外,还可通过视神经管眶口识别。循后组筛窦顶壁向后,绝大多数标本均可在蝶筛共壁附近以及筛窦顶壁与眶内侧壁交界处见到稍反光隆起处,即视神经管眶口,沿此处向后内,在蝶筛窦顶外侧壁,视神经管总是比周围骨质反光。

视神经管由上、下、内、外四壁构成,内壁最长且骨壁最薄,下壁最短。行视神经管减压术时打开骨管全长,去除视神经管的内侧壁与下壁是必要的。和许多研究结果一致,我们也发现视神经管眶端有一增厚的区域,此区骨质致密,呈环状骨环围绕视神经,构成视环。

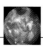

Maniscalco等(1978)认为视环是视神经管最狭窄部位,强调视神经减压术必须开放视环。

视神经管的内侧壁的毗邻关系比较复杂,中管前型为13.33%,半管型为50.00%,而全管型和蝶鞍型分别为30.00%和6.67%。但Mc Delano等根据CT扫描结果观察到所有OC都和蝶窦毗邻,仅3.00%与后筛房有毗邻关系。另OC与颈内动脉关系紧密,颈内动脉管在蝶窦外侧壁的压迹出现率为46.67%(14/30例),与视神经管间呈开口向前下开放的"八"字形。视神经管段有眼动脉紧密伴行,穿行于视神经的硬膜鞘壁内,多行于视神经的腹侧。

**内镜经鼻前颅底的辨认**(图4-1-3~图4-1-8):

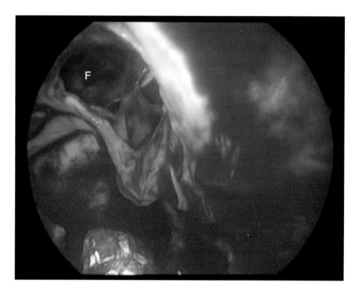

**图4-1-3　额窦开放**

F=额窦

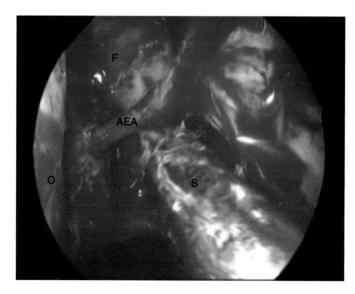

**图4-1-4　前组筛窦开放**

F=额窦;AEA=前筛动脉;O=眶内侧壁;S=吸引器

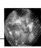

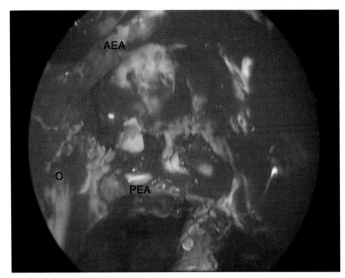

**图 4-1-5 中筛开放**
AEA=前筛动脉;PEA=后筛动
脉;O=眶内侧壁

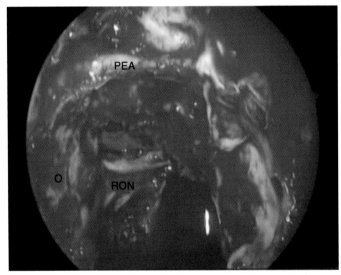

**图 4-1-6 后筛及蝶窦开放**
PEA=后筛动脉;O=眶内侧壁;
RON=右侧视神经

**图 4-1-7 内镜显露前颅
底解剖结构**
AEA=前筛动脉;PEA=后筛动
脉;O=眶内侧壁;RON=右侧
视神经;S=鼻中隔

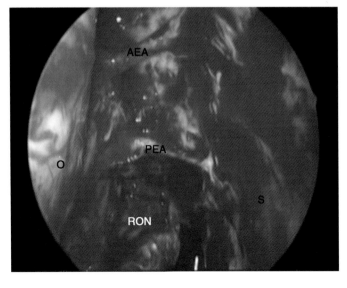

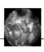 

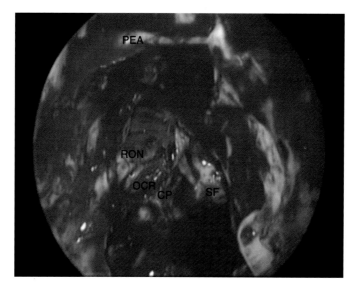

**图 4-1-8　内镜显露前颅底和鞍区解剖结构**
PEA=后筛动脉;RON=右侧视神经;OCR=视神经颈内动脉窝;
CP=海绵窦段颈内动脉隆起;SF=鞍底

筛窦切除后判断筛顶,会发现内镜下观察筛顶区域的骨质相对较硬,微泛黄色。但有研究表明筛顶厚度平均只有 0.9mm,筛顶和筛板的连接部厚度仅为 0.2mm。因此手术时的判断仅依靠镜下用器械去感觉是不够的。

额隐窝位于中鼻道的前上端,中鼻甲前端附着缘的上后,其上即颅底。额陷窝的暴露受钩突的附着部位或大小以及鼻丘气房、筛泡的气化程度的影响,手术中逐一切除钩突、鼻丘气房和筛泡是显露额隐窝的关键。

Kennedy 曾指出,识别筛前动脉应该作为颅底和前筛顶的标志。本研究的观测发现筛前动脉骨管位于额隐窝后隆起区域,自该隆起向后短距离范围内均可找到,且筛前动脉的冠状垂直水平与上颌窦开口的前囟相接,筛前动脉管可以紧贴筛顶呈嵴状或半管状(41.8%),呈管状或悬空状(58.2%),其中部分尚有骨管的骨质缺失。手术中辨认出额隐窝或筛前动脉即可明确颅底的位置。纸样板是与筛顶相连的,沿纸样板向上可确认筛顶,需要注意的是纸样板与筛顶的连接角度绝大部分是呈锐角或钝角(97%,筛泡后区域),术前 CT 冠状位中也可得到提示。

## 二、常见的前颅底肿瘤

1. 脑膜瘤　按主要病变部位分为嗅沟脑膜瘤和鞍结节脑膜瘤。患者平均年龄 40 岁左右,男与女之比为 1:1.2。约占颅内脑膜瘤的 1/10,是前颅底最多见的肿瘤之一。其自筛板及其后方的硬膜长出,可生长于一侧,也可向两侧生长,生长缓慢。患者有慢性头痛病史,常位于额部,可放散至眼窝后部,一侧嗅觉丧失及精神障碍,特别是相继有一侧原发性视神经萎缩及颅内压增高所致对侧视乳头水肿,即 Foster-Kennedy 综合征者,应考虑嗅

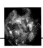

沟脑膜瘤。头部 CT 及 MRI 显示境界清楚(CT 等密度或高密度;T1 等或略低、T2 呈等或轻度高信号)的前颅窝一侧或双侧近中线处圆形肿瘤影,其内可发生囊变、坏死、陈旧出血或脂肪沉积;宽基底附着于硬脑膜;约 20% 相邻骨质增生,骨质破坏少见;约 20% ~ 30% 伴有局灶性或弥漫性钙化;大多数呈均匀一致的明显强化,少数为轻度强化;部分可见脑膜强化,向周围延伸,称之为"脑膜尾征"。周围脑组织可有轻度水肿,脑血管造影显示大脑前动脉向后上方移位。

2. 嗅神经母细胞瘤　发病年龄以 20 岁上下或 50 岁左右为多见,无性别差异。肿瘤发展缓慢,病程较长,最早为单侧鼻阻塞、鼻出血,双侧嗅觉减退;随肿物生长,可出现邻近器官受累症状:眼突、视力下降和偏头痛,颅内压增高,并可出现颈部淋巴结转移。Shah 报道发生颈部及全身性转移者为 13% ~ 24%。检查可见鼻腔顶部、嗅区、鼻中隔上部有肉芽状淡红色肿物,外观似鼻息肉,但质脆、硬,易误诊为鼻息肉;CT 平扫显示鼻腔上部、前颅窝底软组织肿物,形态不规则,边缘较清楚,偶可见瘤内钙化,颅底骨质受侵,增强显示肿瘤多呈中等度不均匀强化,个别强化明显。MRI 平扫 T1 加权像上为中等或稍低信号,T2 加权像上为中等或稍高信号。MRI 增强扫描肿瘤有强化。确诊需依据病理。

3. 侵犯颅底的鼻窦癌　以筛窦、蝶窦及上颌窦癌为多见。虽属晚期,但多数患者一般状况尚可。表现为鼻塞、涕中带血,面部麻木,顽固性疼痛、牙痛、复视、视力障碍及颈淋巴结转移。鼻内镜下可见肿瘤外观常呈菜花状,色红,基底广泛,触之易出血,伴有溃烂及坏死。CT 可见增高密度影,可见骨壁破坏。头部 MRI 可更好地显示软组织受侵犯情况。病理活检可确诊。

4. 其他少见的肿瘤　如内翻性乳头状瘤、神经鞘瘤、纤维血管瘤、骨软骨瘤、神经内分泌癌、黑色素瘤、骨巨细胞瘤、软骨肉瘤、恶性淋巴瘤及各种转移瘤。

前颅底肿瘤的治疗以手术为主,对于恶性肿瘤可考虑手术前后的辅助放射治疗和(或)化疗。

## 三、前颅底病变的手术入路

传统的手术入路有:①经颅入路(经额及扩大的经额入路);②经额眶颧入路;③颅鼻联合入路;④颅面联合入路;⑤鼻侧切开入路;⑥经鼻额筛眶入路;⑦上颌骨外旋入路等。

显微外科经颅面联合入路以及经面中部入路可以切除几乎所有的前颅底肿瘤,但手术创伤大,时间长,额叶易受牵拉损伤且常会遗留面部切口瘢痕。一些学者尝试经眉间或颅下入路以减少对额叶的牵拉,但手术时间通常为 6 ~ 8 小时,出血量平均为 1500 ~ 5000ml,而且容易遗留面部畸形。也有学者尝试经颅入路或经眉上锁孔入路以减少面部瘢痕。但经颅入路对于眶内容物未切除者的眶底处理较困难,只有牵开眶内容物后才可切除眶底壁的内侧,而且对眶内容物未受侵者其上颌窦处理困难,而经眉上锁孔入路术野局限,适应证很窄。

内镜经鼻入路前颅底肿瘤切除术是近十余年开展起来的微创外科入路,因病种繁杂不集中，又受到来自传统观念的阻力，迄今有关研究报告不多。然而，这并没有完全妨碍内镜经鼻外科技术在前颅底肿瘤切除术中的应用。

## 四、内镜经鼻前颅底肿瘤切除方法

显露范围：前起额窦后壁、后至蝶鞍，两侧至眶内侧壁。

适应证：位于上述可显露范围之内的几乎所有良恶性肿瘤，包括某些颅内外沟通瘤。

### （一）术前检查

1. 各项术前检查。

2. 评价嗅觉功能和视觉功能 前组脑神经检查不可缺少，如嗅觉、视力、眼球运动、眼球有无突出、有无复视、瞳孔大小、对光反射情况、面部有无麻木、疼痛，有无张口困难。

3. 鼻窦内镜检查 可观察肿瘤的原发部位、大小、外形以及鼻窦的开口情况，且可以取活组织检查。

4. 头部 CT 和 MRI 检查 可明确肿瘤部位、范围及其与周围解剖结构的关系和大致的肿瘤性质。临床医生大多选择头部 CT 检查，事实上 MRI 会给医生更多的帮助。

5. 纠正贫血、水电解质紊乱、有高血压、糖尿病等基础疾病。

6. 血管造影检查 颅底肿瘤血供丰富或与颈内动脉等大动脉关联密切者，应行全脑 DSA 检查，对血运丰富的肿瘤术前血管栓塞，以减少出血，并于术前备血。了解肿瘤主要供血动脉、引流静脉以及前-后交通的情况，注意肿瘤是否包裹了较大的血管，必要时可对供血动脉进行栓塞后再手术。

7. 患有恶性肿瘤的患者需查颈部、腹部 B 超，必要时行全身骨扫描及 PET-CT。

根据以上病史、查体及影像检查，多可确定肿瘤的性质，但最终诊断需靠病理结果。侵及鼻腔、鼻窦的病变可根据情况取病理活检，以确定治疗方案。

### （二）手术方法

患者取仰卧位，头偏向右侧（术者侧）15°。垫头圈，无需安装固定头架。经口气管插管，全身麻醉。双眼部贴膜。用碘伏消毒头面部。取 1% 丁卡因 20ml 加 1∶1000 肾上腺素 3.0ml 浸湿的棉片做鼻腔黏膜表面收缩 2 次，共约 5 ~ 10 分钟。根据病变的位置、大小以及性质的不同可选择单侧或双侧鼻腔入路。选择单侧鼻腔入路时，术者位于患者右侧，左手持直径为 4mm、长度为 18cm 的广角 0°和 30°内镜，右手使用吸引器、电凝、剥离子、咬骨钳、高速电钻以及取瘤钳等经右侧或左侧鼻腔操作。助手手持吸引器经同侧鼻腔操作，始终保持术野清晰。选择双侧鼻腔入路时，术者位于患者右侧，左手持直径为 4mm、长度为 18cm 的广角 0°和 30°内镜，右手使用吸引器、电凝、剥离子、咬骨钳、高速电钻以及取瘤钳等经右侧鼻腔操作。助手手持吸引器经左侧鼻腔操作，始终保持术野清晰。必要时，另一只手持取瘤钳协助术者切除肿瘤。

1. 前颅底的暴露 可选择由前向后显露肿瘤及前颅底的方法，即首先开放额窦，再开放前、中、后筛，最后到达蝶骨平台。根据需要可更进一步开放蝶窦，显露视神经管、颈内动

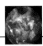

脉隆起,予以保护或减压。也可选择由后向前显露肿瘤及前颅底的方法,即首先开放蝶窦,显露视神经管并加以保护后,再依次开放后、中、前筛,最后开放额窦。在手术过程中,可根据需要电凝前筛动脉、后筛动脉和蝶腭动脉。也可楔形切除鼻中隔后部约 1cm 的黏膜骨瓣,以利于切除肿瘤和双侧鼻腔操作。扩大蝶窦开放后可显露鞍底、双侧视神经管、颈内动脉隆起、视神经-颈内动脉隐窝、斜坡凹陷等解剖标志(图 4-4-1)。依次向前可显露蝶骨平台、后筛动脉、筛骨水平板、鸡冠、前筛动脉、额窦口及额窦后壁(图 4-4-2)。

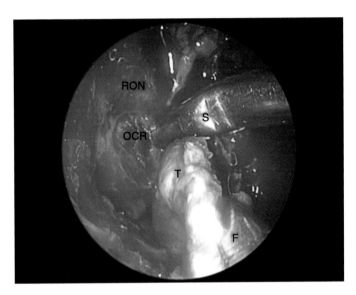

**图 4-4-1 扩大的蝶窦开放**
RON＝右侧视神经;OCR＝视神经颈内动脉窝;T＝肿瘤;F＝取瘤钳;S＝吸引器

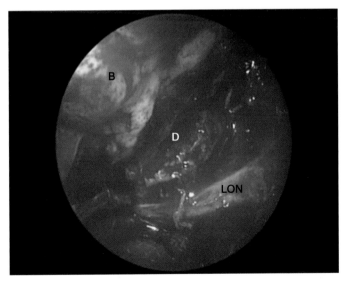

**图 4-4-2 切除前颅底硬膜外肿瘤,左侧视神经获得减压**
B＝大脑额叶;D＝硬脑膜;LON＝左侧视神经

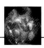

2. 硬膜外肿瘤切除 位于硬膜外的良性肿瘤,常常在开放全组鼻窦显露前颅底骨质的过程中即被切除。而对于恶性肿瘤则需要扩大切除范围,包括切除患侧或双侧鼻甲、单侧或双侧眶内侧骨壁(纸样板)、前颅底骨质和鸡冠。通常前颅底骨质已被破坏。对于位于颅内的肿瘤或颅内外沟通型肿瘤,需要适当去除颅底骨质以显露正常硬脑膜及足够的硬脑膜边缘,以便切除颅内肿瘤及颅底重建。使用剥离子、取瘤钳及吸引器彻底切除前颅底硬膜外肿瘤(图4-4-3),电凝硬脑膜表面血管(在嗅沟或鞍结节脑膜瘤的手术中被称为去血管化的过程)。根据作者的经验,若恶性肿瘤侵犯了眶骨膜,可切除受累的眶骨膜或连带眶脂肪,没有必要切除其他眶内容物。

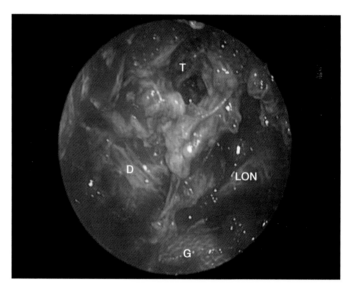

**图4-4-3 切除硬膜外肿瘤,显露硬膜内肿瘤**
T=肿瘤;D=硬脑膜;LON=左侧视神经;G=纱条

3. 硬膜内肿瘤切除 应该强调的是内镜经鼻颅内肿瘤切除是建立在显微外科颅内肿瘤切除基本原则的基础上,首先囊内或瘤内切除肿瘤,使肿瘤的外膜或外壁活动,分离肿瘤与神经血管结构,双极电凝充分止血。遵循这些原则无法切除的病变,也是内镜经鼻入路的禁忌证。首先使用取瘤钳和刮匙切除肿瘤的中央部分,在用剥离子和显微剪刀沿着已显露好的硬脑膜缘由前方分离肿瘤,肿瘤与额叶之间通常存留着蛛网膜(有时会增厚),确认肿瘤与脑组织间隙并小心分离切除肿瘤,用脑棉片保护大脑皮质表面的脑组织及血管(图4-4-4)。需要的话可用带角度的双极电凝(内镜经鼻入路用)电凝肿瘤外层。注意避免脑和重要神经血管结构热损伤。确认并保护视神经、前交通动脉及A2段。瘤壁完全游离后,用取瘤钳小心取出。分离肿瘤两侧时相对容易,因有蛛网膜将肿瘤与颈内动脉分开,分离肿瘤后方和上极时要格外小心,因需要轻轻牵拉肿瘤壁才可暴露后上方的视神经、垂体、垂体柄及垂体上动脉,分离时仔细辨认蛛网膜界限,严格在肿瘤与蛛网膜之间分离,这样可减少对上述神经血管结构的损伤(图4-4-5),尤其是对蛛网膜下视神经供应血管的损伤。分离开的界限以棉片保护。当肿瘤与周围结构粘连紧密时,切忌强行牵拉和分离,如无明显粘连,可分块或完整摘除。全切肿瘤后,用抗生素盐水冲洗术腔后,确认颅内无活动性出血后,取适量明胶海绵填入颅内瘤腔。

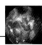

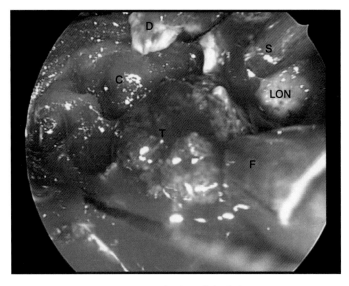

**图 4-4-4　切除硬膜内肿瘤**
T=硬膜内肿瘤；D=硬脑膜；C=棉片；F=取瘤钳；S=吸引器；
LON=左侧视神经管

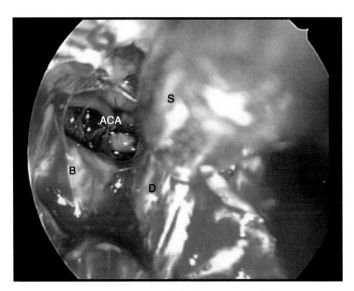

**图 4-4-5　切除前颅底硬膜内肿瘤后显露颅内解剖结构**
ACA=前交通动脉；B=大脑额叶；D=硬脑膜；S=吸引器

　　4. 前颅底重建　切除硬膜内肿瘤或颅内外沟通瘤之后的前颅底重建至关重要，重建失败将必然会发生脑脊液鼻漏，处理不好将导致脑膜炎及随之而来的致残或致死性并发症。对于 1.5cm 以内的硬脑膜缺损，可采用游离的鼻中隔黏膜瓣覆盖在硬脑膜缺损表面，再用碘仿纱条填塞术腔，使移植物与硬脑膜紧密接触，并起到支撑作用。对于大于 1.5cm 的硬脑膜缺损，采用多层重建法，即取患者自体筋膜衬入硬膜内（图 4-4-6），再用自体肌浆封堵硬脑膜缺损处，肌肉浆以哑铃型嵌于硬膜内外。应根据瘤腔大小选择合适大小肌肉，若硬膜内填入过多可压迫视神经。肌浆外面覆盖一层强生可吸收人工硬脑膜（Ethisorb dura patch；

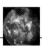 

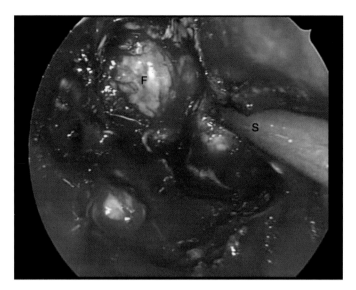

**图 4-4-6 内镜经鼻入路切除颅内外沟通瘤后颅底重建**
F=自体筋膜;S=吸引器

Johnson&Johnson,Belgium),术腔填塞碘仿纱条,术后第 10 天取出。强生可吸收人工硬脑膜修复颅底后可冲洗术腔,并可洗除术腔分泌物,因此有助于确认移植物无移位并处于理想的位置。碘仿纱条可给移植物提供压力和支撑。基于作者的经验,无论多大的前颅底骨质缺损均无需骨性结构重建。

**(三) 术后处理**

1. 密切观察意识状态和生命体征。

2. 术前有脑水肿或前组脑神经障碍者,可给予甘露醇和糖皮质激素。

3. 患者术后没有必要持续性卧床。

4. 作者认为无颅压高时不必做腰池引流。腰池引流不仅增加病人的不适,且有增加颅内感染的潜在风险。对于腰大池引流在预防和治疗脑脊液漏方面的作用不能寄予太大的期望。

5. 酌情给予扩血管药。

6. 因为内镜经鼻入路非无菌通道,所以术后应给予 3~4 代头孢类抗生素,最好选择能够鞘内注射的药物。

7. 术后 10 天之内如体温超过 38.5℃,且呈持续性高热,则应行腰穿取脑脊液生化检查,如有颅内感染则应考虑鞘内注射敏感的抗生素,必要时腰大池引流。

8. 术后 10 天可于鼻内镜下取出鼻腔填塞碘仿纱条。若发现有脑脊液鼻漏者,应考虑二次修补。

9. 术后病理诊断为恶性肿瘤或生长活跃的脑膜瘤可考虑行辅助放疗或同步放化疗。

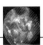

## 五、典型病例

病例1:女性,55岁。因双侧进行性视力减退2年,左眼视力丧失3个月入院。术前MRI显示前颅底一个T1W增强颅内外沟通型肿瘤,T1W为低信号,T2W为不均匀高信号(图4-5-1A～C)。临床诊断为颅内外沟通型脑膜瘤。2010年6月7日采用单纯内镜经鼻入路成功全切了颅内外沟通性瘤,手术时间3小时,术中出血1000ml。术后第10天复查MRI增强显示颅内外肿瘤被完全切除(图4-5-1E～F)。术后1周患者双侧视力明显改善。术后病理诊断为脑膜瘤。术后16日出院。不幸的是这位患者于术后1个月出现脑脊液鼻漏合并颅内感染再次入院,经抗生素控制感染后于术后第43天采用内镜经鼻入路行脑脊液鼻漏修补术,2周后痊愈出院。随访23个月未见复发征象。

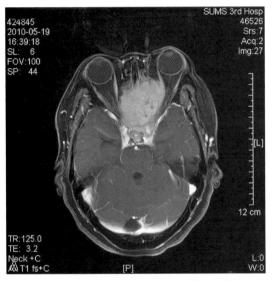

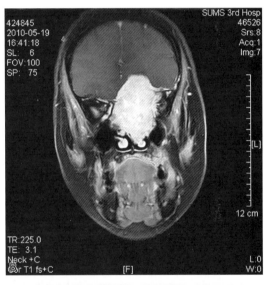

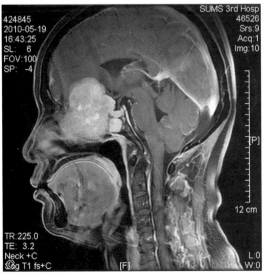

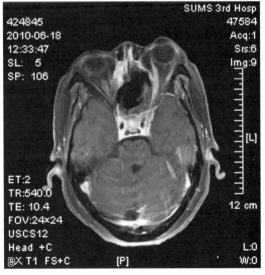

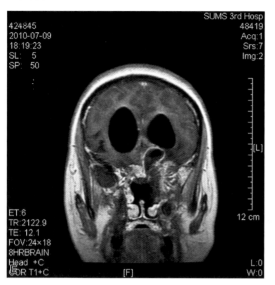
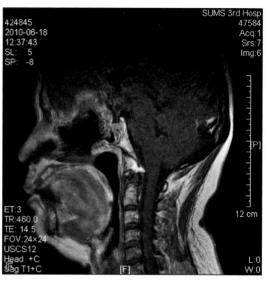

图 4-5-1　A. 术前 MRI T1W 轴位增强显示一强化的肿瘤侵犯前颅底，双侧眶内壁及视神经管受压；B. 术前 MRI T1W 冠状位增强显示一强化的前颅底颅内外沟通性肿瘤，左眶内侧壁受压；C. 术前 MRI T1W 矢状位增强显示一强化的前颅底颅内外沟通性肿瘤侵犯前颅底、鞍区及蝶窦；D. 术后 MRI T1W 轴位增强；E. 术后 MRI T1W 冠状位增强；F. 术后 MRI T1W 矢状位增强显示强化的前颅底颅内外沟通性肿瘤被完全切除

　　病例 2：女性，51 岁。因涕中带血，伴鼻塞、头痛 2 个月入院。术前 MRI 显示前颅底一个 T1W 增强颅内外沟通型肿瘤，T1W 为低信号，T2W 为等信号（图 4-5-2A～C）。术前活检病理诊断为神经内分泌癌。2011 年 12 月 6 日采用单纯内镜经鼻入路成功全切了颅内外沟通性瘤，手术时间 80 分钟，术中出血 400ml，无围术期并发症。术后 2 周出院。复查 MRI 增强显示颅内外肿瘤被完全切除（图 4-5-2E～F）。术后鼻塞及头痛症状明显改善。随访 6 个月未见复发征象。

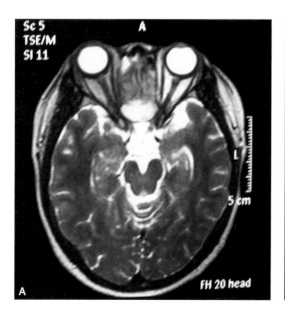
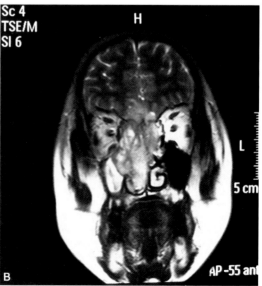

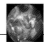

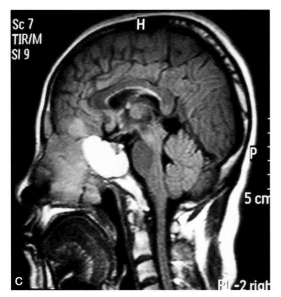

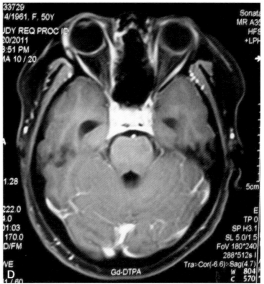

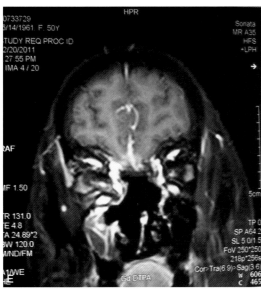

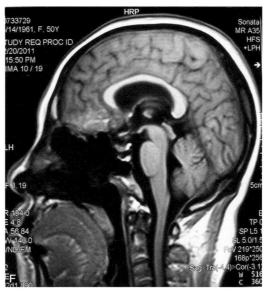

图 4-5-2　A. 术前 MRI T2W 轴位显示前颅底一等高不均匀信号的肿瘤;B. 术前 MRI T2W 冠状位显示前颅底一等高不均匀的颅内外沟通性肿瘤;C. 术前 MRI T2W 矢状位显示前颅底一等高信号的颅内外沟通性肿瘤;D. 术后 MRI T1W 轴位增强;E. 术后 MRI T1W 冠状位增强;F. 术后 MRI T1W 矢状位增强显示前颅底颅内外沟通性肿瘤被完全切除

　　病例 3:男性,59 岁。鼻塞 2 年余,右眼周疼痛半年,复视 1 个月入院。查体见右眼球突出,右侧鼻腔内可见与鼻黏膜色泽相近的光滑肿物,触之有囊性感。MRI 显示右前颅底囊实性占位,右侧眶内壁受压(图 4-5-3A ～ C)。2005 年 2 月 6 日采用单纯内镜经鼻入路成功全切了前颅底硬脑膜外肿瘤。手术时间 50 分钟,术中出血约 200ml。术后 3 周复查 MRI 显示肿瘤被完全切除(图 4-5-3D ～ F)。病理诊断为腺样囊性癌。术后 15 天患者出院。出院时患者无头痛,无复视,无脑脊液鼻漏。随访 5 年时肿瘤复发,2 次行内镜经鼻入路切除,随访至今无复发。

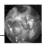 

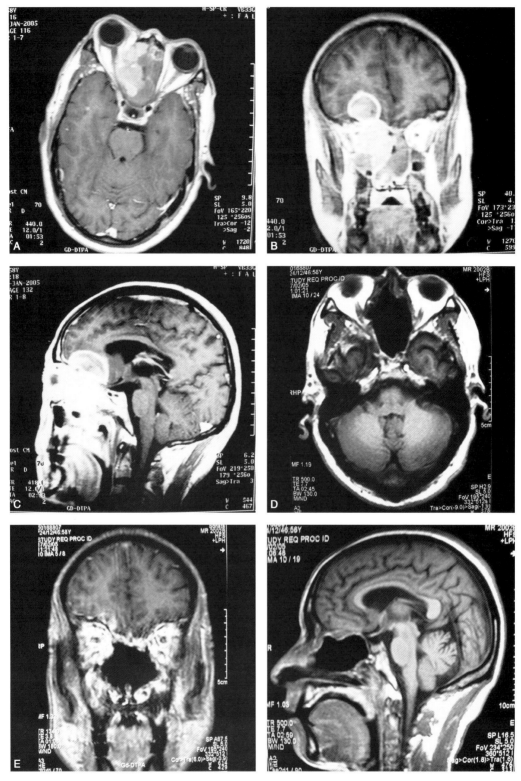

图 4-5-3 A. 术前 MRI T1W 轴位增强显示前颅底一等高不均匀信号的囊实性肿瘤压迫右侧眶内壁；B. 术前 MRI T1W 冠状位增强显示前颅底一不均匀强化的颅内外沟通性肿瘤；C. 术前 MRI T1W 矢状位增强显示前颅底一不均匀强化的颅内外沟通性肿瘤；D. 术后 MRI T1W 轴位增强；E. 术后 MRI T1W 冠状位增强；F. 术后 MRI T1W 矢状位增强显示前颅底颅内外沟通性肿瘤被完全切除

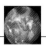

　　病例4:女性,42岁。因右侧鼻塞伴嗅觉丧失6年,伴复视2个月入院。术前MRI显示前颅底一个T1W不均匀增强的肿瘤,T1W为均匀等低信号,T2W为不均匀高信号(图4-5-4A~C)。术前活检病理诊断为嗅神经母细胞瘤。2012年7月25日采用单纯内镜经鼻入路成功全切了肿瘤,手术时间90分钟,术中出血800ml,无围术期并发症。术后2周出院。复查MRI增强显示颅内外肿瘤被完全切除(图4-5-4E~F)。术后鼻塞及头痛症状明显改善。随访36个月未见复发征象。

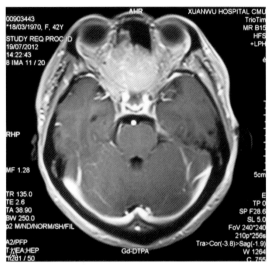
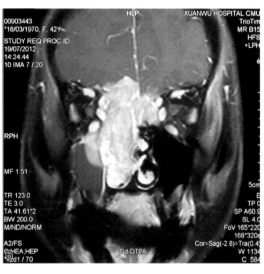
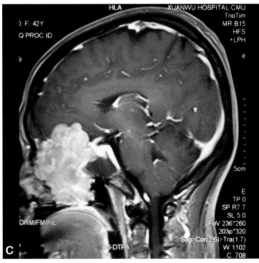
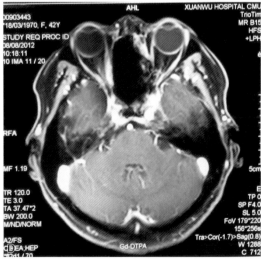

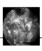
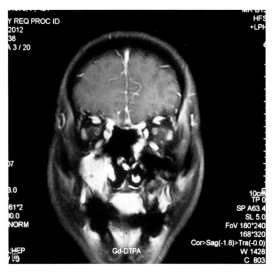
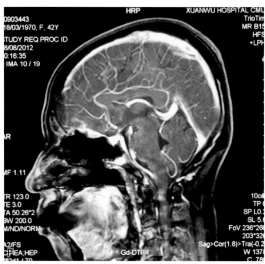

图 4-5-4 A. 术前 MRI T1W 轴位增强显示前颅底一中等不均匀强化信号的肿瘤；B. 术前 MRI T1W 冠状位增强显示前颅底一不均匀强化的肿瘤；C. 术前 MRI T1W 矢状位增强显示前颅底一不均匀强化的肿瘤；D. 术后 MRI T1W 轴位增强；E. 术后 MRI T1W 冠状位增强；F. 术后 MRI T1W 矢状位增强显示前颅底肿瘤被完全切除

　　病例 5：女性，61 岁。因间断头晕行 MRI 检查发现鞍区占位病变，增强扫描后肿瘤明显均匀强化（图 4-5-5AB），瘤周脑组织无水肿，矢状 T2 像显示肿瘤与脑组织有蛛网膜下腔间隙（图 4-5-5C）。临床诊断为鞍结节脑膜瘤。右眼视力 0.6，左眼视力 0.8，无视野缺损。DSA 显示无颅内颈内动脉系统供血。2008 年 12 月 10 日采用单纯内镜经鼻入路完整切除肿瘤（图 4-5-5F），术中可见肿瘤与脑组织间蛛网膜较完整（图 4-5-5E）。术后 6 天复查 MRI 显示肿瘤全切除（图 4-5-5D）。术后 12 天出院。术后 1 年复查右眼视力 0.8，左眼视力 0.8。MRI 显示肿瘤无复发。

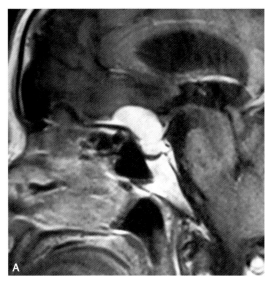
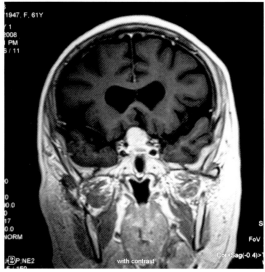

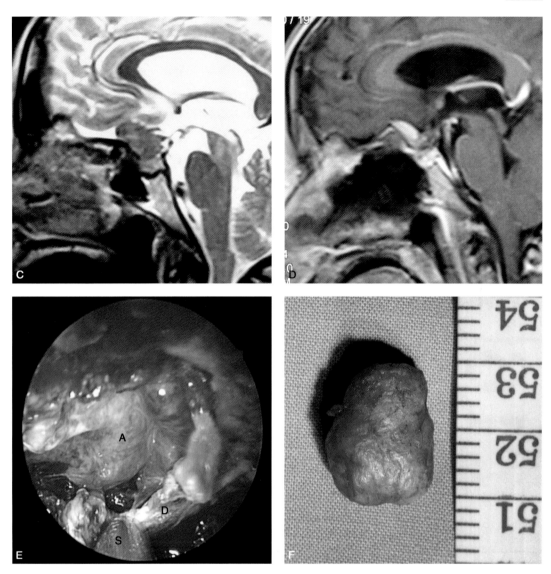

图 4-5-5　**A.** 术前 MRI T1W 矢状位增强显示鞍结节一均匀强化的硬膜内肿瘤；**B.** 术前 **MRI T1W**
冠状位增强显示鞍结节一均匀强化的肿瘤；**C.** 术前 **MRI T2W** 矢状位增强显示肿瘤与脑组织有蛛
网膜下腔间隙；**D.** 术后 **MRI T1W** 矢状位增强显示鞍结节区肿瘤被完全切除；**E.** 术中内镜下可见
肿瘤与脑组织间蛛网膜完整；**F.** 采用单纯内镜经鼻入路完整切除鞍结节肿瘤

# 参 考 文 献

1. Zhang Qiuhang, Wang Zhenlin, Guo Hongchuan, et al. Endoscopic endonasal resection of the anterior cranial base meningiomas with intra- and extra- cranial extension. ORL J Otorhinolaryngol Relat Spec, 2012, 74 (4)：199-207.

2. 孔锋, 张秋航, 严波. 内镜经鼻前颅底肿瘤的外科治疗. 中国微侵袭神经外科杂志, 2006, 11 (10)：443-445.

3. Jho HD, Ha HG. Endoscopic endonasal skull base surgery；Part 1-The middle anterior fossa skull base. Minim Invasive Neurosurg, 2004, 47 (1)：1-8.

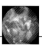

4. Batra PS,Citardi MJ,Worley S,et al. Resection of anterior skull base tumors:comparison of combined traditional and endoscopic techniques. Am J Rhinol,2005,19(5):521-528.

5. Yuen AP,Fan YW,Fung CF,et al. Endoscopic-assisted cranionasal resection of olfactory neuroblastoma. Head Neck,2005,27(6):488-493.

6. Devaiah AK,Larsen C,Tanfik O,et al. Esthesioneuroblastoma:endoscopic nasal and anterior craniotomy resection. Laryngoscope,2003,113(12):2086-2090.

7. Kellman RM,Marentette L. The transglabellar/subcranial approach to the anterior skull base:a review of 72 cases. Arch Otolaryngol Head Neck Surg,2001,127(6):687-690.

8. Jallo GI,Suk I,Bognar L. A superciliary approach for anterior cranial fossa lesions in children. Technical note. J Neurosurg,2005,103(1 Suppl):88-93.

9. Cook SW,Smith Z,Kelly DF. Endonasal transsphenoidal removal of tuberculum sellae meningiomas:technical note. Neurosurgery,2004,55(1):239-246.

10. Morioka M,Hamada J,Yano S,et al. Frontal skull base surgery combined with endonasal endoscopic sinus surgery. Surg Neurol,2005,64(1):44-49.

11. Feiz-Erfan I,Han PP,Spetzler RF,et al. The radical transbasal approach for resection of anterior and midline skull base lesions. J Neurosurg,2005,103:485-490.

12. Raso JL,Gusmao S. Transbasal approach to skull base tumors:Evaluation and proposal of classification. Surg Neurol,2006,65[Suppl 1]:33-38.

13. Ohta K,Yasuo K,Morikawa M,et al. Treatment of tuberculum sellae meningiomas:A long-term follow-up study. J Clin Neurosci,2001,8:26-31.

14. Morioka M,Hamada J,Yano S,et al. Frontal skull base surgery combined with endonasal endoscopic sinus surgery. Surg Neurol,2005,64(1):44-49.

15. Hatano A,Nakajima M,Kato T,et al. Craniofacial resection for malignant nasal and paranasal sinus tumors assisted with the endoscope. Auris Nasus Larynx,2009,36:42-45.

16. Ketcham AS,Wilkins RH. A combined intracranial approach to the paranasal sinuses. Am J Surg,1963,106:698-703.

17. Belli E,Rendine G,Mazzone N. Malignant ethmoidal neoplasms:A cranionasal endoscopy approach. J Craniofacial Surg,2009,20(4):1240-1244.

18. Devaiah AK,Larsen C,Tawfik O,et al. Esthesioneuroblastoma:endoscopic nasal and anterior craniotomy resection. Laryngoscope,2003,113:2086-2090.

19. Castelnuovo PG. Endoscopic nasal and anterior craniotomy resection for malignant nasoethmoid tumors involving the anterior skull base. Skull Base,2006,16:15-18.

20. Knegt PP,Ah-See KW. Adenocarcinoma of the ethmoidal sinus complex:surgical debulking and topical fluorouracil may be the optimal treatment. Arch Otolarygol Head Neck Surg,2001,127:141-146.

21. Chi JH,Parsa AT,Berger MS,et al. Extended bifrontal craniotomy for midline anterior fossa meningiomas:Minimization of retraction-related edam and surgical outcomes. Neurosurgery,2006,59[Suppl 2]:426-434.

22. Nakamura M,Roser F,Struck M,et al. Tuberculum sellae meningiomas:Clinical outcome considering different surgical approaches. Neurosurgery,2006,59:1019-1029.

23. Spektor S,Valarezo J,Fliss DM,et al. Olfactory groove meningiomas from neurosurgical and ear,nose,and throat perspectives:approaches,techniques,and outcomes. Neurosurgery,2005,57:268-280.

24. Sato M,Kanai N,Fukushima Y,et al. Hypoglossal neurinoma extending intra- and extra- cranially:case report.

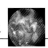

Surg Neurol,1996,45:172-175.

25. Kachhara R,Nair S,Radhakrishnan VV. Large dumbbell neurinoma of hypoglossal nerve:case report. Br J Neurosurg,1999,13(3):338-340.

26. Rachinger J,Fellner FA,Trenkler J. Dumbbell-shaped hypoglossal schwannoma. A case report. Magnetic Resonance Imaging,2003,21:155-158.

27. Reisch R,Perneczky A. Ten-year experience with the supraorbital subfrontal approach through an eyebrow incision. Neurosurgery,2005,57[Supp 1]:242-255.

28. Tzortzidis F,Partheni M,Voulgaris S,et al. Resection of giant meningiomas of the anterior cranial fossa using orbital osteotomies. J Neurosurg Sci,2005,49:77-84.

29. Al-Mefty O,Holoubi A,Rifai A,et al. Microsurgical removal of suprasellar meningiomas. Neurosurgery,1985,16:364-372.

30. Chicani CF,Miller NR. Visual outcome in surgically treated suprasellar meningiomas. J Neuroophthalmol,2003,23:3-10.

31. Fahlbusch R,Schott W. Pterional surgery of meningiomas of the tuberculum sellae and planum sphenoidale:Surgical results with special consideration of ophthalmological and endocrinological outcomes. J Neurosurg,2002,96:235-243.

32. Goel A,Muzumdar D,Desai KI. Tuberculum sellae meningiomas:A report on management of a surgical experience with 70 patients. Neurosurgery,2002,51:1358-1364.

33. Park CK,Jung HW,Yang SY,et al. Surgically treated tuberculum and diaphragm sellae meningiomas:The importance of short- term visual outcomes. Neurosurgery,2006,59:238-243.

34. Zevgaridis D,Medele RJ,Muller A,et al. Meningiomas of the sellar region presenting with visual impairment:Impact of various prognostic factors on surgical outcomes in 62 patients. Acta Neurochir,2001,43:471-476.

35. Kassam AB,Snyderman CH,Mintz A,et al. Expanded endonasal approach:The rostrocaudal axis. Part I. Crista galli to the sella turcica. Neurosurg Focus,2005,19:E3.

36. Kaptain GJ,Vincent DA,Sheehan JP,et al. Transsphenoidal approaches for the extracapsular resection of midline suprasellar and anterior cranial base lesions. Neurosurgery,2001,49:94-101.

37. Gardner PA, Kassam AB, Thomas A, et al. Endoscopic endonasal resection of anterior cranial base meningiomas. Neurosurgery,2008,63:36-54.

38. Webb-Myers R,Wormald PJ,Brophy B. An endoscopic endonasal technique for resection of olfactory groove meningioma. Journal of Clinical Neuroscience,2008,15:451-455.

39. Kanaan HA,Gardner PA,Yeaney G,et al. Expanded endoscopic endonasal resection of an olfactory schwannoma-Case report. J Neurosurg Pediatrics,2008,2:261-265.

40. McMains KC,Kountakis SE. Contemporary diagnosis and approaches toward optic nerve decompression. Op Tech Otolaryngol,2006,17:178-183.

41. Sofferman RA. Sphenoethmoid approach to the optic nerve. Laryngoscope,1981,91:184-196.

42. Chow JM,Silberman SJ,Stankiewicz JA. Endoscopic optic nerve decompression for the treatment of traumatic optic neuropathy. Operative Tech Otolaryngol Head-Neck Surg,1996,7(3):282-288.

43. Jho HD. Endoscopic endonasal approach to the optic nerve:A technical note. Minim Invasive Neurosurg,2001,44:190-193.

44. Han PP,Ponce FA,Spetzler RF. Intention-to-treat analysis of Spetzler-Martin grades Ⅳ and Ⅴ arteriovenous malformations:Natural history and treatment paradigm. J Neurosurg,2003,98:3-7.

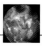
45. Hadad G, Bassagastegui L, Carrau RL, et al. A novel reconstructive technique after endoscopic expanded endonasal approaches: vascular pedicle nasoseptal flap. Laryngoscope, 2006, 116: 1882-1886.

46. Kassam AB, Thomas A, Carrau RL, et al. Endoscopic reconstruction of the cranial base using a pedicled nasoseptal flap. Neurosurgery, 2008, 63: 44-52.

47. Abdullah B, Arasaratnam S, Kumar G, et al. The sphenoid sinuses: computed tomography assessment of septation relationship to the internal carotid arteries, and sidewall thickness in the Malaysian population. J HK-Coll Radiol, 2001, 185-188.

48. Renn WH, Rhoton AL. Microsurgical anatomy of the sellar region. J Neurosurg 1975, 43: 288-298.

49. Sethi DS, Stanley RE, Pillay PK. Endoscopic anatomy of the sphenoid sinus and sella turcica. J Laryngol Otol, 1995, 109: 951-955.

50. Unal B, Bademci G, Bilgili YK, et al. Risky anatomic variations of sphenoid sinus for surgery. Surg Radiol Anat, 2006, 28: 195-220.

51. Elwany S, Elsaeid I, Thabet H. Endoscopic anatomy of the sphenoid sinus. J Laryngol Otol, 1999, 113: 122-126.

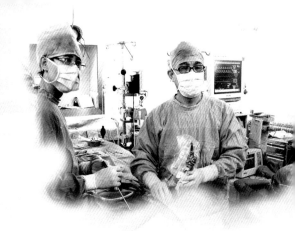

# 第五章
## 内镜经鼻鞍区手术

## 一、概述

尽管鞍区的直径不超过3cm,但由于其解剖结构的重要性,百年来,它已成为一个备受关注的外科区域。Horsley 于 1889 年采用经额入路,做了第一例经颅垂体腺瘤手术。1907年 Schloffer 应用经鼻筛蝶入路成功切除了 1 例垂体腺瘤,2 年后 Hirsh 采用鼻内经蝶入路切除垂体腺瘤,1910 年 Cushing 提出了经唇下齿龈-鼻中隔-蝶窦入路。然而,由于当时手术器械、深部照明设备及影像学的不足以及抗生素尚未出现,致使手术并发症及术后病人死亡率很高,极大地限制了经蝶手术的开展。因此经颅入路成为 20 世纪 70 年代以前治疗垂体腺瘤的主要治疗方法。直至 1969 年 Hardy 将改进的手术显微镜及术中 X 线影像监视技术引入经蝶手术,才使经唇下齿龈-鼻中隔-蝶窦入路成为标准的经蝶垂体腺瘤手术入路,并且该手术入路实质一直没有发生根本的改变而沿用至今。随着手术显微镜的使用、抗生素的发明、影像技术的进步以及手术器械的改善,20 世纪 70 年代后经蝶手术再次成为垂体腺瘤的主要治疗方法。近年来,随着内镜技术的发展,人们开始考虑应用一种新的微侵袭外科技术。1992 年 Jankowski 将内镜技术首先应用于鞍区手术,从此,开创了内镜经蝶入路治疗鞍区疾病的新篇章。

## 二、经鼻鞍区手术相关的应用解剖

在颅底外科学领域中,鞍区的解剖一直是研究的重点课题之一。其主要原因是该部位的解剖结构复杂,对病变进行手术处理的难度也较大。鞍区是以蝶鞍为中心,前界为蝶骨平台、鞍结节,两侧为蝶骨小翼内侧的前床突、眶上裂、海面窦,后部为后床突、鞍背和上斜坡的结构等,其内有一些重要的血管和神经通过。蝶鞍内有垂体,鞍上有鞍隔、视神经与视交叉、大脑动脉环(Willis 动脉环)、灰结节、漏斗、垂体柄等丘脑下部的重要结构。

### (一)蝶窦
蝶窦因发育不同以及可能出现的病态骨质增殖,其形态、气房的多少以及蝶窦间隔的位置变异均很大。

1. 蝶窦上壁 前1/4邻视交叉,后部承托垂体,垂体窝骨板凸向下,在蝶窦内形成垂体隆凸,称为鞍底。在蝶窦内此隆凸位于蝶窦上壁与后壁交汇处可作为窦内确定垂体窝的标志。也有蝶窦上壁于此处没有向蝶窦腔内形成隆凸,呈现平直的骨板。少数蝶窦腔大,骨壁较薄。在蝶窦外上壁与后壁交汇处有视神经隆凸。鞍底骨质厚度个体差异较大,平均厚度为0.7mm,成人男性和生长激素腺瘤的患者大多鞍底骨板较厚质硬,年幼者和女性大多此处骨质薄弱。

2. 蝶窦下壁 为斜坡骨质并有犁骨底附着。此壁构成梯形鼻腔后壁的下部和鼻咽的顶。鼻中隔后缘上端处于两者交界处与垂体中部垂直相对。

3. 蝶窦前壁 平均厚0.4mm,在骨性鼻腔总鼻道的后壁上部,即蝶窦前壁上部有蝶窦自然开口(图5-2-1,图5-2-2)。此处正对上鼻甲后下。有的蝶窦口位于蝶窦前壁的下部,与上鼻道相对。骨性蝶窦口呈圆形或椭圆形,边缘不规则,最大径平均7.8mm而覆以黏膜的窦口变小,为2~3mm的扁圆形间隙,开口位置较高者位于蝶筛隐窝内与上鼻甲后端相对,余之开口于上鼻道,窦口上部邻薄弱的筛板,外上距视神经管较近,从蝶窦口至垂体鞍底最短距离平均为16.2mm。

4. 蝶窦后壁 为鞍底和斜坡凹陷。平均3.1mm,壁呈约100°斜位,后邻脑桥和基底动脉。

5. 蝶窦外壁 平均厚0.6mm,隆凸的外侧为海绵窦,颈内动脉及Ⅲ、Ⅳ、Ⅴ、Ⅵ神经。外上壁有颈内动脉,视神经形成的骨性隆凸及视神经颈内动脉隐窝(图5-2-3)。切除该处骨壁时应注意,以免损伤隆凸外的结构,造成严重的并发症。

蝶窦依其发育不同可分为4种类型:正常型(大多数为此类型);鞍前型(图5-2-4);鞍后型(图5-2-5);甲介型(图5-2-6)。术前需了解蝶窦类型、制订相应的手术方案,这关系到手术的安全性及疗效。

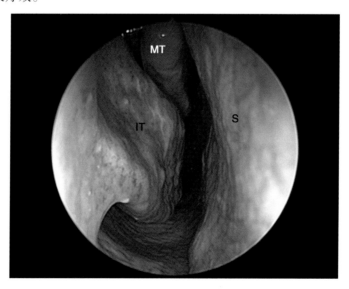

**图5-2-1 内镜鼻腔所见**
MT=中鼻甲;IT=下鼻甲;S=鼻中隔

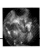

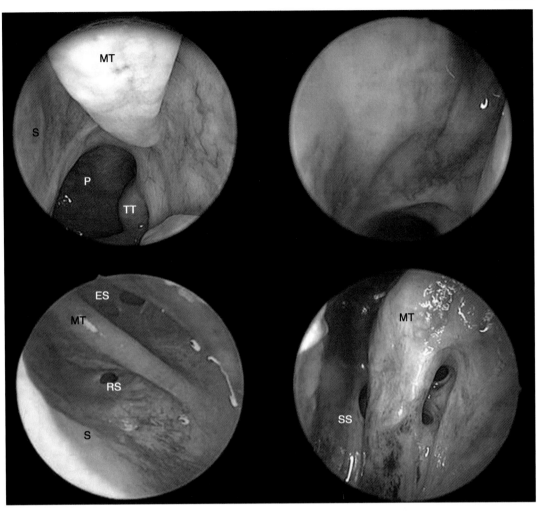

**图 5-2-2 内镜鼻腔所见**
MT=中鼻甲;S=鼻中隔;TT=咽鼓管圆枕;ES=筛窦开口;RS=蝶筛
隐窝和蝶窦开口;SS=蝶窦

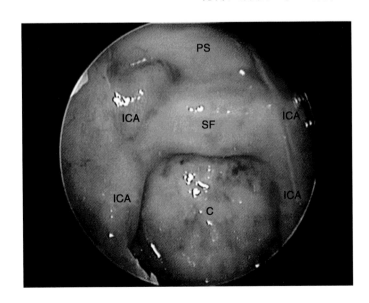

**图 5-2-3 内镜鞍区所见**
PS=蝶骨平台;SF=鞍底;ICA
=海绵窦段和斜坡段颈内动
脉;C=斜坡凹陷

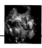 

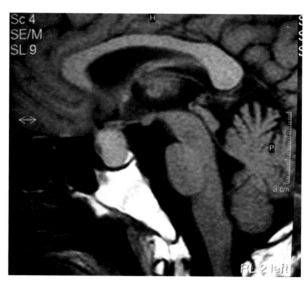

图 5-2-4　鞍前型（MRI 矢状位增强）

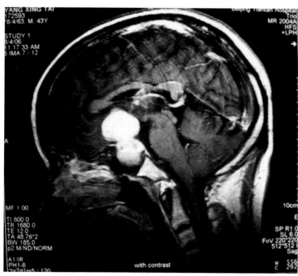

图 5-2-5　鞍后型（MRI 矢状位增强）

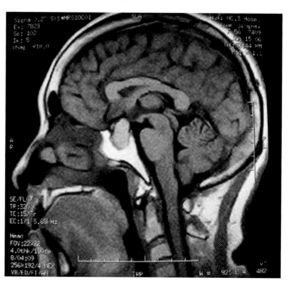

图 5-2-6　甲介型（MRI 矢状位增强）

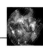

## （二）垂体、海绵窦及鞍隔（图 5-2-7，图 5-2-8）

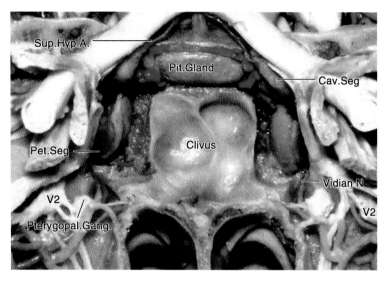

图 5-2-7　鞍区冠状解剖

Pit. Gland = 垂体；Clivus = 斜坡；Sup. Hyp. A. = 垂体上动脉；Cav. Seg. = 海绵窦段颈内动脉；Pet. Seg. = 岩骨段颈内动脉；V2 = 三叉神经第二支；Pterygopal. Gang. = 翼腭神经节；Vidian N = 翼管神经

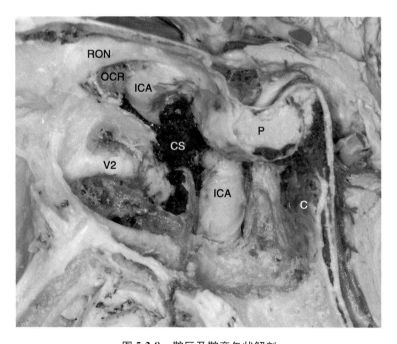

图 5-2-8　鞍区及鞍旁矢状解剖

P = 垂体；C = 斜坡；ICA = 颈内动脉；CS = 海绵窦；RON = 右侧视神经；OCR = 视神经颈内动脉窝；V2 = 三叉神经第二支

　　垂体位于蝶鞍之上的垂体窝内，垂体的前方是鞍结节和前海绵间窦，后方紧贴鞍背，两侧为海绵窦，此窦内有颈内动脉通过，且紧贴窦内侧壁。垂体与蝶鞍之间的蛛网膜下隙很窄，仅

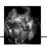

0.3mm,海绵窦上端的高度超出垂体2.5mm,部分覆盖在垂体上面。颈内动脉海绵窦段水平部位于垂体两侧稍下方,距垂体3.5mm。在蝶鞍区正中矢状面上,可见在鞍结节和垂体之间有前海绵间窦,垂体后方与鞍背紧贴,垂体后叶的高度几乎与鞍背平齐。在垂体前、后叶交界处与蝶鞍之间,可见下海绵间窦。垂体前方隔鞍结节与蝶窦相邻,后方与鞍背紧贴。

垂体两侧被海绵窦包绕,位居垂体两侧。海绵窦段颈内动脉及其脑膜垂体干等分支、动眼神经、外展神经、滑车神经及三叉神经分支穿过海绵窦,颈内动脉海绵窦段水平部呈 O 形。颈内动脉床突段与垂体关系亦较密切,两者相贴无间隙者占5%,有间隙者占95%,间隙为0.5 ~9.0mm。

垂体上方为鞍隔,鞍隔孔圆形者孔径平均为7.0mm,椭圆形者前后径平均为7.2mm,左右径9.5mm,有95%的孔径超过5mm。这一解剖特点造成了蛛网膜很容易通过鞍隔孔进入垂体窝。垂体腺瘤也极易通过鞍隔孔向鞍隔上发展。经蝶鞍进路行垂体瘤手术时,由于鞍隔孔存在较大的变异个体,鞍隔并不能作为屏障,且由于蛛网膜垂于鞍隔之下,故手术操作时易损伤蛛网膜,而引起脑脊液漏。另外,操作时刮匙及取瘤钳使用不当,可以损伤脑血管或下丘脑等。

**(三) 视交叉**

视交叉位于鞍隔前的上方,借鞍隔或孔与垂体相邻,并构成第三脑室隐窝的底。垂体瘤向上生长可压迫视交叉,典型症状为双颞侧视野缺损。由于垂体和视交叉不是直接相对应,如肿物偏向生长可压迫视交叉不同区域、视神经颅内段或视束近端,从而出现不同类型、不同象限的视野改变。

## 三、鞍区常见疾病

**(一) 垂体腺瘤**

垂体腺瘤是一组从垂体前叶和后叶细胞发生的常见良性肿瘤,是鞍区最常见的肿瘤,起源于前叶者占多数,来自后叶者较少。肿瘤在鞍内生长时常引起骨破坏、蝶鞍扩大、鞍底下陷。向两侧生长可侵犯海绵窦并常突破鞍隔向鞍上生长。垂体腺瘤占所有颅内肿瘤的15%,肿瘤人群发生率为1/10 万,尸检中发现率为10% ~25%,且近年有逐渐增多的趋势。

1. 分类和分期　根据垂体腺瘤的大小,将其分为微腺瘤(<10mm)、大腺瘤(10 ~30mm)及巨大腺瘤(>30mm)。垂体肿瘤可按组织特异性和功能活性来分类:垂体腺瘤按组织特异性分为嫌色细胞、嗜酸性细胞和嗜碱性细胞肿瘤,按功能分为有功能肿瘤和无功能肿瘤。前者包括催乳素细胞、生长激素细胞、ACTH 细胞、ACTH-LPH 细胞、gnTSH 细胞、RH 细胞等肿瘤,以及上述各种细胞混合的肿瘤。根据术前影像学分析和术中所见,垂体瘤可分为 5 个分期。Ⅰ期肿瘤直径在 10mm 以下,且限于鞍内,蝶鞍可以有扩大,但结构完整未见破坏;Ⅱ期肿瘤直径为 10mm 或 10mm 以上,蝶鞍扩大,但鞍底无骨质破坏;Ⅲ期肿瘤局限性穿破硬脑膜和鞍底,少部分瘤组织侵入蝶窦;Ⅳ期肿瘤弥漫性破坏鞍底及蝶窦结构;Ⅴ期为侵犯鞍上或鞍旁结构及生长入第三脑室的侵袭性腺瘤。

垂体腺瘤主要危害是:①内分泌功能紊乱包括垂体激素过量分泌及肿瘤压迫使其他垂

体激素低下;②压迫视交叉、视神经、海绵窦、脑底动脉、下丘脑、第三脑室,甚至累及额叶、颞叶、脑干等,导致相应功能的严重障碍;③颅内高压。

垂体腺瘤治疗的目的在于缓解视力下降等周围结构受压的临床症状、纠正内分泌功能紊乱、恢复正常垂体的功能、预防肿瘤复发。

2. 临床表现

(1) 内分泌功能变化

1) 泌乳素腺瘤:主要以泌乳素增高雌激素减少所致闭经、溢乳、不育为临床特征。

2) 生长激素腺瘤:在青春期前,骨骺尚未融合时起病者,表现为巨人症,成年人骨骺融合者,则表现为肢端肥大症。

3) 促肾上腺皮质激素腺瘤:由于垂体腺瘤持续分泌过多 ACTH,引起肾上腺皮质增生促使皮质醇分泌过多,即皮质醇增多症(Cushing's syndrome),导致一系列物质代谢紊乱和病理变化,并出现许多临床症状和体征。

4) 甲状腺刺激素细胞腺瘤:罕见。由于 TSH 分泌过多,T3、T4 增高,临床表现甲亢症状。

5) 促性腺激素细胞腺瘤:罕见。由于 FSH、LH 分泌过多,早期可无症状,晚期有性功能减低、闭经、不育、阳痿、睾丸萎缩、精子数目减少。

6) 无分泌功能肿瘤:多见中年男性和绝经后女性,以往称垂体嫌色细胞腺瘤,缺乏血浆激素水平而临床症状不显著。当腺瘤增大,压迫视交叉和垂体组织则出现头疼、视功能障碍和垂体功能低下(一般依次导致性腺、甲状腺和肾上腺功能减低或混合性的症状体征)。

(2) 头痛:早期约 2/3 病人有头痛,主要位于眶后、前额和双颞部,程度轻,间歇性发作。当肿瘤突破鞍隔,鞍内压降低,疼痛则可减轻或消失。晚期头痛可因肿瘤向鞍旁发展侵及颅底硬膜及血管和压迫三叉神经而引起。少数巨大腺瘤鞍上发展突入第三脑室,造成室间孔或导水管梗阻,出现颅内压增高时头痛较剧。或肿瘤坏死、出血,瘤内压力急剧增高。瘤壁破裂致垂体卒中性蛛网膜下腔出血者,表现为突发剧烈头痛,并伴其他神经系统症状。

(3) 视力视野障碍:在垂体腺瘤尚未压迫视神经视交叉前,多无视力视野障碍。随着肿瘤长大,约 60% ~ 80% 病例可因压迫视通路不同部位,而致不同视功能障碍,典型者多为双颞侧偏盲。根据视通路纤维排列典型的为颞上象限先受累,初呈束状缺损,后连成片,先影响红视野,后影响白视野。随着肿瘤增大,依次出现颞下、鼻下、鼻上象限受累,以致全盲。如肿瘤偏向一侧,出现单眼偏盲或全盲。少数视交叉前置者,肿瘤向鞍后上方发展累及第三脑室,亦可无视力视野障碍。视力障碍严重者多系晚期肿瘤视神经萎缩所致。

(4) 其他神经和脑损害:如肿瘤向后上发展压迫垂体柄和下丘脑可出现尿崩症和下丘脑功能障碍,累及第三脑室、室间孔、导水管,可致颅内压增高。向前方伸展至额叶,可引起精神症状、癫痫、嗅觉障碍。向侧方侵入海绵窦,可发生Ⅲ、Ⅳ、Ⅴ、Ⅵ脑神经麻痹,突向中颅窝可引起颞叶癫痫。向后长入脚间池、斜坡压迫脑干,出现交叉性麻痹,昏迷等。向下突

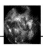 

入蝶窦,鼻腔和鼻咽部,可出现鼻出血,脑脊液漏,并发颅内感染。

3. 影像学检查

(1) CT:CT 平扫主要依靠冠状面扫描,肿瘤多为等或稍高密度圆形或类圆形肿块,边缘清楚,可见垂体高度增加、上缘膨隆、垂体柄偏移、垂体密度改变、血管丛征等表现,轻至中度均匀性强化,有一定诊断价值。CT 冠状面呈"束腰征"改变,该征象具有特征性。垂体瘤坏死囊变较少见。垂体微腺瘤的直接征象为垂体内的低密度灶,增强后即刻扫描,肿瘤为低密度,延迟 30min 后扫描,肿瘤为高密度;间接征象为局部膨隆、垂体柄偏移、鞍底骨质变薄或受侵蚀等。

(2) MRI:鞍区周围骨质较多,CT 检查由于骨质伪影影响了图像的清晰度,降低了病变诊断的准确性。而 MR 由于无骨质伪影及较高的软组织分辨力,能精确地显示病变与周围结构的关系,提高了鞍区病变的诊断准确率。MR 不仅能清楚地确定肿瘤的大小、形态和范围,而且能很好地显示肿瘤向上、向两侧、向下生长产生的各种影像学表现。肿瘤多表现为圆形或类圆形肿块,边缘光滑锐利。有时由于突破鞍隔向上生长而呈"哑铃"形表现。较大的肿瘤内部可发生出血、坏死、囊变。MRI 典型表现为垂体腺增大,高度大于 9mm,其内信号不均,T1 加权像呈低信号,T2 加权像呈高信号,但也可能表现为垂体大小形态正常,仅见垂体内信号不均。亚急性出血 MR 由于 T1、T2 均为高信号可准确诊断。囊变时由于液性成分不一,可出现两种信号强度形成的界面。较大的肿瘤向上生长时还可突入三脑室前部引起梗阻性脑积水。MR 还可以准确地描述视交叉的情况,为术前制订手术方案提供帮助。

近年来国内外开展的垂体动态增强扫描,大大提高了垂体微腺瘤的检出率。MR 增强扫描应于注射造影剂后立刻进行,正常腺体较肿瘤增强显著,肿瘤呈相对低信号。若时间太迟,则瘤体与正常腺体可呈等信号或瘤体比正常腺体增强显著。这可能是由于垂体微腺瘤大部分由垂体门脉系统供血,肿瘤内的血流缓慢。微腺瘤强化的高峰要比正常垂体慢,表现为低信号,因此强化早期的 MR 影像对垂体微腺瘤的诊断是最有效的。

(3) 视力和视野检查:视力和视野检查是一个非常有用的筛选操作,其重复性和敏感性较高,这对随访患者很有帮助。

(4) 内分泌功能检查:可以直接测定垂体和下丘脑多种内分泌激素,以及垂体功能试验,有助于了解垂体及靶腺功能亢进、正常或不足等情况,对垂体瘤的早期诊断、治疗前后的变化、疗效评价、随诊观察和预后均有重要意义,包括以下:①生长激素:GH 增高可见于垂体生长激素腺瘤。②泌乳素:PRL 增高可见于垂体泌乳素腺瘤。③甲状腺刺激素:TSH 增高可见于垂体 TSH 腺瘤、下丘脑性甲亢、原发性甲低。④甲状腺炎和甲状腺肿瘤等病例。⑤促肾上腺皮质激素:ACTH 增高可见于垂体促肾上腺皮质激素腺瘤。⑥促性腺激素:垂体前叶 FSH 和 LH 细胞分泌 FSH 和 LH。垂体 FSH/LH 腺瘤时,FSH/LH 水平增高,垂体功能低下时,FSH 和 LH 低。⑦黑色素刺激素:MSH 增高可见于垂体功能减低病人,增生型皮质醇增多症。

4. 诊断 垂体腺瘤的诊断主要依据不同类型腺瘤的临床表现,视功能障碍及其他脑神经和脑损害,以及内分泌检查和放射学检查。典型病例不难作出垂体腺瘤的分类诊断。但

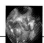

对于早期的微腺瘤,临床症状不明显,神经症状轻微,内分泌学检查不典型,又无影像学发现的病例,因此诊断不易。所以,需要全面了解病情,做多方面的检查,获得资料,综合分析,再做出诊断和鉴别诊断。

**(二) 颅咽管瘤**

是儿童鞍区最常见的肿瘤,约占儿童鞍区肿瘤的50%以上,为鞍区第二常见的肿瘤。发生于鞍区及鞍上,典型部位在鞍上。颅咽管瘤是来源先天组织的良性肿瘤,存在部分或完全的囊性变。在组织学上,颅咽管瘤由上皮细胞交织而成的条带构成,通常与牙釉质的肿瘤相似。此肿瘤最表层的细胞通常形成微小囊泡和大囊泡,囊内常含有高胆固醇的棕色液体,并且约50%的患者存在钙化。肿瘤生长的速度也有很大的差异,有的发展较快,有的发展缓慢甚至可能最终完全停止生长。大多数肿瘤的原始部位可能位于垂体柄末端的中线上,但有些原发部位低于垂体柄,并且大约15%涉及垂体前叶上部,因此位于蝶鞍内。大的肿瘤可向上挤压视交叉,甚至使下丘脑和第三脑室移位。向下挤压可影响垂体前叶,但更多的情况是导致垂体后叶的萎缩,因为垂体柄较容易受损害。

1. 临床表现

(1) 视力视野障碍:肿瘤位于鞍上常因直接压迫视神经,视交叉及视束,有70%～80%的病人出现视力,视野障碍,如双颞侧偏盲或左右不对称的视野缩小。有时因肿瘤向后外侧发展亦可出现同向性偏盲。

(2) 垂体功能低下:垂体前叶因肿瘤压迫导致生长激素及促性腺激素分泌不足,而出现生长发育障碍,骨骼生长迟缓甚至停止,表现身材矮小、乏力倦怠、少动、食欲减退、皮肤苍白细腻、基础代谢率低下等。

(3) 颅内压增高症状:当肿瘤向鞍上发展累及第三脑室前半部,闭塞室间孔导致脑积水而引起颅压增高。

(4) 下丘脑受压的表现:由于肿瘤向鞍上发展增大至第三脑室底部,下丘脑受压,其结果可出现体温偏低、尿崩症、嗜睡以及肥胖性生殖无能综合征。

2. 影像学检查

(1) CT 平扫:肿瘤囊壁及实性成分可见不同程度的环状或斑块状钙化,囊性颅咽管瘤钙化率达88.5%,增强后囊壁及实性成分轻中度强化,囊液无强化。若囊壁无钙化,应与表皮样瘤鉴别,后者有钻缝生长的特点,形状可不规则。少数为实性或囊实性肿瘤,诊断较困难,常易误诊为垂体瘤或脑膜瘤。

(2) MRI:MRI 显示为鞍上区圆形、类圆形或不规则肿块。肿瘤可表现为完全囊性、部分囊性或实性肿块。MR 平扫,肿瘤信号变化很大,囊性部分因含胆固醇和蛋白,在 T1 和 T2 加权像上均呈高信号。在不含上述物质时,T1 加权像呈稍高于脑脊液的信号,T2 呈高信号。肿瘤实质部分在 T1 加权像上呈等信号,T2 上呈高信号。肿瘤的钙化率较高,儿童可高达80%。钙化形态多样,可为边缘壳状,瘤内点状、斑片状钙化。此时,肿瘤内 MRI 信号可很不均匀,但 CT 扫描可清楚显示钙化情况。MRI 增强扫描,肿瘤囊壁和实质部分均可呈中度或显著不均质强化。颅咽管瘤若为完全囊性,主要应与表皮样囊肿和皮样囊肿鉴别,后两者增强扫描时囊壁无强化。若肿瘤为完全实性,强化显著,需与突出到鞍上之垂体瘤鉴别,后者

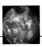 

钙化少见,且垂体瘤同时有蝶鞍扩大等改变。

（3）内分泌功能检查:垂体功能正常或低下。

**（三）脑膜瘤**

属于脑膜内皮细胞肿瘤,是中枢神经系统的常见原发肿瘤之一,约占手术证实颅内肿瘤的15%,其中鞍结节脑膜瘤占颅内肿瘤的4%～10%。鞍区脑膜瘤常起源于前床突、鞍结节、鞍隔、鞍背或海绵窦处的硬脑膜,肿瘤位于鞍上或鞍旁。好发于中老年人,以40～70岁随年龄段发病率最高,女性多于男性,两者比值约为3:2。

1. 临床表现　鞍区脑膜瘤患者早期出现视神经、视交叉受压和垂体机能下降的临床表现,视觉异常包括视力减退、视野缺损和原发性视神经萎缩等。因肿瘤多偏于一侧,故视觉异常的程度左右不对称。当肿瘤增大压迫垂体等其他邻近结构时,可出现尿崩症、嗜睡(下丘脑)、眼肌麻痹(海绵窦或眶上裂)、癫痫发作(颞叶前内部)、不全偏瘫(内囊或大脑脚)、脑积水和颅内压增高(第三脑室阻塞)等临床表现。

2. 影像学检查

（1）CT:CT平扫为等或稍高密度,密度较均匀,偶见散在的斑点状钙化,增强后肿瘤明显均匀强化,蝶骨嵴脑膜瘤在骨窗常可显示局部骨质增生,对诊断具有重要意义。脑膜瘤囊变少见,约为3%,囊壁厚薄不均,增强后不均匀强化,与胶质瘤鉴别困难。蝶鞍常无扩大,但肿瘤较大或颅内压增高时也可扩大变形、骨质吸收,亦可侵犯海绵窦或蝶窦。恶性脑膜瘤形态不规则,形如"蘑菇云"状,瘤周水肿明显,肿瘤内无钙化,增强后不均匀强化等。

（2）MRI:大多表现为类圆形或不规则肿块,T1加权像上呈等或稍低信号,T2加权像上信号变化不定,约三分之一的肿瘤呈等信号,三分之二为高信号。增强后呈显著均匀强化,有时可见肿瘤区周围脑膜增厚强化,"脑膜尾征"。与其他肿瘤不同,约三分之二的鞍区脑膜瘤都可引起周围骨质硬化改变。此时结合CT扫描对肿瘤的定性诊断有很大帮助。鞍区脑膜瘤对邻近组织结构的侵犯,对脑膜瘤与其他鞍区肿瘤鉴别诊断有很大的帮助。鞍区脑膜瘤主要应与垂体瘤鉴别。以下几点有助于鉴别:①脑膜瘤患者的腺垂体存在,此征象在冠状位及正中矢状位观察最佳;②脑膜瘤呈明显强化而巨大的垂体腺瘤多表现为轻、中度且不均匀强化;③脑膜瘤大多是以鞍结节或床突为附着点向四周匍行生长,其病灶中心位于鞍上或鞍旁,而大腺瘤中心位于鞍区;④垂体大腺瘤常有动脉包埋征象,而鞍上脑膜瘤很少见到;⑤脑膜瘤可以包裹同侧颈内动脉海绵窦段并使之狭窄,此征在其他肿瘤少见。

**（四）脊索瘤**

脊索是胚胎组织结构,位于胎儿背侧,从头侧向尾部走行,至胚胎第7周左右脊索退化,最终发育成胎儿软骨性脊柱原形。在脊索退化过程中如有正常或异位的脊索组织残留,即可增殖发展而成为脊索瘤。脊索瘤好发于脊柱的头、尾两端,在头侧可位于咽穹隆、齿状突、蝶-枕连合部以及斜坡。本肿瘤好发于21～59岁,国外一组病例报告平均发病年龄为48岁(8～83岁),而位于蝶枕区者可较年轻,平均38岁;位骶尾区者年龄稍大,平均56.1岁,以男性的发病率较高。目前多数认为脊索瘤为低度恶性肿瘤,具有恶性肿瘤的生物学行为,广

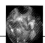

泛的邻近骨质侵蚀破坏、易复发、预后差。

1. 临床表现　鞍区脊索瘤按发生部位可分为鞍旁型及鞍内型。鞍内型,临床可出现垂体功能低下和视神经受压等症状;鞍旁型表现为Ⅲ、Ⅳ、Ⅵ脑神经麻痹,以第Ⅵ对脑神经受累最多见;斜坡型主要表现为脑干受压症状,锥体束征第Ⅵ、Ⅶ脑神经障碍,其中双侧外展神经损害为其特征。也有以脑脊液鼻漏为首发症状者。

2. 影像学检查

(1) CT:CT平扫显示肿瘤呈等密度、或高密度肿块,伴有小斑块或碎屑状钙化。增强扫描肿瘤实质可有不同程度的强化,但是因为脊索瘤属缺血管性肿瘤,肿瘤强化程度一般较轻微。并可显示斜坡、蝶鞍、岩骨、眼眶、中颅窝,颈静脉结节及枕大孔等部位的骨质发生侵蚀破坏。

(2) MRI:常见蝶骨体、斜坡区广泛骨质破坏。平扫T1像肿瘤多呈低信号,T2像呈高信号(约80%),瘤体内有钙化时,肿瘤高信号内伴有低信号。T1像还可见斜坡、鞍背、后床突及鞍底骨髓高信号被中等信号所取代,骨皮质的低信号亦中断。

MRI的多方位成像,可十分准确地确定肿瘤与脑干的关系,以及肿瘤向鼻咽腔突出的情况,确定肿瘤是否侵及骨质及其范围,有利于本病的诊断与治疗。

### (五) Rathke 囊肿

胚胎期自原始口腔外胚层向下生长并突出形成一袋状结构,称Rathke袋。Rathke袋延伸形成的腔隙称为Rathke裂或称颅咽管。正常情况下,待垂体形成,该裂隙随即闭合。若不闭合,即形成鞍内和(或)鞍外各种囊性病变。

1. 临床表现　多于40岁左右发病,男女发病率相近。只有较大囊肿对邻近结构产生压迫时才出现临床症状,常见症状有头痛、视力障碍、尿崩症和垂体功能减退等。

2. 影像学检查　CT平扫显示囊肿位于鞍内和(或)鞍上,与脑脊液相等或稍高密度,部分与脑组织的密度相等;增强扫描囊肿多无强化;MRI无论T1像还是T2像,均显示囊肿呈高或混杂信号,但以高信号居多,提示囊内有含铁血黄素和(或)出血成分。但也可以为浆液性,则表现为T1像低信号,T2像高信号,与一般囊肿相似。

### (六) 空蝶鞍

是指鞍隔孔扩大或鞍隔消失,垂体腺萎缩,其内充以含脑脊液的蛛网膜下腔。分为原发性和继发性两类。

1. 临床表现　好发于中年女性,多为肥胖者。有头痛,视力、视野障碍,视神经萎缩,无或伴轻微垂体内分泌功能障碍。

2. 影像学检查　CT表现为鞍内低密度灶;MRI检查示鞍内部分或全部为脑脊液充填,垂体柄居中,垂体受压变扁紧贴鞍底,矢状位呈弯月或弧线样,冠状位呈"锚"状。

### (七) 其他

包括蛛网膜囊肿、脑膜脑膨出、异位松果体瘤、垂体脓肿、血管母细胞瘤等,常见症状有头痛,视力、视野障碍,垂体内分泌功能障碍及颅内高压症状等。

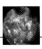 

## 四、内镜经鼻入路鞍区肿瘤切除方法

1. 适应证　内镜经鼻鞍区疾病外科治疗的适应证一直是临床医生广泛关注和尚有争议的问题。人们对内镜经鼻颅底外科适应证的争议源于这是一个新的领域,尚处于探索阶段,人们的直接和间接经验均不足。人们在谈到内镜外科技术时首先想到的是微创,但随着我们对内镜颅底外科理解的逐渐加深和经验的不断积累,渐渐认识到这一技术绝不仅仅是微创,更重要的是利于对颅底深部解剖结构的辨认和广泛显露,利于病变的彻底清除,优越的视觉效果提高了手术的精确度和安全性。

适应证应从两个方面来考虑:一是病人的身体状况必须适合外科手术,病变的性质和范围能够经内镜下切除;二是术者的内镜经鼻颅底外科能力和处理不同病变的经验。2000 年以前我们曾认为垂体微腺瘤,特别是促肾上腺皮质激素腺瘤,由于体积小,瘤组织质地硬韧,术中出血较多,常常需要电凝止血,且需在 10 倍以上显微镜下准确辨别腺瘤和正常垂体组织,故不宜采用内镜手术方法;侵犯鞍上和鞍旁的侵袭性腺瘤由于病变常常累及海绵窦、颈内动脉和视交叉而难以彻底切除,不是内镜经鼻手术的适应证。而现在我们不仅可在内镜下切除,甚至包括鞍内颅咽管瘤经内镜切除也是可能的。我们也曾认为鞍内和颅底脑膜瘤不是内镜经鼻手术的适应证,现在内镜经鼻入路已经发展成为外科处理鞍区、嗅沟以及鞍结节脑膜瘤可供选择的成熟的手术入路。

然而,对于病变累及下丘脑区或包绕前交通动脉的鞍区病变应慎重或不适宜选择内镜入路。事实上,此类病例即便是选择传统的经颅显微外科入路也会有很大风险。

2. 术前处理

(1) 药物准备:有明显垂体功能低下者,术前应给予适量替代治疗,一般给予甲强龙、地塞米松或强的松 2~3 日。甲状腺功能低下者应给予甲状腺素片。

(2) 术前 2~3 日进行鼻腔清理及冲洗,术前剪除鼻毛。

(3) 术前可给予 3、4 代头孢类抗生素预防用药,因为经鼻入路不是洁净的外科通道。

3. 手术步骤

(1) 麻醉与体位:病人取仰卧位,头抬高 15°,稍偏向右侧(术者)。无需使用有创头颅固定架。经口气管插管,全身麻醉。使用 1% 丁卡因(或生理盐水)20ml 加 1:1000 肾上腺素 3.0ml 浸湿的棉片行双侧鼻腔黏膜表面收缩麻醉,5~10min 后取出。

(2) 开放蝶窦、显露鞍区:使用 0°、30°和 70°广角硬性内镜,直径 4mm,长度 18mm(Karl Storz,Tuttlingen,Germany)。根据需要(如出血多、大或巨大腺瘤、侵袭性腺瘤)可采用经双侧鼻腔入路(双人 3 或 4 只手技术),即术者手持内镜和专用手术器械如吸引器、剥离子、电凝镊、硬膜切开刀、刮匙、取瘤钳、高速电钻或骨凿等经右侧鼻腔操作,助手使用吸引器经左侧鼻腔协助持续保持术腔及术野清洁,必要时可使用其他器械协助显露和切除肿瘤。使用电刀电凝右侧鼻中隔后动脉,弧形切开鼻中隔后端黏膜(距蝶窦前壁约 1cm),显露蝶窦右前壁及蝶骨鹰嘴(图 5-4-1,图 5-4-2)。根据肿瘤大小、范围和蝶窦发育情况,用电钻(或骨凿)、咬骨钳适当开放蝶窦前壁,显露鞍底、斜坡凹陷和蝶骨平台。对于侵犯蝶窦、斜坡、海绵窦的侵袭性腺瘤,应扩大开放蝶窦,需显露双侧视神经管、视神经-颈内动脉窝及斜坡旁颈内动脉隆起(图 5-4-3)。

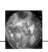

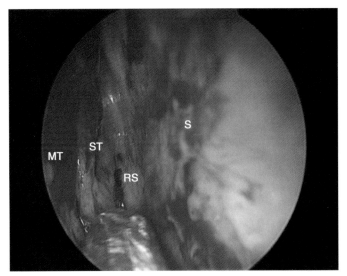

图 5-4-1 内镜经鼻入路
显露蝶窦开口
MT=中鼻甲；ST=上鼻甲；S=
鼻中隔；RS=蝶筛隐窝和蝶窦
开口

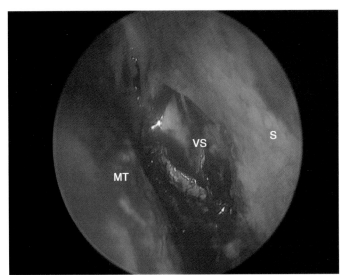

图 5-4-2 VS=蝶骨鹰嘴或称
为船头；MT=中鼻甲；S=鼻
中隔

图 5-4-3 术中内镜下鞍区解剖
结构的显露
SF=鞍底；C=斜坡；ICA=颈内
动脉隆起；LON=左侧视神
经管

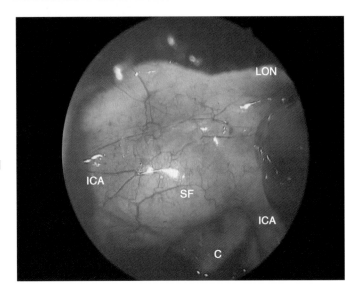

（3）开放鞍底：使用高速电钻磨除鞍底骨质，或用骨凿凿开鞍底骨质，再用咬骨钳扩大至骨窗直径约 1.0~1.5cm，显露鞍底硬脑膜。在肿瘤所致鞍底下陷的病例中，鞍底骨质常常很薄，使用剥离子即可剔除。在切开硬脑膜之前，通常术腔使用碘伏灌洗消毒、电凝（一般采用双极电凝）鞍底硬脑膜表面静脉。用 1ml 注射器 9 号长针头多点试穿拟切开的硬脑膜区域（图 5-4-4），回抽为负压，提示为瘤体。如回抽为脑脊液、动脉或静脉血，则应慎重，需再确认。用硬脑膜切开刀（小镰状刀）十字形切开鞍底硬脑膜（图 5-4-5，图 5-4-6），于内镜直视下用取瘤钳或刮匙小心谨慎地取部分瘤样组织送病理检查。然后，使用不同角度和规格的垂体刮匙沿前下、后下、两侧、最后向上至鞍隔依次搔刮切除肿瘤组织（图 5-4-7），也可以使用吸引器吸除残留的肿瘤组织。肿瘤组织去除后，鞍隔下陷，可见鞍隔搏动。术腔用脑棉片压迫止血后，可用吸引器推动脑棉片轻轻顶起下陷的鞍隔，于 30°和 70°广角镜下显露鞍内并确认无瘤样组织残留（图 5-4-8，图 5-4-9）。

（4）关闭术腔：查鞍内无瘤样组织残留及活动性出血后，抗生素盐水冲洗术腔，适量的明胶海绵填塞鞍内（图 5-4-10），鞍底硬脑膜表面覆盖可吸收的人工硬脑膜（图 5-4-11），蝶窦腔填塞碘仿纱条（图 5-4-12），复位中鼻甲，中鼻道填塞碘仿纱条，防止中鼻甲与鼻腔外侧壁粘连。术毕。蝶底骨性结构无需重建。如遇术中有鞍隔缺损和脑脊液漏，则应即刻行硬膜的软组织重建。通常用捣碎的肌浆（或脂肪组织）和筋膜修补鞍底硬膜缺损。如鞍底硬脑膜缺损不大，也可单纯使用鼻中隔黏膜瓣修补鞍底硬膜。鞍隔无缺损及脑脊液漏可不必行鞍底软组织重建。

4. 术后处理

（1）密切观察患者术后意识情况及视力变化。

（2）给予足够剂量的 3、4 代头孢类抗生素，持续 10~12 天。

（3）术后给予适当的激素治疗，甲强龙 500mg/日，3~5 天。

（4）术后记 24 小时尿量，出现尿崩者（24 小时尿量 4000ml）可给予垂体后叶素治疗 3 天。停药后仍持续尿崩者可改用口服弥凝。

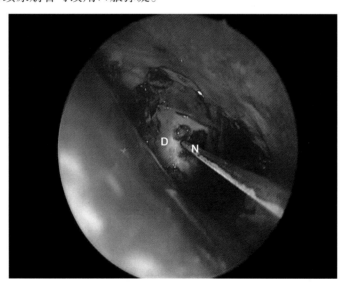

**图 5-4-4 显露鞍底硬脑膜并试穿**
D=硬脑膜；N=穿刺针

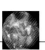

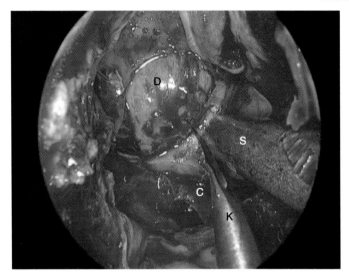

图 5-4-5 切开硬脑膜
D=硬脑膜;C=斜坡凹陷;K=
硬脑膜切开刀;S=吸引器

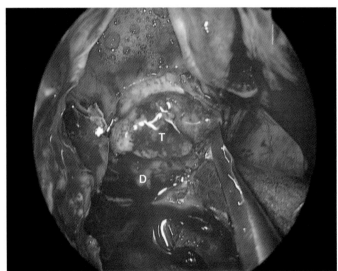

图 5-4-6 显露鞍内肿瘤
T=肿瘤;D=硬脑膜

图 5-4-7 使用垂体刮匙
切除肿瘤
T=肿瘤

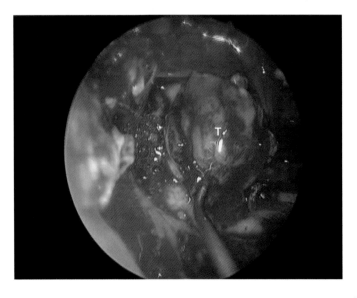

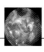

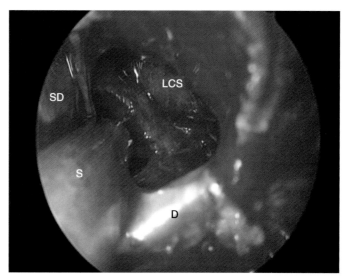

图 5-4-8　切除肿瘤之后显露
鞍内结构并检查是否有瘤样
组织残留
SD=鞍隔；LCS=左侧海绵窦内
侧壁；D=硬脑膜；S=吸引器

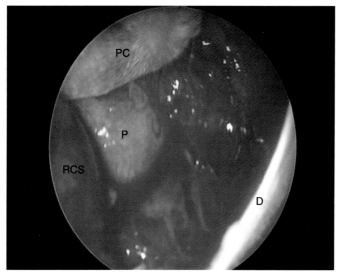

图 5-4-9　确认鞍内没有
瘤样组织残留
P=垂体；RCS=右侧海绵窦内
侧壁；PC=脑棉片；D=硬脑膜

图 5-4-10　鞍内填入适量的
明胶海绵
SP=明胶海绵；D=硬脑膜；
C=斜坡凹陷

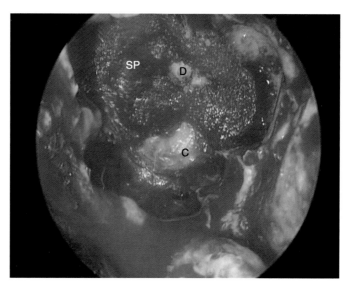

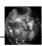

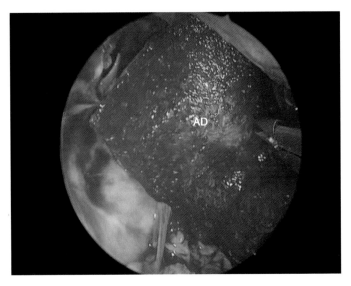

**图 5-4-11　鞍底覆盖可吸收的人工硬脑膜**
AD = 吸收的人工硬脑膜

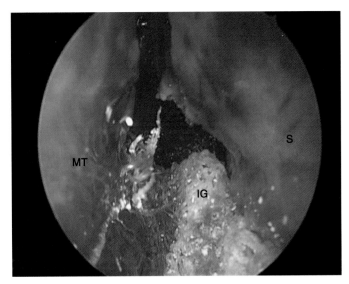

**图 5-4-12　蝶窦及鼻腔填塞碘仿纱条**
IG = 碘仿纱条；MT = 中鼻甲；S = 鼻中隔

（5）糖尿病患者术后应注意血糖变化，必要时给予药物治疗。

（6）巨大鞍内肿瘤患者，术后应适当给予镇静剂预防可能出现的癫痫。

（7）术后 5~7 天抽出鼻腔和蝶窦填塞的碘仿纱条。

（8）可给予鼻用糖皮质激素喷鼻 1~3 个月和口服黏液促排剂。

# 五、典型病例

病例 1：男性，73 岁。主诉头痛、头晕 6 个月。MRI 显示鞍内一个 T1W 等信号，T2W 高信号，T1W 增强后较均匀强化的肿瘤（图 5-5-1AB）。垂体功能检查未见明显异常。诊断为垂体腺瘤。2004 年 8 月 24 日采用内镜经鼻入路全切肿瘤(图 5-5-1CD),手术时间 30 分钟,术中出血 100ml,无术中及术后并发症。术后 1 周出院。随访至今 7 年,无复发。

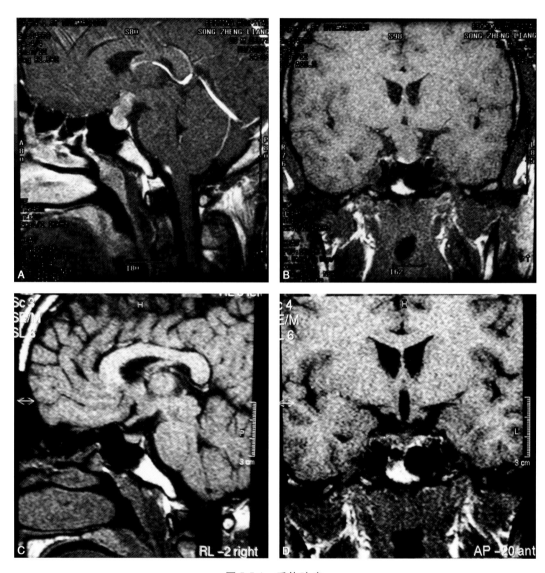

**图 5-5-1 垂体腺瘤**
A. 术前 MRI 矢状位显示鞍内一个 T1W 增强后较均匀强化的肿瘤;B. 术前 MRI 冠状位显示鞍内一个 T1W 增强后较均匀强化的肿瘤;C. 术后 1 年 MRI 矢状位 T1W 增强显示肿瘤被完全切除;D. 术后 1 年 MRI 冠状位 T1W 增强显示肿瘤被完全切除

病例 2:女性,53 岁。主诉头痛 2 年伴鼻塞,右侧动眼神经麻痹 2 个月。MRI 显示鞍区一个增强信号的肿瘤侵犯前颅底及双侧斜坡旁(图 5-5-2A ~ C)。查右侧眼睑下垂、眼球固定。垂体激素仅泌乳素高于正常,为 34.43ng/ml。术前诊断为侵袭性垂体腺瘤。2008 年 1 月 28 日采用单纯内镜经鼻入路全切肿瘤,手术时间 90 分钟,术中出血 2500ml,无术中及术后并发症。术后病理诊断为垂体腺瘤。术后 1 周复查 MRI 显示侵袭性垂体腺瘤被完全切除(图 5-5-2D ~ F),PRL 降至正常(9.50ng/ml)。患者于术后 2 周出院。术后 10 天头痛症状消失,术后 3 个月动眼神经功能完全恢复。随访 4 年未见复发征象。

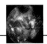

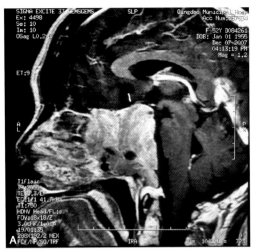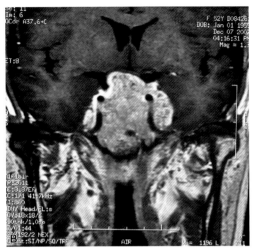

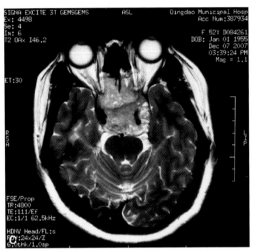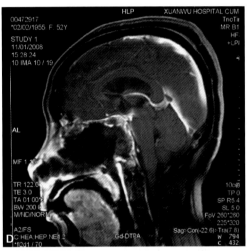

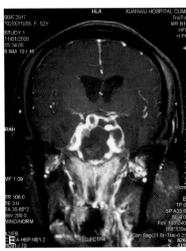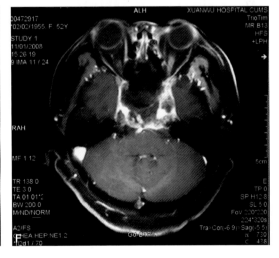

**图 5-5-2　侵袭性垂体腺瘤**

A. 术前 MRI 矢状位显示鞍区及斜坡一个 T1W 增强后较均匀强化的肿瘤；B. 术前 MRI 冠状位显示鞍内及斜坡一个 T1W 增强后较均匀强化的肿瘤，肿瘤侵犯双侧海绵窦，包绕双侧斜坡旁颈内动脉；C. 术前 MRI 轴位 T2W 显示肿瘤侵犯海绵窦；D. 术后 MRI 矢状位 T1W 增强显示肿瘤被完全切除；E. 术后 MRI 冠状位 T1W 增强显示肿瘤被完全切除；F. 术后 MRI 轴位 T1W 增强显示肿瘤被完全切除

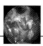 

病例3:男性,13岁。主诉双侧视力下降一年余,伴发育迟缓,身高1.25米。查左侧视力0.08,右侧视力0.06。MRI显示鞍内一囊实性肿瘤向上突入第三脑室,向下压迫脑干,病变实性部分T1W增强显著强化,囊性部分的囊壁强化(图5-5-3A～C)。术前诊断为颅咽管瘤。2004年8月14日采用单纯内镜经鼻入路完全切除肿瘤(图5-5-3DE),术后2个月出现脑积水(图5-5-3F),二次入院行脑室腹腔分流术(图5-5-3G)。术后3年复查MRI脑室无扩大,未见肿瘤复发(图5-5-3H～J),身高增长至1.57米。随访至今7年无复发。

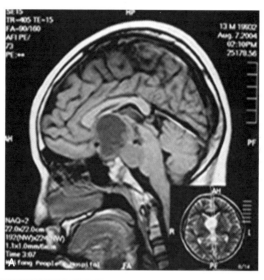

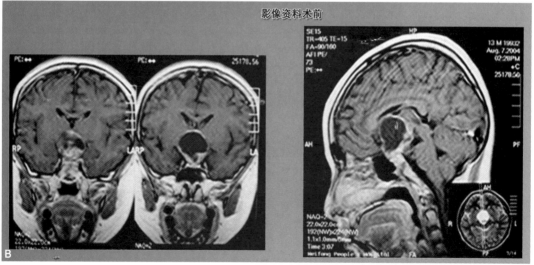

影像资料术前

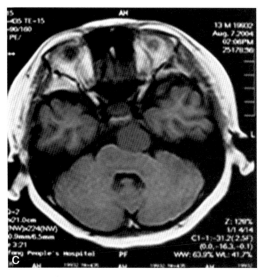

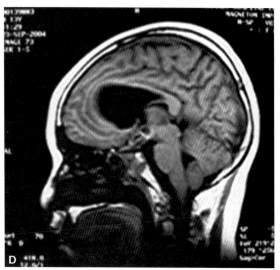

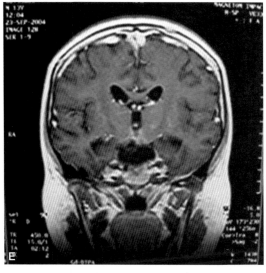

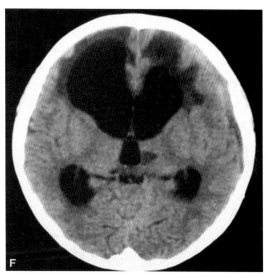

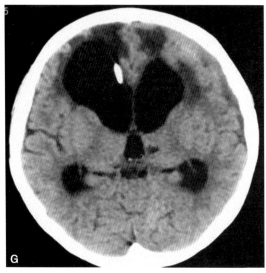

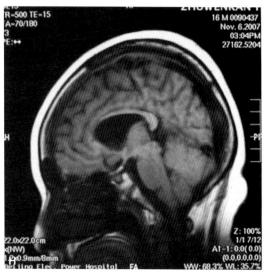

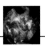 

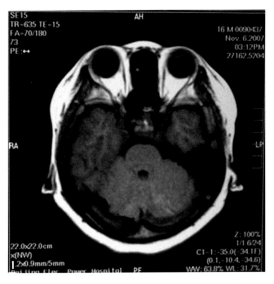 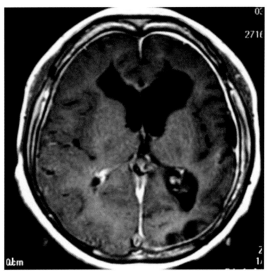

**图 5-5-3　颅咽管瘤**

A. 术前 MRI 矢状位显示鞍内及脑干前方一个囊实性肿瘤;B. 术前 MRI 冠状位 T1W 增强显示鞍内一个囊性肿瘤,肿瘤包膜有强化;C. 术前 MRI 轴位 T1W 显示脑干左前方一个稍低信号之肿瘤;D. 术后 MRI 矢状位 T1W 增强显示肿瘤被完全切除;E. 术后 MRI 冠状位 T1W 增强显示肿瘤被完全切除;F. 术后 2 个月出现脑积水;G. 二次入院行脑室腹腔分流术;H ~ J. 术后 3 年复查 MRI 脑室无扩大,未见肿瘤复发迹象

## 六、神经导航在内镜鞍区手术中的应用

由于鞍区肿瘤与周围重要解剖结构关系密切,因此采用术中影像导航对于减少手术损伤,提高手术治疗效果,有重要意义。目前,临床上在经蝶手术中应用的导航和监视技术主要有:术中 MRI 导航、术中 CT 导航及超声监测等三种。据报道,MRI 导航定位误差为 1.0 ~ 1.8mm,平均 1.5mm;根据导航术中蝶窦前壁、鞍底及蝶窦腔颈内动脉管和视神经管隆起的定位准确性为 100%。

鞍区肿瘤的经蝶手术中使用导航的适应证为:①蝶窦腔发育不良或者过度气化者;②巨大垂体腺瘤与海绵窦、颈内动脉、视神经、视交叉关系密切者以及肿瘤向鞍上侵犯者;③垂体微腺瘤;④鼻腔狭窄,容易术中出血的生长激素型、促肾上腺皮质激素型垂体腺瘤;⑤对鞍下入路垂体腺瘤手术经验尚不丰富的医师。

手术导航系统在内镜经蝶鞍区手术中的作用:①术中定位:在蝶窦发育不良或者过度气化者,通过使用注册过的吸引器或骨凿等手术器械可以使术者准确识别蝶窦腔及鞍底。尤其在垂体微腺瘤病例中,鞍底下陷可能不明显,造成鞍底骨性隆起与视神经管隆起延续,很容易发生定位错误,而造成视神经损伤。以往认为蝶窦腔发育不良者是传统经蝶手术的禁忌证,原因在于容易损伤蝶鞍周围结构而引起致命性并发症。②识别术中危险的解剖部位:根据影像导航,可尽早识别蝶窦外侧壁的颈内动脉管和视神经管隆起,并在术中避免误伤。③指导垂体微腺瘤的术中定位:根据影像学所见,在导航引导下可对微腺瘤进行准确定位,使术中寻找微腺瘤的时间明显缩短。④指导术中手术操作:将垂体刮匙进行注册后可在影像导航仪上实时显示切除肿瘤所达到的程度和范围。但是上述手术操作需要在内镜直视下进行,需要结合术者的经验进行操作。在切除部分肿瘤后由于垂体腺瘤周围结构向术野区移位,过分相信导航的指引将有可能损伤鞍旁结构。

利用导航系统可以提高术中定位水平,尽早识别风险结构,对内镜经鼻颅底手术有一定的帮助。手术导航系统可以增加手术的安全性、扩大外科医生的能力、精确或改善外科技术。然而,不能过度依赖手术导航系统,因为手术中导航系统可能存在定位误差,软组织漂移的影响,这些都需要术者的经验来弥补。随着术中 MRI 结合导航在临床上的应用,将进一步提高内镜经鼻鞍区肿瘤手术的定位准确性和垂体腺瘤的全切率。

## 七、鞍区手术后并发症的处理

### (一) 尿崩症

内镜经鼻入路鞍区手术操作空间小,对周围结构的机械性刺激大,容易引起术后尿崩症,术后尿崩症十分常见,发病率高达 17% ~ 70%。术后应密切监视病人的尿量、尿的颜色变化,必要时行尿常规检查。正常人平均尿量为 50 ~ 80ml/h,在无过多补液情况下,若尿量大于 160ml/h,尿比重低于 1.005,应视为尿崩发生。多尿是最重要的症状,24 小时尿量超过 2L,可以高达 15L/d 以上。在鞍区肿瘤术后出现的尿崩症中,50% ~ 70% 的病人为一过性尿崩症,即手术当日出现多尿,术后数天自行缓解。如术中垂体柄、下丘脑受到损伤则可引起持续数周、数月,甚至是永久性尿崩症。

1. 处理　轻型者,可鼓励饮水,动态观察病情变化,包括计算 24 小时出入水量,测尿比重,测神志、血压、脉搏,每日测电解质等。如无好转,甚至恶化,出现高张综合征的病人应积极补水。同时给予迷凝或垂体后叶素,随时测电解质、尿量、尿比重等,以便及时指导补水、补钠以维持水电解质、酸碱平衡。长期尿崩者可口服双氢克尿噻 25mg(每日三次)、卡马西平 0.1 ~ 0.2mg(每日三次)或弥凝 0.1mg(每日两次)。

2. 预防　在经蝶手术切除肿瘤时必须区分肿瘤与正常垂体组织,应该尽量轻柔,不宜过重地搔刮、牵拉,或者因引器吸力过大而使垂体柄、视丘下部等重要结构遭受牵拉或直接损伤。

### (二) 脑脊液鼻漏

头位变化是若从仰卧位变为侧卧或坐位时,从鼻孔漏出淡红色或无色不凝固液体。其糖定性试验阳性,即可考虑有脑脊液鼻漏的问题。

1. 处理　术后出现脑脊液漏,需严格卧床休息,头部抬高 30°卧位,避免剧烈活动、咳嗽及用力大便等一切增加颅内压的因素,同时运用抗生素防止颅内感染。多数能在 1 ~ 3 天内好转,若无改善可行腰椎穿刺引流,病人可在 3 ~ 7 天内治愈。约 3 周内无好转,则考虑行脑脊液漏修补术。

2. 预防　如术中出现脑脊液鼻漏,先用明胶海绵堵塞破裂的蛛网膜下腔,然后用自体脂肪或肌肉填入鞍内,鞍底用自体筋膜或人工硬脑膜覆盖,用碘仿填塞术腔。

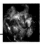 

### （三）颅内感染

颅内感染往往发生在脑脊液漏的病人。临床表现：除脑脊液漏外，还出现发热、头痛、颈强、呕吐等症状。腰穿检查脑脊液浑浊，白细胞增加，以中性为主。

1. 处理　应使用大剂量能透过血脑屏障的抗生素。当脑脊液培养明确菌种后，改用敏感的药物，剂量要足够，必要时腰穿鞘内给药。腰大池引流动态观察脑脊液变化。

2. 预防　术中应严格无菌操作并避免形成脑脊液鼻漏；术后使用能透过血脑屏障的抗生素。

### （四）出血

包括海绵窦出血、蝶窦黏膜出血、鞍底硬膜出血、颈内动脉及其分支出血、肿瘤出血。

1. 处理　首先要判断出血的具体部位，如由于分支动脉破裂引起，可用电凝电灼止血；如黏膜出血、海绵窦出血可将干明胶海绵，干棉片或含肾上腺素棉片压迫，多在3~5分钟内活动性出血停止，也可用棉片压至不影响术野的部位，继续手术操作；如颈内动脉出血，用碘仿纱条行鼻腔填塞，终止手术。

2. 预防　熟悉鞍区解剖，需要有熟练的内镜外科和经验。

### （五）垂体功能低下

术后如出现内分泌功能低下者，可以通过定期复查内分泌激素水平来诊断及指导用药。

### （六）其他

包括视神经损伤，蛛网膜下腔出血，额叶底面及丘脑下部缺血、梗死，心肌缺血，高血糖，库欣综合征等。

## 参 考 文 献

1. 张秋航,杨占泉,卜国铉,等.经鼻内窥镜垂体腺瘤切除术.中华耳鼻咽喉科杂志,1998,33:97-99.

2. 张秋航,倪志立,孙河太,等.经鼻内镜鞍内肿瘤切除术.中华耳鼻咽喉科杂志,2002,37:363-365.

3. 张秋航,刘海生,杨大章,等.影像导航在经蝶垂体腺瘤切除术中的应用.中华耳鼻咽喉头颈外科杂志,2005,40:41-43.

4. 张秋航.内镜经鼻颅底外科理念的建立.中国微侵袭神经外科杂志,2006,11(10):433-434.

5. Zhang Q,Lv H,Chen G,et al. Endoscopic endonasal removal of pituitary adenomas with paraclival internal carotid artery invasion. ORL J Otorhinolaryngol Relat Spec,2010,72(1):28-37.

6. 王忠诚.神经外科学.武汉:湖北科学技术出版社,1998.

7. 赵继宗.神经外科手术精要与并发症.北京:北京大学医学出版社,2004.

8. 胡军民,薛德麟,马廉亭,等.蝶鞍区的应用解剖研究.中国临床神经外科杂志,2005,10:17-19.

9. 汪文胜,杨学良,郭耀平,等.MRI对鞍区病变的诊断价值.实用医学影像杂志,2004,5(1):1-3.

10. Hardy J. Transsphenoidal microsurgery of normal and pathologic pituitary. Clinical Neurosurgery,1969,16(2):185-216.

11. Jankowski R,Apuque J,Simon,et al. Endoscopic pituitary tumor surgery. Laryngoscope,1992,102:198-202.

12. Arita K,Kurisu K,Tominaga A,et al. Trans-sellar color Doppler ultrasonography during transsphenoidal surgery. Neurosurgery,1998,42(1):81-85,discussion:86.

13. Eliashar R,Sichel JY,Gross M,et al. Image guided navigation system a new technology for complex endoscopic

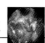

endonasal surgery. Postgrad Med J,2003,79(938):686-690.

14. Divitiis ED,Cappablanca P,Cavallo LM. Endoscopic transphenoidal approach:adaptability of the procedure to different sellar lesions. Neurosurgery,2002,51(3):699-707.

15. Kitano M,Taneda M. Extended transsphenoidal approach with submucosal posterior ethmoidectomy for parasellan tumors. J Neurosurg,2001,94(6):999-1004.

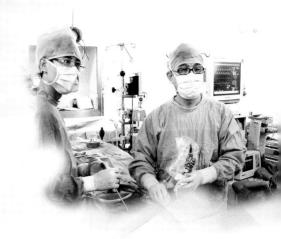

# 第六章
# 内镜经鼻斜坡手术

## 一、概述

斜坡是枕骨大孔前方的颅底骨质,由蝶骨体的鞍背和枕骨基底部构成,临床上常分为上、中、下斜坡。斜坡硬脑膜后方为脑干腹侧面和椎基底动脉等(图6-1-1)。斜坡两侧有颈内动脉走行。斜坡的上端为双侧颈内动脉入海绵窦处,宽度约为18~20mm;下端为枕大孔前缘,宽度为28~32mm(图6-1-2,图6-1-3)。

斜坡区最常见的肿瘤是脊索瘤和鼻咽癌,此外还可见软骨肉瘤、侵袭性垂体瘤、血管纤维瘤、脑膜瘤、转移瘤等。主要临床症状有头痛、鼻塞、外展神经麻痹、复视、视力下降或失明、眼睑下垂、面部麻木等。

斜坡肿瘤是以外科治疗为主。然而,由于斜坡病变位置深在,毗邻脑干和延髓,周围有重要血管神经结构,故外科暴露和处理该区域病变均很困难,多年来一直是一个外科禁区。

显微外科的经蝶和经口入路切除斜坡肿瘤早于十余年前就有报告。这些入路可以暴露

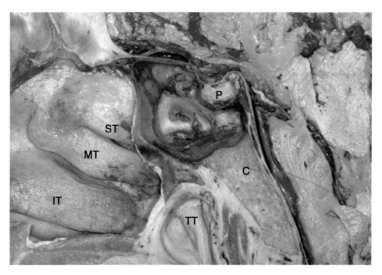

**图6-1-1 尸头矢状位斜坡区解剖结构**
P=垂体;C=斜坡骨质;TT=咽鼓管圆枕;ST=上鼻甲;MT=中鼻甲;IT=下鼻甲

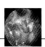

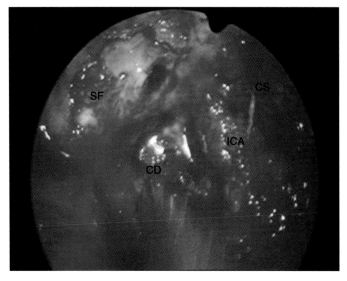

**图 6-1-2　术中内镜显露斜坡区斜坡结构**
CD＝斜坡硬脑膜；SF＝鞍底硬脑膜；CS＝海绵窦；ICA＝斜坡旁硬脑膜

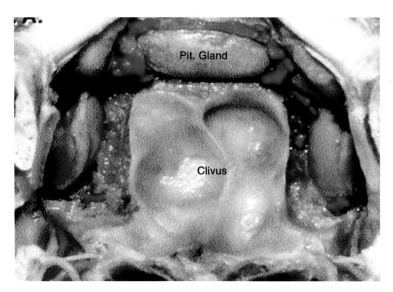

**图 6-1-3　尸头冠状位斜坡区解剖结构**
Pit. Gland＝垂体；Clivus＝斜坡

蝶窦、蝶鞍和上中斜坡及高位颈椎，但术野较窄，仅限于中线区，很难暴露和处理侧方区域。故对于累及岩尖、海绵窦和颈内动脉及颞下窝的病变要想做到肿瘤的全切非常困难或几乎不可能。而经岩骨的侧方入路可以相对直接地暴露斜坡，但对上斜坡的侧方区域暴露很难令人满意。当肿瘤侵犯海绵窦或包裹、压迫岩骨段颈内动脉时，处理这些区域又是十分必要的。对于侵犯双侧鞍旁或岩骨的斜坡肿瘤经一侧入路无法处理，而且这些显微外科的侧方入路通常需要过度暴露。如经颞下窝入路为了到达斜坡需要永久性的面神经前移，结扎乙状窦和颈内静脉，切除内耳、抬高颈内动脉，这些会使手术风险性增加同时会延长手术时间（通常会需要 10～15 小时），而且还有牺牲内耳和永久性面神经麻痹的危险。以往手术入路

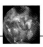

由于外科创伤所限和处理双侧病变的困难,因此全切斜坡肿瘤是很困难的。随着内镜经鼻外科技术在颅底外科领域的延伸,内镜下处理斜坡病变成为可能。

各种角度硬性内镜的应用和内镜外科技术的进步以其视觉效果好、对深部解剖结构辨认清晰、显露和处理病变范围广、微创、低并发症和低死亡率等特点克服了上述传统入路的不足,逐渐显示出内镜经鼻入路处理复杂颅底病变的能力和优越性,解剖和临床经验均表明内镜经鼻入路在垂直方向上可以暴露从鞍底至枕大孔,在水平方向上可以暴露至双侧下颌关节的范围。侧方不仅局限于颈内动脉,还可以暴露至卵圆孔、圆孔,也可以到达岩尖和颈内静脉孔,所以内镜经鼻入路适合用于斜坡肿瘤的切除手术。

对于斜坡肿瘤来说,全部切除是手术的最终目的,也是外科医生所追求的目标。事实上,内镜经鼻入路大多数情况下不可能做到对颅底肿瘤的整块切除,常常是分块切除肿瘤。作者认为术中切除病变应当至正常的组织边界。与其他区域的颅底肿瘤特别是恶性肿瘤一样,对于斜坡肿瘤的切除不仅仅是瘤样组织,还应包括相邻的骨质,某种程度上相当于一个解剖区域或解剖结构的切除,这样同样可以达到整块切除的效果。在手术导航系统的帮助下,术中可以清楚地辨认肿瘤边界及其与周围重要解剖结构的关系。另外经双侧鼻腔入路,术者在助手的默契配合下双人四只手操作可以克服单手操作的局限性。在处理斜坡病变方面,内镜与手术显微镜相比具有的优点是:可以改善对双侧方隐蔽病变的观察,在术野中视角变化灵活,扩大了在水平方向和垂直方向上处理病变的能力,还便于术后对术腔的观察。

放疗作为治疗斜坡肿瘤的重要手段其相关研究很多。Forsyth 等研究了 51 例脊索瘤患者,对其中 39 例进行术后放疗,发现术后是否放疗对生存曲线的影响没有统计学差异。Kondziolka 等提出为了提高放疗剂量的安全性,肿瘤直径最好小于 30mm,同时距视神经应大于 5mm,因此 Giulio Maira 等建议对于脊索瘤复发的病例要选择再次手术而不是术后常规放疗。

## 二、手术方法

患者取仰卧位,全身麻醉,气管插管,头轻度后仰,稍偏向右侧,面向术者。不需用头颅固定架。围术期使用 3、4 代头孢抗生素(经鼻入路非无菌通道)。术中用 0° 和 30° 广角内镜,直径 4mm,长 18cm。内镜经鼻入路斜坡区手术通常需要两人合作,3 或 4 只手经双侧鼻腔操作。术者手持内镜和手术器械或电钻,助手经同侧或另一侧鼻腔负责吸引或协助切除病变,保持术野清晰。用 1% 的丁卡因 20ml 和 0.1% 肾上腺素 3ml 浸湿的棉片表面麻醉及收缩鼻腔黏膜 3 次,约 5~10 分钟。需显露斜坡旁区域及翼突时,部分切除中鼻甲。电凝结扎蝶腭动脉后,弧形切开鼻中隔后端黏膜,显露蝶骨鹰嘴,扩大切除蝶窦前壁,暴露蝶骨平台、视神经管、颈内动脉隆起、鞍底及上斜坡凹陷。用取瘤钳、刮匙及金属吸引器切除鞍区及斜坡肿瘤组织,显露鞍底及斜坡硬脑膜,如鞍底及斜坡骨质受侵则应用高速电钻磨除胁迫骨质。若肿瘤侵犯斜坡旁颈内动脉,则用磨钻磨除颈内动脉管内周围的骨质,彻底清除硬膜外病变。如病变侵犯硬膜内,则于充分止血后,沿斜坡硬脑膜缺损处或用脑膜切开刀切开并扩大斜坡硬膜入口,用脑棉片保护蛛网膜下结构,再用神经剥离子和吸引器小心切除脑干、基底动脉及椎动脉前方的硬膜内肿瘤,0° 和 30° 广角内镜观察硬膜内无瘤样组织残留后,检查有无活动性出血,用抗生素盐水反复冲洗术腔,硬膜内放入少许明胶海绵后,取自体肌筋膜衬入硬膜缺损内侧,用少许耳脑胶粘合固定筋膜,再取捣碎的自体肌肉充填硬膜缺损处,并覆盖裸露的斜坡旁颈内动脉表面,肌肉表面覆盖人工硬脑膜,最后用碘仿纱条填塞术腔(图 6-2-1~11)。术中应完全切除肿瘤组织及受侵骨质至正常组织结构(显露鞍区和斜坡硬脑

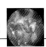

膜；必要时开放视神经管和斜坡旁颈内动脉。由于斜坡后的硬脑膜非常薄而且与斜坡骨质紧密附着，所以用电钻磨除斜坡骨质时应仔细辨认肿瘤和硬脑膜的边界。

　　所有患者均在术前和术后 10 天、3 个月、每隔 1 年行头颅 MRI 检查。MRI 检查包括轴位、冠状位和矢状位，并需增强，用以显示肿瘤的位置及其与周围重要解剖结构的关系，确定切除率及有无复发。通过术中内镜下所见和术后 MRI 检查评价切除程度和范围。术中内镜下切除肿瘤及受累骨质至正常组织边界，术后 MRI 检查提示无肿瘤残留再定是否为肿瘤全切。术后 MRI 检查肿瘤残留小于 10% 定为肿瘤次全切除，术后 MRI 检查肿瘤残留大于 10% 定为肿瘤部分切除。对于恶性肿瘤患者术后建议行辅助放疗。

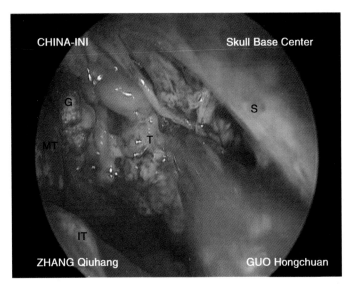

**图 6-2-1　开放蝶窦，切除窦内肿瘤**
T=肿瘤；S=鼻中隔；G=纱条；MT=中鼻甲；IT=下鼻甲

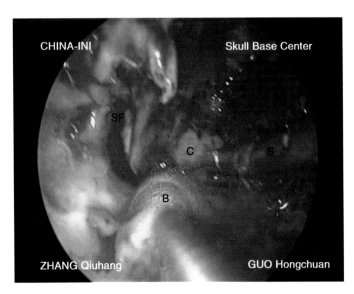

**图 6-2-2　使用高速电钻磨除受侵的右侧斜坡旁颈内动脉隆起的骨质**
C=斜坡；SF=鞍底；S=吸引器；B=钻头

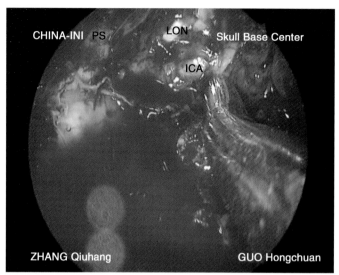

**图 6-2-3　切除蝶窦内肿瘤后显露鞍区解剖结构**
ICA＝海绵窦段颈内动脉；LON＝左侧视神经管；PS＝蝶骨平台

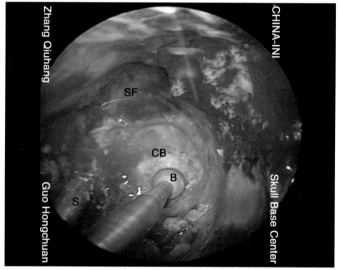

**图 6-2-4　切除斜坡骨质**
CB＝斜坡骨质；SF＝鞍底硬脑膜；S＝吸引器；B＝钻头

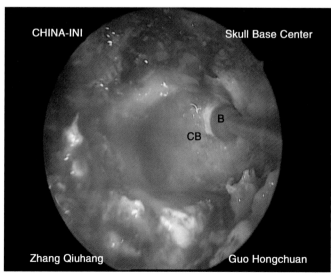

**图 6-2-5　切除斜坡骨质**
CB＝斜坡骨质；B＝钻头

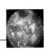

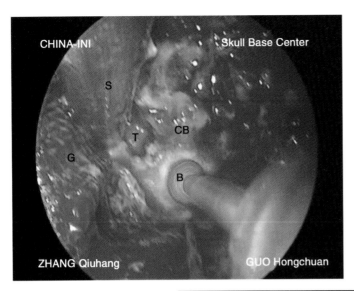

图 6-2-6 切除斜坡骨质后显露斜坡硬脑膜与骨质间的肿瘤

T=肿瘤；CB=斜坡骨质；B=钻头；S=吸引器；G=纱条

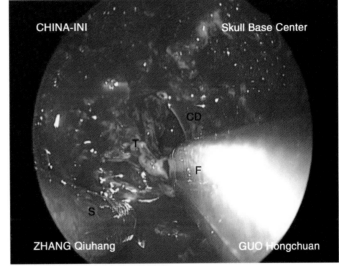

图 6-2-7 切除斜坡硬膜内的肿瘤

T=肿瘤；CD=斜坡硬脑膜；F=取瘤钳；S=吸引器

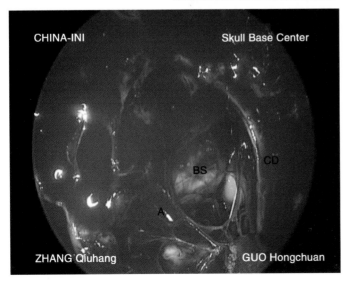

图 6-2-8 切除硬膜内肿瘤后显露脑干

BS=脑干；CD=斜坡硬膜；A=动脉

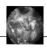 

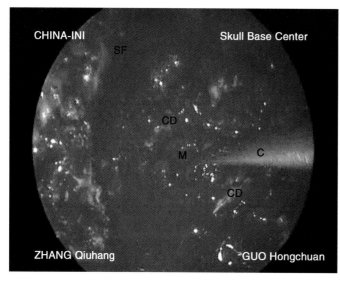

图 6-2-9 斜坡硬膜缺损的
重建
M = 自体肌浆；CD = 斜坡硬
膜；C = 剥离子；SF = 鞍底

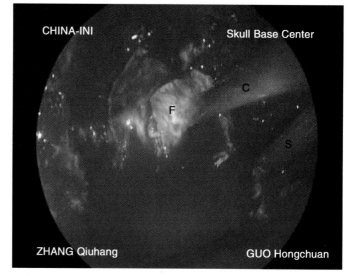

图 6-2-10 斜坡硬膜缺损的
重建
F = 自体筋膜；C = 剥离子

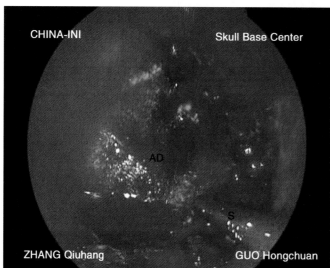

图 6-2-11 斜坡硬膜缺损的
重建
AD = 人工硬脑膜；S = 吸引器

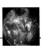

## 三、典型病例

病例1：女性，8岁，头颈部疼痛伴恶心、鼻塞、行走不稳4个月，不伴视力障碍及外展神经麻痹，不伴有声音嘶哑及吞咽困难，无舌肌萎缩，伸舌无偏斜。术前MRI矢状位和轴位显示斜坡肿瘤突破斜坡硬脑膜，上至鞍底，下至第二颈椎，严重压迫脑干（图6-3-1AB）。2007年12月17日采用内镜经鼻经口入路行斜坡区硬膜内外沟通瘤切除术。术中依次切除硬膜外及硬膜内病变后，采用自体肌筋膜、捣碎的肌浆及人工硬膜以"三明治法"修复斜坡硬膜缺损。术后病理诊断为脊索瘤。2007年12月28日痊愈出院，无术中及术后并发症。术后2年复查MRI显示肿瘤无复发（图6-3-1CD），至今随访4年未见复发征象。

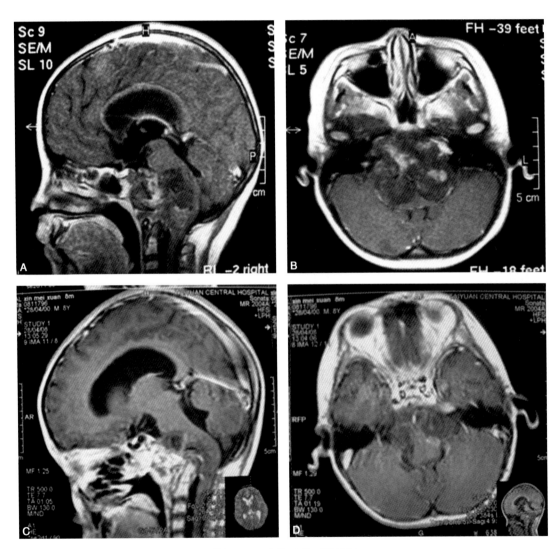

**图6-3-1　女性，8岁，脊索瘤**
术前MRI矢状位和轴位显示斜坡肿瘤突破斜坡硬脑膜，上至鞍底，下至第二颈椎，严重压迫脑干（AB）；
术后2年MRI矢状位和轴位增强扫描显示肿瘤无复发（CD）

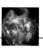

　　病例 2：男性，19 岁，因头痛伴复视半年。双眼视力下降 3 个月，失明 20 天于 2004 年 6 月 10 日入院。入院前曾在外院行放射治疗，剂量 3500rad。入院查体双眼球内收，外展活动受限。双眼无光感，双侧瞳孔散大，直径 8mm，双侧视神经萎缩，眼球运动正常。术前 MRI 检查显示肿瘤不仅侵犯了斜坡骨质，同时还侵犯前颅底，鞍底骨质。双侧视神经管，双侧海绵窦受累（图 6-3-2AB）。2004 年 6 月 15 日采用单纯内镜经鼻入路全切肿瘤。术后病理诊断为恶性骨巨细胞瘤。术后 7 天复查 MRI 增强显示肿瘤被完全切除（图 6-3-2CD）。术后出现暂时性脑脊液鼻漏，经保守治疗 2 周后治愈出院。随访至今 8 年肿瘤无复发。

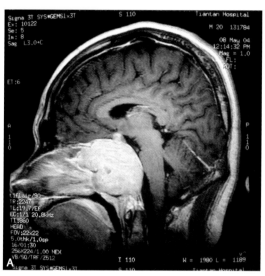
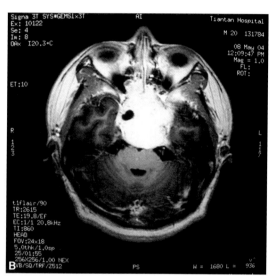
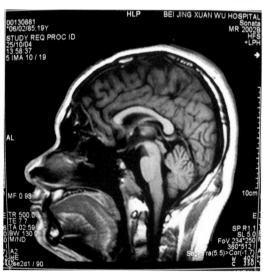
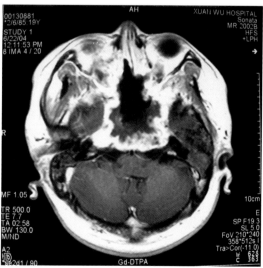

**图 6-3-2　男性，19 岁，恶性骨巨细胞瘤**

术前 MRI 矢状位和轴位显示斜坡肿瘤侵犯斜坡、鞍区及前颅底（AB）；术后 7 天
复查 MRI 矢状位和轴位增强扫描显示肿瘤被完全切除（CD）

病例3：男性,47岁,因头痛伴复视2个月入院。术前MRI检查显示肿瘤侵犯斜坡骨质（图6-3-3A）。2004年10月19日采用内镜经鼻入路全切肿瘤。无任何术中和术后并发症。术后病理诊断为鳞状细胞癌。于术后1个月接受辅助放疗。术后6个月复查MRI检查显示肿瘤切除完全（图6-3-3B）。至今随访7年无复发。

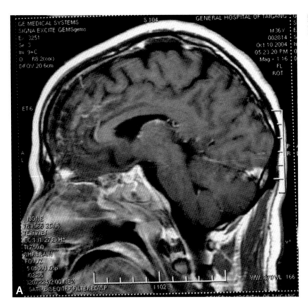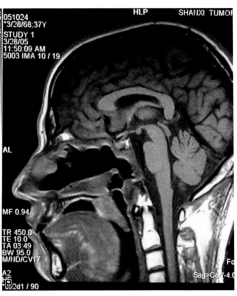

**图6-3-3　男性,47岁,鼻咽癌**
术前MRI检查显示肿瘤侵犯斜坡骨质（A）。术后6个月复查MRI检查显示肿瘤被完全切除,无复发（B）

病例4：女性,14岁,主诉头痛伴失嗅6个月。鼻咽部可见淡红色肿物。术前MRI矢状位和轴位显示肿瘤侵犯鞍区和斜坡骨质,且侵犯第一颈椎和椎旁（图6-3-4AB）。2005年8月4日在手术导航的辅助下采用经鼻入路全切肿瘤,术中将肿瘤及受侵的鞍区、斜坡及寰椎骨质全部切除（图6-3-4E～J）。术后7天复查MRI显示肿瘤被完全切除（图6-3-4CD）。术后1个月辅助放疗（50Gy）。术后头痛和嗅觉有明显改善。随访至今6年无复发。

脊索瘤在临床上并不多见,侵犯至斜坡硬脑膜内的病例更为少见。虽然脊索瘤生长缓慢,很少转移,但其具有侵袭性生长和易复发等恶性肿瘤的生物学特征,预后很差。大多数的颅底脊索瘤都发生于斜坡区。斜坡脊索瘤有两种明显不同的生物学表现:一种是完全表现为良性生长过程;而另一种则表现为3～5年中迅速而侵袭性地生长。后者对骨组织有很强的侵袭性,但通常在硬膜外生长,只是通过占位效应影响周围的神经、血管及硬脑膜等结构,并不是直接侵犯这些结构的外膜,所以硬脑膜是脊索瘤进入硬膜内的天然屏障。随着脊索瘤体积的增大,硬脑膜因为肿瘤压迫而致破裂,最终脊索瘤长入硬膜内,虽不常见,但严重威胁患者生命。而一般认为单纯位于硬膜内的脊索瘤比其他类型的脊索瘤预后好,但有时会破坏硬膜及斜坡骨质,表现为脑脊液漏的首发症状。

目前认为手术切除是脊索瘤的首选治疗方法,也是可能改善预后的主要手段。处理侵犯至斜坡硬脑膜内的脊索瘤不仅需要切除斜坡骨质,通常还会涉及颈内动脉、海绵窦、椎基底动脉和脑干等重要的结构,传统的单一手术入路几乎不可能处理好波及斜坡硬膜内外的

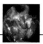 

病变,而经颅和颅外分次手术又很难做到清除交界区病变的彻底性,而且给斜坡软组织的重建也带来了问题。作者在积累大量内镜经鼻颅底手术经验,特别是斜坡肿瘤手术经验的基础上,尝试应用该入路切除斜坡区硬膜内外的沟通脊索瘤 11 例,结果表明该入路是可行的。本组病例除 1 例因病变侵犯一侧的桥小脑角没能完全切除之外,其余 10 例患者硬膜内外的病变均得到全切。然而,对于侵犯斜坡硬膜内脊索瘤的外科治疗毕竟是风险极大的手术,不仅需要熟练的内镜外科技术,还要有较完善的设备和器械,因此术前解读影像资料以及与患者及家属的沟通必须充分。术中需要注意的问题:①需要采用双侧鼻腔入路,术者和助手密切配合3 或 4 只手操作才能够更好地处理斜坡区硬膜内外的病变;②切除斜坡及斜坡旁颈内动脉表面骨质需用高速磨钻;③处理硬脑膜内病变前应充分止血,防止硬膜外活动性出血流入硬膜内;④处理硬膜内的病变应格外小心谨慎,尽量避免取瘤钳、剥离子或吸引器过多触及脑干组织和椎基底动脉,以防术后脑干水肿或血管痉挛所致脑梗死;⑤确认肿瘤与周围组织关系并游离肿瘤组织后方可整块或分块取出,避免硬膜内活动性出血,否则将很难控制

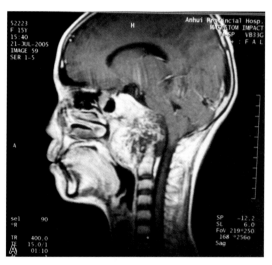

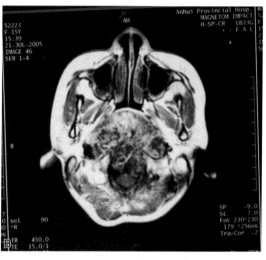

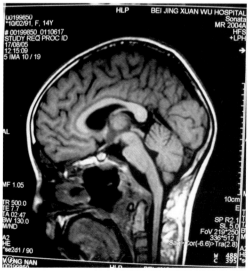

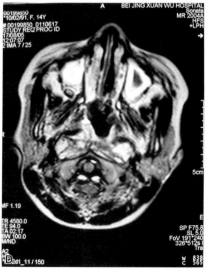

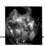

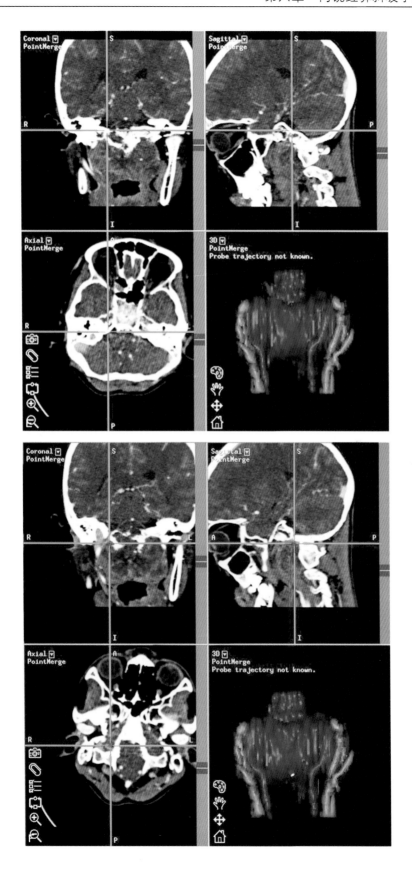

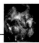
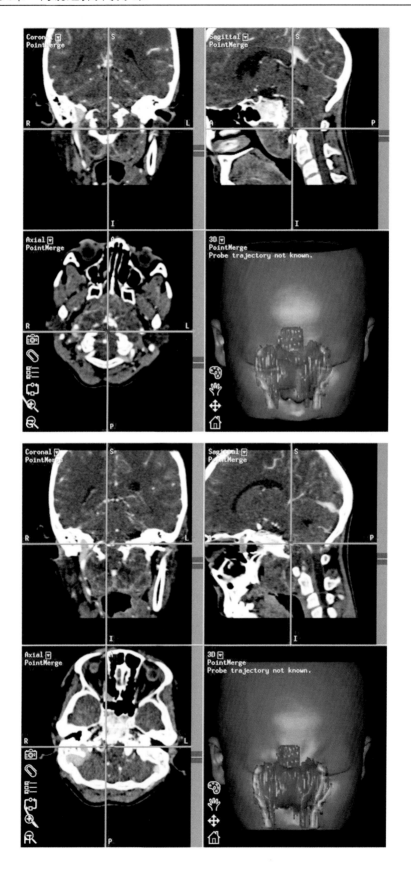

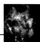

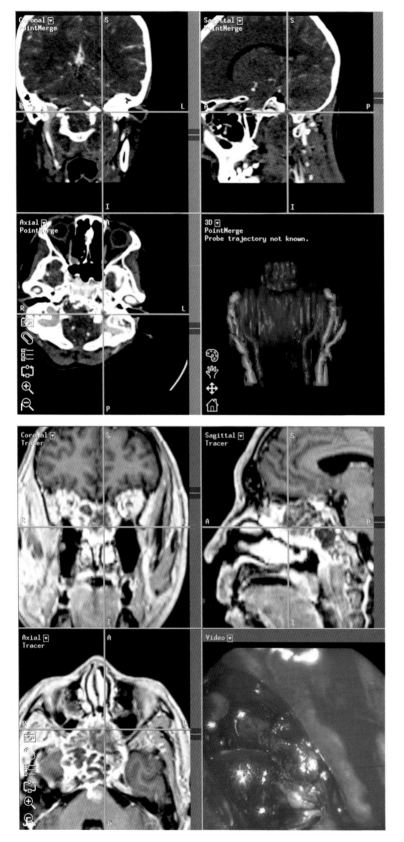

**图 6-3-4　女性,14 岁,脊索瘤**

术前 MRI 矢状位和轴位显示肿瘤侵犯鞍区和斜坡骨质,且侵犯第一颈椎和椎旁(AB);术后 7 天复查 MRI 显示肿瘤被完全切除(CD);E. 术中导航提示肿瘤上极(蓝色指针);F. 术中导航提示肿瘤下界(蓝色指针);G. 术中导航提示肿瘤后界;H. 术中导航提示肿瘤右边界;I. 术中导航提示肿瘤左边界;J. 术中 MRI 导航显示肿瘤的轮廓

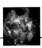

硬膜内的活动性出血;⑥切除肿瘤后的斜坡硬膜缺损重建必须确切可靠,我们常采用"三明治法",即取自体肌筋膜衬入硬膜缺损内侧,用少许耳脑胶粘合固定筋膜,再取捣碎的自体肌肉充填硬膜缺损处,并覆盖裸露的斜坡旁颈内动脉表面,肌肉表面覆盖人工硬脑膜,最后用碘仿纱条填塞术腔。斜坡区不需要骨性结构重建。

## 四、围术期处理

颅底硬膜外的手术并发症比较低,但如果进入硬膜内则并发症发生的几率就会大大增加,而且很多是致死性并发症。因此,如果没有丰富的术后处理的经验和能力就不能盲目开展此类手术,术后处理与术中处理同样关系到患者的病残率和死亡率,因此需要有一个经验丰富的团队来控制和及时处理术后并发症,为患者减少术后继发性损害。与内镜经鼻入路切除斜坡硬膜内外沟通瘤相关的主要术后并发症主要有以下几种。

1. 丘脑损伤　术后最早出现的并发症,可于术后立刻出现,也可在术后 1、2 天出现,死亡率很高。主要表现为深昏迷、恶性高热、水电解质紊乱、尿崩等。

处理:给予大剂量激素减轻水肿;20% 甘露醇 125 ~ 250ml,每 6 ~ 8 小时静脉滴注降颅压;维持水电解质平衡;适度扩容-低分子右旋糖苷 500ml 每日 1 次;控制血压等。

2. 脑干水肿　可出现在术后第 1 ~ 3 天。临床表现为烦躁、昏迷、水电解质紊乱等,但症状较丘脑损伤轻。原发脑干损伤、血性脑脊液刺激、缺氧均可引起脑水肿。术后应严密观察患者意识状态、瞳孔、血压、脉搏、呼吸变化、肢体活动情况及有无头痛、呕吐等颅内高压症状。如患者出现昏迷程度加重、剧烈头痛、呕吐、烦躁不安、瞳孔改变,应想到有发生脑水肿的可能。

处理:给予甘露醇和激素降颅压、减轻脑水肿;使用调整脑血流量及改善脑功能药物;监测血生化,防止水、电解质平衡失调。

3. 蛛网膜下腔出血　临床上并不少见,头部 CT 或者 MRI 扫描及腰椎穿刺可协助诊断。症状多出现在术后第 1 ~ 2 天。表现为头痛呕吐、意识障碍、昏迷、脑膜刺激征。

处理:制止继续出血、镇静止痛、防治继发性脑血管痉挛、降低颅内压、减轻脑水肿、控制血压、酌情腰穿或行腰穿终池置管术。对于蛛网膜下腔出血造成严重脑血管痉挛,致大面积脑梗死者,应采取扩张血管、改善微循环、营养神经等治疗。

4. 脑梗死　症状大多出现在术后 3 ~ 5 天。多为原本潜在的血管狭窄、术中损伤血管或刺激导致的血管痉挛、蛛网膜下腔出血刺激血管痉挛、脑水肿及脑膜炎刺激等原因引起。大脑和脑干梗死最为多见。因梗死部位不同而表现为相应的症状,脑干梗死可出现多组脑神经瘫,甚至 12 对脑神经麻痹,死亡率可达 30% 。其他部位梗死可出现意识障碍、言语障碍、肢体活动障碍等。治疗按常规方法及康复训练。

5. 脑脊液漏　早期可保守治疗,10 天以后仍有脑脊液漏则考虑二次手术修补。

6. 脑膜炎　极少数在术后 2 ~ 4 天出现,考虑为术中污染。大多症状出现在术后 8 ~ 12

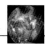

天。如术后体温超过38.5℃以上,可考虑行腰穿脑脊液检查,选择有效抗生素,最好尽早同时鞘内注射抗生素,以期尽快控制感染。若脑脊液不清亮透明或呈脓性脑脊液,可能会导致患者出现昏迷、脑梗死、蛛网膜下腔出血,甚至死亡。颅底手术后的脑膜炎发病率约为2%~5%,一旦发生就会明显增加患者的病残率及死亡率。

综上所述,内镜经鼻入路可以处理斜坡肿瘤,该入路外科创伤小,视觉效果好、对深部解剖结构辨认清晰,双人双侧鼻腔操作可以较好地显露和处理病变。但该入路对术者的颅底解剖知识、内镜外科技术以及围术期处理经验均有极高的要求。

# 参 考 文 献

1. 张秋航,李光宇,杨占泉,等.颅底斜坡区外面观的应用解剖.中华耳鼻咽喉科杂志,1997,5:317.

2. 张秋航,杨占泉,卜国铉.斜坡肿瘤的外科治疗.中华耳鼻咽喉科杂志,1998,33:21-23.

3. 张秋航,孔锋,严波,等.经鼻内镜斜坡脊索瘤和脊索肉瘤的外科治疗.中国微侵袭神经外科杂志,2006,10:11-14.

4. 张秋航,孔锋,严波,等.内镜经鼻斜坡肿瘤的外科治疗.中华耳鼻咽喉头颈外科杂志,2007,42:7-10.

5. Zhang Q, Kong F, Yan B, et al. Endoscopic endonasal surgery for clival chordoma and chondrosarcoma. ORL J Otorhinolaryngol Relat Spec,2008,70(2):124-129.

6. 张秋航,孔锋,郭宏川,等.内镜经鼻入路治疗侵犯斜坡硬膜内外沟通型脊索瘤.中华耳鼻咽喉头颈外科杂志,2010,45(7):542-546.

7. Feng K, Qiuhang Z, Qiuyi Q. Transclival cerebrospinal fluid rhinorrhea as the initial presenting symptom of a tiny intradural chordoma. J Clin Neurosci,2010,17(8):1083-1085.

8. Jho HD, Carrau RL, McLaughlin MR, et al. Endoscopic transsphenoidal resection of a large chordoma in the posterior fossa. Acta Neurochir (Wien),1997,139:343-347.

9. Ciarpaglini R, Pasquini E, Mazzatenta D, et al. Intradural clival chordoma and ecchordosis physaliphora:a challenging differential diagnosis:case report. Neurosurgery,2009,64:387-388.

10. Al-Mefty O, Borba LAB. Skull base chordomas:a management challenge. J Neurosurg,1997,86:182-189.

11. Oikawa S, Kyoshima K, Goto T, et al. Histological study on local invasiveness of clival chordoma. Case report of autopsy. Acta Neurochir (Wien),2001,143:1065-1069.

12. Pamir MN, Ozduman K. Analysis of radiological features relative to histopathology in 42 skull-base chordomas and chondrosarcomas. Eur J Radiol,2006,58:461-470.

13. Masui K, Kawai S, Yonezawa T, et al. Intradural retroclival chordoma without bone involvement-case report. Neurol Med Chir (Tokyo),2006,46:552-555.

14. Schwaber MK, Netterville JL, Coniglio JU. Complications of skull base surgery. Ear Nose Throat,1991,70:648-654,659-660.

15. Maira G, Pallini R, Anile C. surgical treatment of clival chordomas:the transsphenoidal approach revisited. J Neurosurg,1996,85:784-792.

16. Fish U. The infratemporal fossa approach for nasopharyngeal tumors. Laryngoscope,1983,93:36-44.

17. Frank G., Sciarretta V, Calbucci F, et al. The endoscopic transnasal transsphenoidal approach for the treatment

of cranial base chordomas and chondrosarcomas. Neurosurgery,2006,59(1):50-57.

18. Solares CA,Fakhri S,Batra PS,et al. Transnasal endoscopic resection of lesions of the clivus:a preliminary report. Laryngoscope,2005,115(11):1917-1922.

19. Forsyth PA,Cascino TL,Shaw EG,et al:Intracranial chordomas:a clinicopathological and prognostic study of 51 cases. J Neurosurg,1993,78:741-747.

20. Kondziolka D,Lunsford LD,Flickinger JC,et al. The role of radiosurgery in the management of chordoma and chondrosarcoma of the cranial base. Neurosurgery,1991,29:38-46.

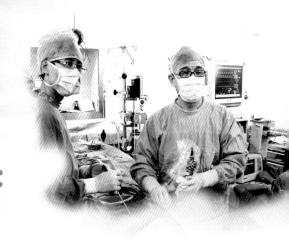

# 第七章
# 内镜经鼻岩尖区手术

## 一、概述

岩尖区域位置深在而且涉及颈内动脉、海绵窦及多组脑神经等重要的解剖结构,毗邻麦氏腔及脑干,是颅底最复杂的解剖区域之一(图7-1-1)。外科处理岩尖区病变的难度和风险很大。如何选择合适的手术入路,安全有效地实施该区域的手术一直是颅底外科医生面临的严峻挑战。2004年Jho HD提出内镜经鼻入路侧方可以暴露至卵圆孔、圆孔,也可以到达岩尖和颈静脉孔,从解剖学方面为内镜经鼻入路向岩尖的扩展提供了可能。先后有学者报道内镜经鼻岩尖活检术或岩尖病变切除术,从而证实内镜经鼻入路是外科治疗岩尖区病变可以选择的手术入路之一。

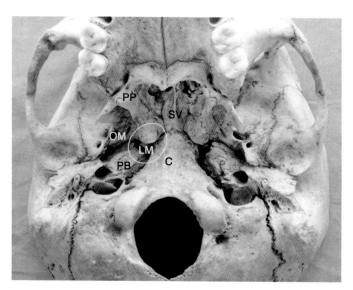

**图7-1-1　颅底外面观岩尖区解剖**
LM=破裂孔;OM=卵圆孔;PB=岩骨;C=斜坡;SV=蝶骨鹰嘴;PP=翼突

但有关内镜经鼻入路岩尖区域的解剖学研究很少,而且不是指导内镜经鼻入路动态手术过程的应用解剖学研究。以往的内镜经鼻入路岩尖区域的解剖学研究中,主要是描述内

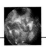 

镜经鼻入路所能暴露的最大范围,或仅描述在内镜下辨认岩尖区的解剖结构。虽然这些报道中也提出可用翼管等结构作为定位破裂孔段颈内动脉的标志,但单一的标志通常会被病变所破坏或者由于入路的需要,很容易在入路过程中被破坏,而不能有效地引导手术,从某种意义上来说并非是应用解剖学研究,而用于指引手术的理想的应用解剖标志应该是在术中相对固定的、易于寻找的且相对恒定的解剖标志。另外,内镜经鼻手术的特点是依靠内镜在进出鼻腔、鼻窦至颅底的不断移动中,利用入路过程中所能见到的表面解剖标志以及相互间的位置关系来准确地判断和辨认更深层面的解剖结构,以最终到达目标区域,所以仅仅能在内镜下辨认目标区域内的解剖结构是不够的,需要筛选出入路过程中的多个序贯性标志加以组合用以指导动态的手术过程。

## 二、内镜经鼻岩尖区的解剖

岩尖区域的范围及毗邻结构:岩尖是颞骨最内侧的锥形部分。其基底是听囊、鼓膜张肌及岩骨段颈内动脉的半管,上表面是海绵窦颈内动脉及 Meckel 腔,后表面正对桥脑小脑角,外侧起于前庭总角,向内止于内侧的 Dorello 管及岩床韧带。颈静脉孔及岩下窦位于岩尖下部。颈内动脉通过颈内动脉管沿岩尖下缘进入岩尖。内听道起于岩尖后表面的内耳门。从上向下看,以内听道划一条平行线,岩尖可以分为前后两部分。耳蜗导水管恰好在颈静脉孔内侧沿下表面进入岩尖。岩尖由松质骨及密质骨组成,有9%~30%有气化。岩尖的气化变异很大,经常即使在同一个体上,双侧气化并不相同。

以往对岩尖区的显微外科解剖学研究满足不了内镜经鼻岩尖手术的需要,所以学者们开始关注针对内镜经鼻岩尖手术的解剖学研究。1999 年,Goravalingappa R 等利用 10 个新鲜的冰冻尸头标本,采用显微镜及内镜上唇下经蝶入路解剖至岩尖的前气房,同时测量了前鼻嵴至蝶窦前壁的距离为 6.89cm、至蝶窦后壁的距离为 8.66cm、至斜坡硬脑膜的距离为 9.23cm 及蝶窦的高度为 2.77cm 等数据,较早地揭示了蝶岩斜复合体内神经血管的三维位置关系,提出中线上唇下经中隔经蝶入路至岩尖的可能性。

作为内镜颅底手术的先驱者,Jho HD 于 2004 年对内镜经鼻后颅窝进行了解剖研究,提出经鼻内镜入路侧方不局限于颈内动脉,可以暴露至卵圆孔、圆孔,也可以到达岩尖和颈内静脉孔。2007 年开始有学者开展内镜经鼻岩尖入路的解剖研究。Chatrath P 为了观察内镜经鼻入路至岩尖的可能性,解剖了 5 个尸头标本,试图寻求此入路清晰和相对固定的解剖标志。解剖前他们对尸头标本进行了 CT 扫描,在 Brain Lab™手术导航下确定是否到达岩尖。他们的结果是:在蝶窦后下壁下 1/3 处画一水平线,在颈内动脉与颅底中线之间 1/2 处画一垂直线,水平线及垂直线的交点即为进入岩尖的解剖标志。他们又分别测量了颈内动脉之间的距离、垂体至蝶窦底壁的距离及蝶窦底壁的宽度,分别是 15±3mm、16±3mm 和 26±1.6mm,由此得出的术野范围是 193±28mm²。如果磨除蝶嘴可扩大面积至 316±39mm²,术野比不磨除蝶嘴要明显扩大。因此得出内镜经鼻岩尖入路在解剖上是可行的,在导航的帮助下可以应用至经过选择的中颅底病变的病例中。

岩尖手术中最重要的血管结构即为颈内动脉。用多角度、广角内镜可观察到颈内动脉

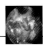

的走行上的变异。由于内镜手术的全新视角,以往文献中的关于显微镜下颈内动脉走行的描述及分段方法在内镜经鼻手术中是不能完全适用的。Herzallah 等为了帮助内镜鼻窦手术及内镜颅底手术的医师很好地理解内镜下颈内动脉走行及变异,使之更加安全、有效地手术,他们研究了内镜经鼻手术中颈内动脉的走行及变异。他们对 10 个尸头 20 侧颈内动脉进行了扩大的内镜经蝶窦入路对颈内动脉从岩骨段到其穿入脑表面的解剖暴露,记录颈内动脉有走行及变异,并将内镜手术涉及的颈内动脉部分分为岩骨段颈内动脉、破裂孔上段颈内动脉、斜坡旁颈内动脉、海绵窦后弯曲及舒展段颈内动脉、鞍旁颈内动脉,同时提出要到达破裂孔上段的颈内动脉需要沿翼管磨除蝶窦底和翼突内侧板。翼管神经可以作为寻找破裂孔上段颈内动脉前外侧点的标志。以此点为标志,水平段颈内动脉向上垂直弯曲移行为斜坡旁段颈内动脉。磨除翼管及圆孔之间的骨质,可以到达斜坡旁段颈内动脉。破裂孔上段颈内动脉及斜坡旁段颈内动脉与以往颈内动脉分段中的 C2b 段大概相符。斜坡旁段又细分为岩斜段及三叉神经段。岩斜段从破裂孔段延伸至颞骨岩部的上边缘。岩尖的骨质位于岩斜段颈内动脉的后方,在其内侧比外侧多,所以岩斜段颈内动脉的外边缘比内边缘要短。这段颈内动脉的外上边界是三叉神经第二支的下边缘,而其内上边缘即为岩尖的骨质。从内向外侧磨除斜坡的骨质可达岩尖的骨质。岩斜段颈内动脉虽然是被延伸为岩管骨膜的硬脑膜所环绕,但它是位于硬膜外的。三叉神经段的颈内动脉是位于海绵窦内。三叉神经半月节及外展神经位于此段颈内动脉的后外方。

翼管作为寻找破裂孔处颈内动脉的标志的观点被许多学者所关注,相继出现对翼管的解剖学研究。Yazar 等通过研究 150 例患者层厚 3mm、间隔 3mm 的 CT 轴位及冠状位上翼管的影像,观察翼管的位置及翼管融合的情况。他们发现 4 例(1.3%)翼管被分隔分为两部分。36% 在蝶骨体内,54%部分在蝶骨体内,10%与蝶骨体接触。翼管完全闭合的占 68%,有裂开的占 32%。悬浮于窦内者 77%翼管有裂开,而突入窦内者中有裂开的占 45%。同时他们还测量了翼管到圆孔、翼管到卵圆孔、翼管到破裂孔的距离,认为 CT 可评估翼管的位置及走行。同年 Vescan 等观察了 44 例患者的冠状位、矢状位及轴位 CT。在轴位上测翼管的长度、翼管的走行、翼腭窝的深度、颈内动脉前膝部投影与翼管的距离;在冠状位上测翼管到圆孔的距离、颈内动脉的位置与翼管的关系、蝶窦的气化程度、翼管-翼突内侧板根部的距离、翼突内侧板平面与翼管的关系。研究发现翼管的平均长度为 18mm(10~23mm),27%~30%翼管位于蝶骨内。所有的颈内动脉的前膝部均在翼管的上内侧,翼管从内向外走行者占 93%~98%。FortesFS 等对 3 个尸头标本进行内镜经鼻上颌窦入路解剖之后,发现在翼腭窝深部的神经结构,其中重要的标志是翼管及翼管神经。循翼管可到达岩尖的颈内动脉、圆孔和上颌神经,循上颌神经可到达中颅窝的 Meckel 腔,翼管神经与上颌神经之间有锥形骨质相隔,锥形的顶端指向颈内动脉。同年,Kassam 通过对 20 个尸头及 25 例患者的研究,证实了翼管对岩骨段颈内动脉的意义,认为翼管是安全进入岩斜连接处的门户,是辨认在破裂孔处岩骨水平段向垂直段过渡点的标志。所有的颈内动脉的前膝部均在翼管的上内侧,所以磨除左侧翼突时应先在翼管下方从 9 点至 3 点的方向磨除,到一定深度后再从 3 点到 9 点的方向磨除。

Osawa 等则对 10 个尸头及 10 个干颅骨的 40 侧翼管进行了研究,描述了显微镜及内镜下的翼管的位置及毗邻关系,认为翼管的解剖对内镜手术、对中颅窝入路手术都是重要的。

成对出现的翼管位于翼突与蝶骨体融合处之上,其前方开口于翼腭窝的中部,而向后方开口于破裂孔前外侧边缘的上部。翼管神经向后可达岩骨段颈内动脉前膝部的外侧表面及海绵窦前内侧部分。在海绵窦处,翼管神经延伸为岩大神经。20例翼管中的12例表面骨质的上部突入蝶窦底;有1例翼管上端裂开,其内容物暴露在蝶窦黏膜下。9例(占45%)岩骨段颈内动脉分出翼管动脉,所有皆在翼管内或翼腭窝中与上颌动脉的翼管支有吻合。翼管可通过开放蝶窦底、上颌窦后壁、鼻腔外侧壁的后部及中颅窝底部的内侧而暴露。所以翼管神经是到达颈内动脉前部、海绵窦前内侧和岩尖的重要解剖标志。应用导航系统测量了翼管的长度、翼管直径、翼管后方开口至岩骨段颈内动脉的距离、岩尖至翼管距离等。相似的结论也被国内研究所证实。

我们通过在尸头标本上模拟内镜经鼻岩尖手术的过程,筛选出内镜经鼻到达并处理岩尖区所需的各不同层面的表面标志及相互关系,根据入路过程将其确立为序贯性组合式的解剖标志,为内镜经鼻岩尖手术提供了应用解剖学参考。提出内镜经鼻岩尖手术可按照入路过程分为5阶段,即鼻腔、鼻咽、鼻窦、翼腭窝、岩尖阶段。每一阶段中均可寻找到一组相对固定的、在术中可作为路标的标志,分别是:①鼻腔区标志组包括下鼻甲、中鼻甲、鼻中隔、钩突、筛泡、蝶窦口、上颌窦口;②鼻咽区标志组包括后鼻孔上缘、咽鼓管圆枕、咽隐窝;③蝶窦区标志组包括视神经管隆起、颈内动脉隆起、视神经-颈内动脉隐窝、鞍底、斜坡凹陷;④筛窦区标志组包括纸样板、眶骨膜及眶尖;⑤上颌窦区标志组包括眶下壁眶下神经隆起以及上颌窦后壁骨质;⑥翼腭窝区标志组由蝶腭孔、翼管外口、圆孔、翼突根部骨质组成;⑦岩尖区标志组包括咽鼓管软骨、破裂孔处纤维组织及斜坡旁颈内动脉隆起。在每一个阶段中都可以参照"一组"解剖标志而不是某个"单一"标志来进行下一阶段的手术。参照这些序贯性应用解剖标志的组合,有助于精确和安全地进行内镜经鼻岩尖区手术(图7-2-1,图7-2-2)。

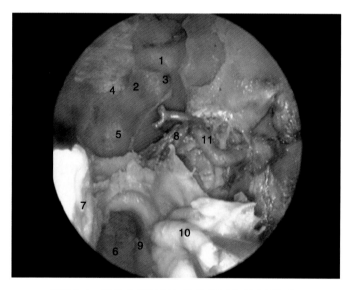

**图 7-2-1 尸头内镜经鼻入路岩尖区序列应用解剖**
1. 左侧视神经管;2. 海绵窦段颈内动脉隆起;3. 视神经颈内动脉窝;4. 鞍底;5. 斜坡;6. 鼻咽部;7. 鼻中隔;8. 蝶腭动脉;9. 咽鼓管圆枕;10. 下鼻甲;11. 颌内动脉

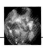

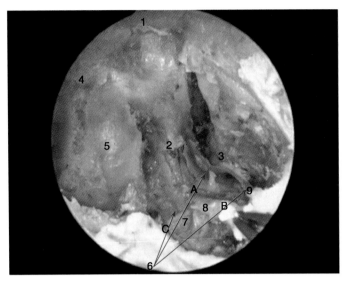

**图 7-2-2 尸头内镜经鼻入路岩尖区序列应用解剖**
1. 左侧视神经管;2. 斜坡旁颈内动脉;3. 三叉神经第二支;4. 鞍底;
5. 斜坡;6. 鼻咽部;7. 破裂孔;8. 翼管神经;9. 卵圆孔

## 三、岩尖病变的手术方法

### (一) 岩尖手术的历史沿革

岩尖病变常见的有表皮样瘤、胆固醇肉芽肿、神经鞘瘤、神经纤维瘤、脑膜瘤、脊索瘤、鳞癌、转移瘤和真菌性炎症。手术切除病变是主要的治疗方法。然而,由于岩尖区位置深在、解剖关系复杂、处理该区病变时会涉及岩骨段颈内动脉、海绵窦和三叉神经,故手术难度大、外科创伤大、并发症多。因此,岩尖病变的处理对于外科医生来说始终是一种挑战。如何处理好岩骨段颈内动脉、海绵窦和多组脑神经,尽可能在彻底切除病变同时,减少手术并发症,这一直是国内外学者们不断探讨的问题。人们尝试了各种不同的外侧硬膜内手术入路(眶上翼点入路、眶颧入路等)和外侧硬膜外手术入路(经迷路入路、经耳蜗入路、经乙状窦后入路和岩骨下入路)以及经鼻蝶入路。而且,在 2006 年以前几乎所有关于岩尖病变外科治疗的文献均是针对岩尖表皮样瘤和胆固醇肉芽肿的报告,只有 MadjidSami 等于 2001 年报告了一例经枕下乙状窦后入路切除岩尖脑膜瘤的经验。

应用显微外科技术的经迷路和耳蜗入路病变暴露清楚,有利于完整切除表皮样瘤,同时可处理获得性表皮样瘤的中耳乳突病变,但以牺牲耳蜗、前庭的功能为代价。中颅凹入路能保存原来的内耳功能,但对低位脑神经的处理受限。其术野受颞叶收缩程度的影响,总的来说比较狭窄。迷路后入路也可能保留听力和面神经功能,但牵拉脑组织的并发症发生率相对较高。枕下入路和后颅凹入路,需要收缩小脑,到达岩尖中线侧受一定限制,但同样可保留耳蜗功能。迷路下进路、耳蜗下进路暴露病变有一定限制,但可以保留耳蜗功能。尽管对牺牲残存听力来换取完整切除病变的机会存在一定争议,但完整切除病变比保存听力更为重要是大部分学者的共识。只有当病变耳为唯一有听力耳或双耳同时患病时,要充分考虑权衡利弊避免发生全聋的可能性。当术前有严重的耳聋时,术后听力不大可能提高有用的水平,所以选择经迷路和耳蜗进路更为合理,不过要根据病人的特点和需要来决定。

近年来,随着影像科学和内镜外科技术的进步,国内外学者开始尝试手术导航系统引导下经鼻蝶岩尖病变活检和内镜辅助经鼻蝶岩尖胆固醇肉芽肿和表皮样瘤切除术。岩尖区的解剖学特征使内镜经鼻蝶入路成为外科治疗岩尖病变的新途径。

1977 年 Montgomery 首先报道了开放入路的经蝶经筛处理与蝶窦后壁相邻的岩尖病变,使听力及前庭功能得以保存。从而提出对于侵入蝶窦的岩尖胆固醇肉芽肿,经蝶入路是非常适合的,但对于未向内侧生长的岩尖其他病变处理就比较困难。随着对内镜颅底入路相关解剖研究的深入、手术导航的应用及内镜颅底手术技术的提高,内镜经鼻入路开始应用于岩尖病变的治疗。

内镜经鼻入路处理成人或者儿童的岩尖病变最初应用于表皮样瘤。1994 年 Fucii 等就经内镜经鼻入路对一例直径 2.5cm 的岩尖表皮样瘤进行了成功引流并建立了引流通道,当时他就提出随着手术技术及手术器械的进步,内镜经鼻入路对于一些选择性病例将会提供充分的暴露,同时可减少并发症。1996 年 Griffith 分别对 34 岁及 24 岁的 2 例无症状的胆固醇肉芽肿的患者进行内镜经鼻入路引流,分别随访 18 个月及 12 个月,前者有术后鼻出血,而另一例则无并发症。1999 年 Goravalingappa R 在解剖学研究的基础上,应用这一入路进行了 2 例岩尖胆固醇肉芽肿的外科治疗。他们建议选择这种入路的原则是:①颅底外科团队经验丰富同时熟悉相关的入路解剖学知识;②岩尖需要充分暴露;③蝶窦的前、下壁需要充分暴露;④需要在显微镜及内镜下确认蝶窦侧方的颈内动脉;⑤需要加长的切钻及磨钻磨除斜坡骨质。2001 年 Michaelson 报道了在导航辅助下采用内镜经鼻入路成功地为 1 名 13 岁患儿切除了岩尖胆固醇肉芽肿,并且随访 6 个月,未发现并发症。2003 年 DiNardo LJ 在导航引导下对 1 名 62 岁老年的胆固醇肉芽肿患者进行引流,随访 12 个月,未发现并发症。随后多个学者分别通过内镜经鼻对胆固醇肉芽肿进行了外科治疗。2008 年 Georgalas C 报道了他的 4 例岩尖胆固醇肉芽肿,随访 6 个月至 10 年,全部引流成功并且症状缓解。

2005 年美国学者 Kassam AB 提出内镜经鼻入路适合于岩尖病变向内侧在颈内动脉膝部上方突入至蝶窦者。如果病变没有突入蝶窦,则需要分离颈内动脉的前膝部,然后轻轻外移以到达周围的岩骨。这时,通过颈内动脉的前膝部的引导可进入岩尖。翼突内侧板是关键的标志。将翼突内侧板沿垂直于斜坡的方向向上磨除 1cm,直接到达颈内动脉前膝部及岩骨段颈内动脉转为垂直段之处。该入路适合于硬膜外病变,如表皮样瘤及胆固醇肉芽肿。他还提出扩大的内镜经鼻入路是从内侧向外侧处理病变的重要工具。它主要的禁忌证就是重要的血管、神经位于肿瘤的内侧及腹侧,因为这时需要在处理肿瘤之前对这些重要结构进行处理,比如面神经通常位于神经鞘瘤的腹侧。但是肿瘤的大小、供血程度、纤维化程度及钙化程度并不是禁忌证。除此之外,还有一个重要的禁忌证就是术者的经验。术者必须经过学习曲线熟悉内镜下相应区域的解剖,同时多学科的手术团队配合成熟并且对前一级的手术非常熟练之后才能开展这一区域的手术。

在国内,笔者等在 2006 年报道了 2003 年 1 月~2006 年 4 月间对 11 例涉及岩尖区的病变实施了单纯内镜经鼻入路的外科治疗。其中脑膜瘤 1 例、脊索瘤 1 例、神经鞘瘤 1 例、胆固醇肉芽肿 1 例、曲霉菌病 1 例、恶性淋巴瘤 1 例、低分化鳞癌 4 例。结果 9 例病变获得镜下及影像学全切,1 例大部切除,1 例以活检为目的。术中颈内动脉破裂 1 例,术后行颈内动脉

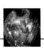

球囊栓塞术。无颅内出血、脑脊液漏、脑神经损伤及脑膜炎等并发症发生。因此笔者认为应用内镜经鼻外科技术处理岩尖病变是一种安全的、可供选择的方法,能够简单和迅速地到达岩尖,既能够达到微侵袭目的,又能够满足全切某些肿瘤的要求。近年来笔者所在的颅底外科中心已将内镜经鼻入路作为外科治疗岩尖脑膜瘤、神经鞘瘤、表皮样瘤、转移癌及侵袭性真菌病的首选手术入路。

作为世界上最重要的内镜经鼻颅底外科临床及基础研究中心之一,美国匹兹堡大学于2009年连续发表了2篇涉及岩尖区域的内镜经鼻入路手术的论文。他们对1998—2008年的900例内镜经鼻手术进行回顾,选出40例到达麦氏腔,以上颌窦及蝶腭窝作为工作通道,以眶下神经或三叉神经第二支及翼管神经血管束作为手术标志。所暴露的范围被其命名为"四角区":以颈内动脉为内下边界,三叉神经第二支为外侧界,外展神经为上界。认为此入路可直接到达麦氏腔的前下内侧,还可延伸至桥小脑脚。40例患者中患病最多的是腺样囊性癌、脑膜瘤和神经鞘瘤。术后有5例患者有至少三叉神经中的一支分布区域的面部麻木,而永久性缺损的只有2例。2例有暂时外展神经麻痹。9例(30%)术前已有第Ⅲ到第Ⅵ脑神经损伤,而术后加重。证明内镜经鼻至麦氏腔及邻近区域可暴露足够的空间,并发症低。术中轮廓化颈内动脉是不必要的,只有三种情况需要轮廓化颈内动脉:颈内动脉管骨质破坏;颈内动脉包裹;颈内动脉移位。

同年,为了探讨内镜经鼻岩尖手术的解剖及技术要点,他们对在匹兹堡大学实施的内镜岩尖手术术后资料进行回顾性研究。病例均来自单侧岩尖病变,列表回顾诊断、临床表现、内镜入路方式及临床结果。排除病变扩展至岩尖但并不是孤立于岩尖的病变(如斜坡脊索瘤扩展至岩尖)。结果如下:20例中13例是炎症性囊性病变(9例胆固醇肉芽肿,4例岩尖霉菌病),7例实性病变,其中肿瘤6例,最多的是软骨肉瘤,1例慢性骨髓炎所致的骨质增生。13个囊性病变中12个通过内镜引流,有1例手术早期即放弃。所有引流的患者症状均缓解。有1例患者引流道闭塞,但症状并未复发。另1例患者因为结痂及骨炎出现复发性头痛,再次行内镜下引流。6例肿瘤中的1例仅组织检查,5例达到影像学全切,另外1例虽达到镜下全切,但MRI复查时仍在肿瘤边缘组织影。围术期内未出现颈内动脉损伤及新的脑神经损伤。他们还通过病变与颈内动脉的关系提出一种新的入路分类的方式,把到达岩尖的手术入路分为内侧入路、颈内动脉移位的内侧入路以及经翼岩下入路(在岩骨段颈内动脉的下方入路)。手术入路的选择基于病变是位于颈内动脉的内侧还是下方、向内侧扩展的情况及病理类型。报道的6例肿瘤患者皆应用岩下入路。他们认为岩下入路更适合于岩尖肿瘤的切除,因为它可以沿着岩骨段颈内动脉下表面完全分离解剖岩尖,而内侧入路更适合于处理岩尖的内侧区域,斜坡旁颈内动脉将阻碍术者处理外侧病变。

总之,对于经验丰富的外科医生选择性地实施内镜经鼻岩尖病变的外科治疗是安全及有效的。此入路避免了经颞及经颅入路造成的听力及面神经损伤,同时可提供向鼻窦的比较大的及更自然的引流通道,另外还有避免开颅、恢复快、术后并发症少、没有外部瘢痕及住院时间短等优点。

### (二)　内镜经鼻入路的手术方法

患者取仰卧位,采用气管内插管全身麻醉。用碘伏行颜面、鼻腔和口腔消毒。患者头偏向术者15°。通常不需要使用头架固定。术中使用内镜手术系统,直径4mm、长18cm的0°和30°广角内镜(KarlStorz,Tuttlingen,德国);高速电钻,配有25cm的加长颅底手术专用手柄(瑞士,

Brien Air)。双侧鼻腔黏膜用1∶100 000肾上腺素和1%丁卡因棉片收缩两次,约5~10分钟。采用双侧鼻腔入路,3或4只手技术。即术者位于患者右侧,左手持0°或30°广角内镜,右手使用吸引器、电凝、剥离子、刮匙、咬骨钳、高速电钻以及取瘤钳等经右侧鼻腔操作。助手手持吸引器经左侧鼻腔操作,始终保持术野清晰。必要时另一只手持取瘤钳协助术者切除肿瘤。

显露岩尖区:行入路侧中鼻甲部分切除及钩突切除(图7-3-1,图7-3-2),开放上颌窦、后组筛房及蝶窦、去除患侧蝶窦前壁、显露蝶窦后外侧壁的视神经管和颈内动脉隆起(图7-3-3),用高速电钻沿视神经-颈内动脉窝向外磨除蝶窦后外壁部分骨质、开放圆孔、暴露三叉神经第二支、眶下神经、斜坡旁颈内动脉外侧和颌内动脉(图7-3-4~图7-3-7),必要时暴露视神经和鞍底、斜坡的部分硬脑膜。有时该区域的骨性结构已被病变侵蚀,必要时继续使用高速电钻向后外侧磨除翼突和岩骨内1/3骨质,显露部分岩骨段颈内动脉和海绵窦。

切除病变:对于硬膜外病变,可于内镜下用剥离子、刮匙、超声刀和取瘤钳切除病变(图7-3-8,图7-3-9),显露鞍底、斜坡、岩骨等切缘的正常骨质边界和该区的硬脑膜,从该平面将病变从硬脑膜表面分离和切除(图7-3-10)。对于硬膜内的病变,可在视神经与颈内动脉外侧、三叉神经第二支前外方的位置反复多点试穿硬脑膜,确信避开颈内动脉和海绵窦后,方可切开硬脑膜显露岩尖区硬脑膜内的病变,于内镜引导下用刮匙和取瘤钳清除病变。

硬脑膜缺损处理:对于术中硬脑膜破损或受病变侵犯而被切除者,取自体肌肉捣碎嵌入硬脑膜缺损处,外面用自体阔筋膜覆盖至正常硬脑膜处,用明胶海绵覆盖并用碘仿纱条填塞支撑(图7-3-11,图7-3-12),术后7~10天撤出碘仿纱条。

恶性肿瘤患者均被建议接受术后放射治疗或化疗。

**(三) 并发症及处理**

1. 常见的并发症 脑脊液鼻漏、脑膜炎、前组脑神经障碍、颈内动脉、海绵窦出血、脑血管意外。

2. 并发症及处理 事实上,在内镜经鼻入路岩尖病变的外科治疗过程中,中心问题在

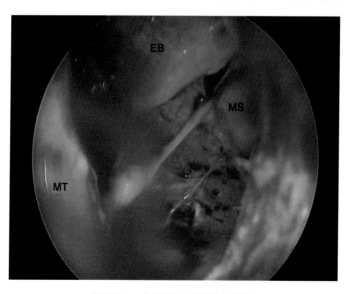

**图7-3-1 切除钩突,开放上颌窦**
MS=上颌窦;EB=筛泡;MT=中鼻甲

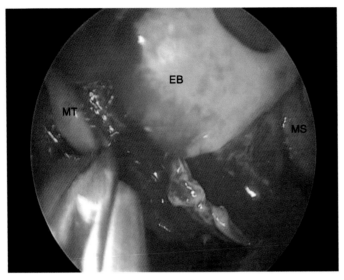

图7-3-2 中鼻甲下1/2切除
MT=中鼻甲；EB=筛泡；MS=
上颌窦

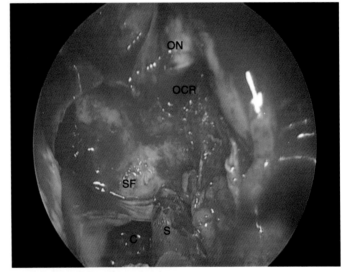

图7-3-3 开放蝶窦，显露鞍
区重要解剖结构
ON=视神经管；OCR=视神经
颈内动脉窝；SF=鞍底；C=斜
坡凹陷；S=吸引器

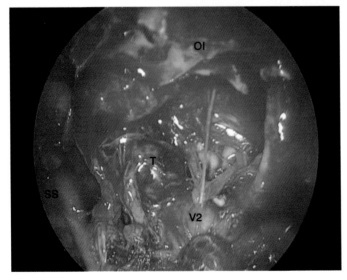

图7-3-4 切除患侧翼突并开
放圆孔
V2=三叉神经第二支；T=岩
尖肿瘤；OI=眶下壁；SS=蝶窦

**117**

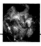 

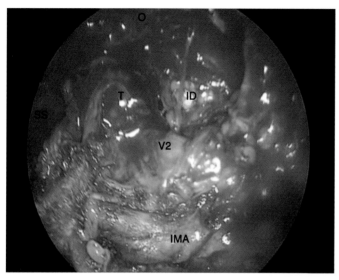

**图 7-3-5** 开放海绵窦外下壁及圆孔

V2 = 三叉神经第二支；T = 岩尖肿瘤；IMA = 颌内动脉；ID = 颞下硬脑膜；O = 眶；SS = 蝶窦

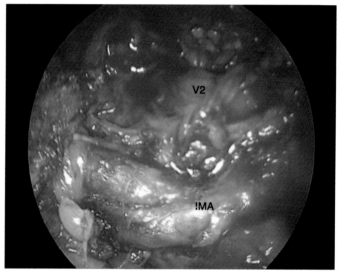

**图 7-3-6**
IMA = 颌内动脉；V2 = 三叉神经第二支

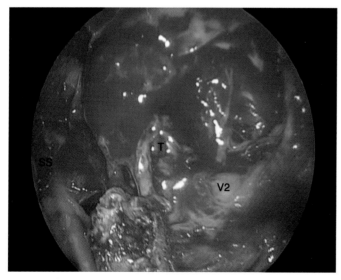

**图 7-3-7**
V2 = 三叉神经第二支；T = 岩尖肿瘤；SS = 蝶窦

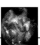

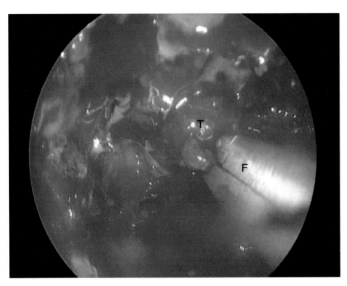

图 7-3-8 切除岩尖肿瘤
T=岩尖肿瘤;F=取瘤钳

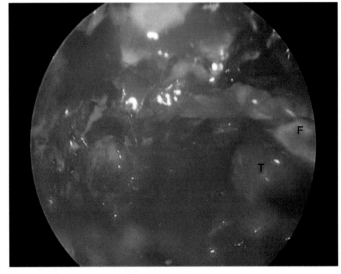

图 7-3-9 切除岩尖肿瘤
T=岩尖肿瘤;F=取瘤钳

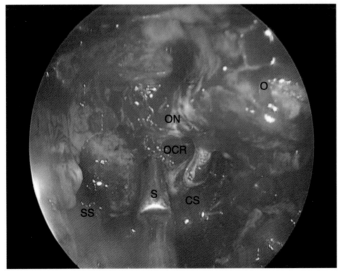

图 7-3-10 显露岩尖周围
结构
CS=海绵窦;OCR=视神经颈
内动脉窝;ON=视神经;O=
眶;SS=蝶窦;S=吸引器

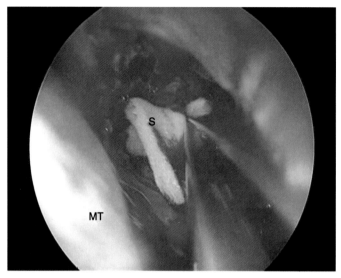

图 7-3-11 切除肿瘤之后填塞术腔

S=明胶海绵;MT=中鼻甲

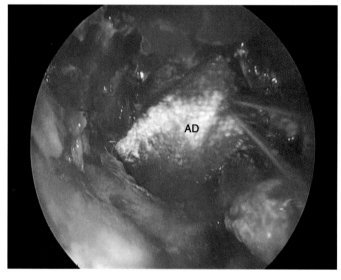

图 7-3-12 用人工硬脑膜覆盖术腔表面

AD=人工硬脑膜

于处理岩骨段颈内动脉和海绵窦。如何完全切除病变而又确保颈内动脉和海绵窦不受损伤,将直接关系到患者的预后。有些恶性肿瘤常常包绕甚至侵犯颈内动脉壁。若不处理这部分病变,就会影响到预后;而彻底清除这部分病变时,有时难以避免地造成颈内动脉损伤。

笔者有 1 例恶性肿瘤侵犯了颈内动脉破裂孔段,术中完全暴露该段颈内动脉并清除动脉周围病变后,发现颈内动脉有一处小的破损,开始仅有少量出血,很快便越出越迅猛,迅速行蝶窦腔及前、后鼻孔碘仿纱条填塞,术后行颈内动脉球囊栓塞术,发生脑梗死,致右侧肢体偏瘫,随访 3 个月下肢恢复正常,上肢肌力三级。所有病例无颅内出血、脑脊液漏、脑膜炎、视神经损伤、海绵窦综合征和内分泌功能障碍等并发症的发生。术中早期识别视神经、颈内动脉以及病变与硬脑膜及骨性结构的边界对正确处理病变以及减少并发症有重要意义。一旦发生脑脊液鼻漏,应予以修补,同时注意避免填塞物过多进入颅内而压迫或损伤血管、神经而产生症状,否则需再次手术取出。应当强调的是上述可能出现的并发症并非经鼻内镜入路所特有的,经各种入路行岩尖区手术时均可导致这些并发症发生。

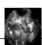

## 四、典型病例

病例1:男性,35岁,岩尖表皮样瘤。因间断性右侧面部抽搐15年、面瘫6个月、右枕部疼痛1周。于2011年5月4日入院。缘于15年前无明显诱因出现右侧面部抽搐,无头痛。6个月前患者出现右侧面瘫,进行性加重。2周前患者出现间断性头部胀痛,行头部CT及MRI检查提示"桥小脑角区占位",3日前患者头晕、恶心及呕吐,呕吐物为胃内容物,遂就诊于我院,以"桥小脑角占位"收入我科。查体:生命体征平稳,查体配合。神清语明,双侧瞳孔等大同圆,直径3.5mm,对光反射灵敏。可见左视及上视眼震。右侧眼睑闭合不全,右侧额纹消失,右侧面部感觉减退,肌肉萎缩,张口悬雍垂左偏,伸舌居中,右侧味觉减退。四肢肌张力正常,肌力Ⅴ级,腱反射存在,共济运动尚可,深浅感觉存在,未引出病理反射。头部CT检查:右侧岩尖区可见类圆形低密度影,边界清晰,脑干受压明显,岩骨近端高密度影消失(图7-4-1A)。MRI显示右侧岩尖区可见大小约为3cm×4cm占位,T1W呈低信号,T2W呈高

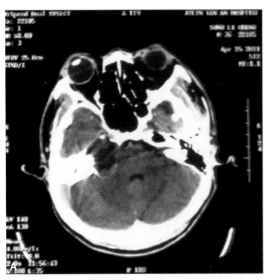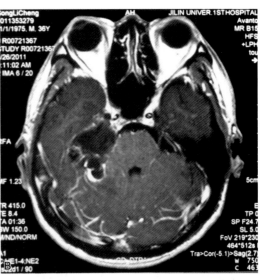

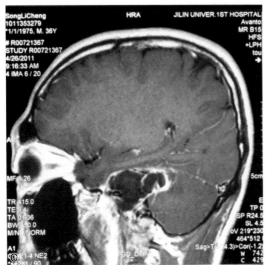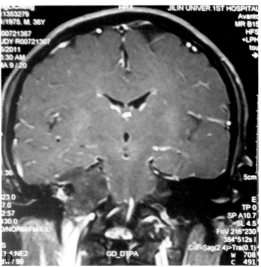

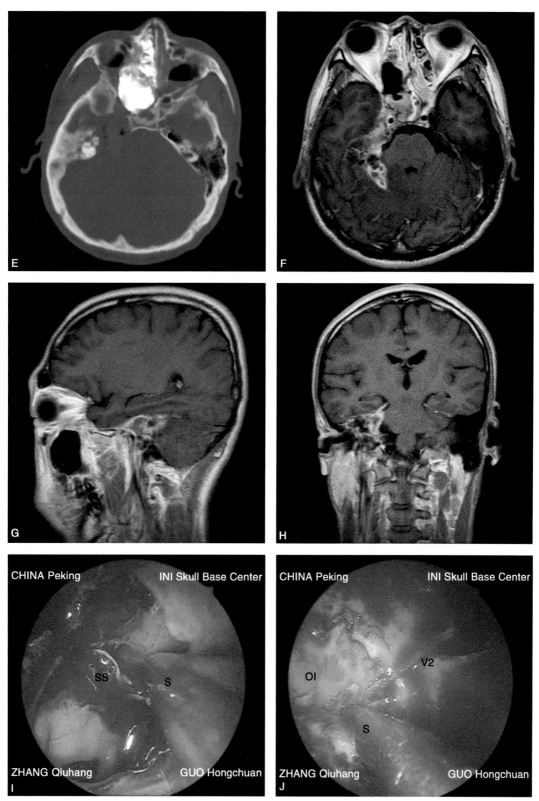

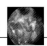

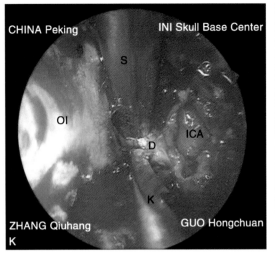

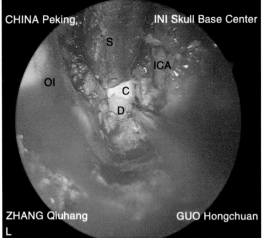

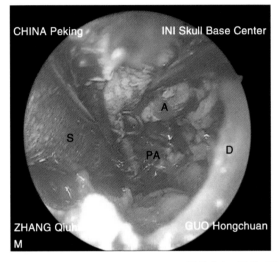

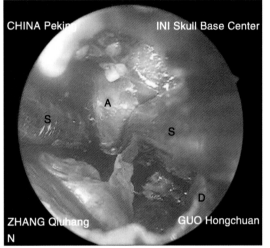

**图 7-4-1　男性,56 岁,岩尖表皮样瘤**

A. 术前 CT 轴位显示岩尖一个低密度占位伴岩骨骨质破坏;B～D. 术前 MRI 轴位、矢状位、冠状位增强显示右侧岩尖一个囊性占位,没有强化;E. 术后复查 CT 轴位岩尖区未见肿瘤信号;F～H. 术后 MRI 轴位、矢状位、冠状位增强显示右侧岩尖囊性占位消失,呈术后改变;I. 开放蝶窦(SS＝蝶窦,S＝吸引器);J. 显露岩尖区(V2＝三叉神经第二支,OI＝眶下壁,S＝吸引器);K. 切开岩尖硬脑膜(D＝硬脑膜,ICA＝颈内动脉,OI＝眶下壁,K＝硬脑膜切开刀,S＝吸引器);L. 刮除岩尖表皮样瘤(C＝表皮样瘤,D＝硬脑膜,ICA＝颈内动脉,OI＝眶下壁,S＝吸引器);M. 刮除岩尖区残留的表皮样瘤样物(A＝蛛网膜,PA＝岩尖,D＝硬脑膜,S＝吸引器);N. 吸出表皮样瘤皮(A＝蛛网膜,D＝硬脑膜,S＝吸引器)

信号,增强后肿物无强化(图 7-4-1B～D)。术前诊断为岩尖表皮样瘤。2011 年 5 月 8 日全麻下行内镜经鼻入路岩尖表皮样瘤切除术,手术经过顺利,内镜下彻底清除表皮样瘤样病变(图 7-4-1K～P),手术时间 5 小时,术中出血 700ml,未输血。无术中及术后并发症。术后病理诊断为表皮样瘤。术后面神经功能改善,余无明显变化。患者于术后一周出院。复查 CT 及 MRI 显示病变被清除(图 7-4-1E～H)。

病例 2:男性,39 岁,岩尖转移癌。患者头痛、右颜面麻木、右侧视力减退、声音嘶哑 2 个

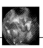
月,于 2005 年 11 月入宣武医院。患者两个月前因鼻咽癌曾行放化疗。MRI 显示肿瘤侵犯右侧岩尖,T1W 和 T2W 呈等信号,T1W 增强扫描呈均匀性强化(图 7-4-2AB)。PET-CT 显示岩尖区哑铃型高代谢灶(图 7-4-2C)。术前诊断为鼻咽癌颅底转移。于 2005 年 12 月 3 日采用内镜经鼻入路显露斜坡旁、破裂孔及岩骨段颈内动脉,彻底切除岩尖部肿瘤(图 7-4-2F ~ H)。手术经过 3 小时,术中出血 700ml,无术中及术后并发症。术后 10 天复查 MRI 增强显示肿瘤完全切除(图 7-4-2DE),随访 18 个月局部无复发,但出现远处转移,并于 9 个月后死亡。

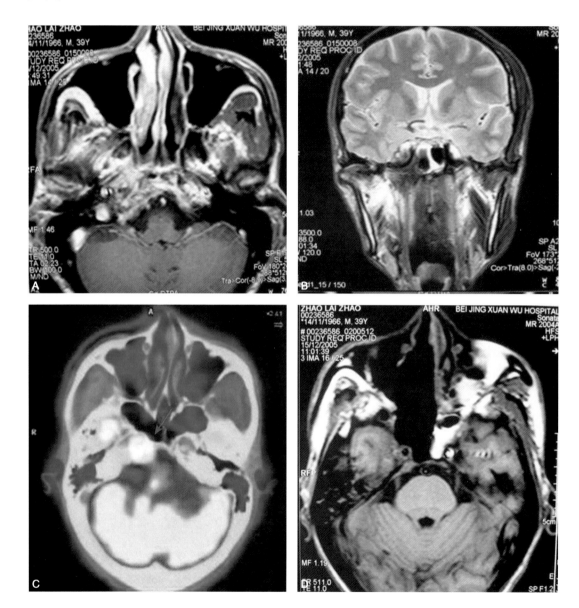

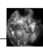

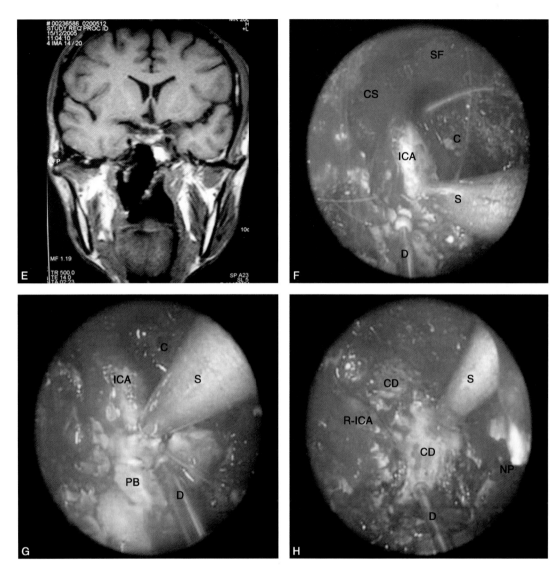

**图 7-4-2　男性,39 岁,岩尖转移癌**

A. 术前 MRI 轴位增强显示右侧岩尖一个强化的占位;B. 术前 MRI 冠状位增强显示右侧岩尖一个强化的病变包绕斜坡和破裂孔区颈内动脉;C. PET-CT 显示岩尖区哑铃型高代谢灶;D. 术后 MRI 轴位显示包绕斜坡区颈内动脉的肿瘤被完全切除;E. 术后 MRI 冠状位显示包绕斜坡及破裂孔区颈内动脉的肿瘤被完全切除;F. 使用高速电钻切除斜坡旁颈内动脉管的骨质,显露颈内动脉(ICA=颈内动脉,C=斜坡,CS=海绵窦,SF=鞍底,S=吸引器,D=钻头);G. 使用电钻沿斜坡旁颈内动脉外膜切除破裂孔区和纤维化之肿瘤,并切除内 1/3 的岩骨(ICA=破裂孔段颈内动脉,PB=岩骨,C=斜坡,D=钻头,S=吸引器);H. 切除部分斜坡及岩骨,使病变周围有一个 1 公分左右的安全界(R-ICA=右侧颈内动脉,CD=斜坡硬脑膜,NP=鼻咽部,S=吸引器,D=钻头)

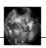

病例3:女性,35岁,岩尖表皮样囊肿。因左腿运动障碍、伴左侧外展神经麻痹及双眼视力下降一年半,于2011年4月30日入院。查体:生命体征平稳,查体配合。神清语明,双侧瞳孔等大同圆,对光反射灵敏。左侧外展神经瘫,未见其他脑神经异常。四肢肌张力正常,肌力Ⅴ级,腱反射存在,共济运动尚可,深浅感觉存在,未引出病理反射。CT显示左侧岩尖区可见类圆形低密度影,边界清晰,脑干受压明显。岩骨近端高密度影消失(图7-4-3A)。MRI显示左侧岩尖区可见大小约为5cm×4cm占位,T1W呈低信号,T2W呈高信号,增强后肿物无强化(图7-4-3BC)。术前诊断为岩尖表皮样瘤。2011年5月3日全麻下行内镜经鼻入路岩尖表皮样瘤切除术,手术经过顺利,内镜下彻底清除表皮样瘤样病变(图7-4-3G~R),手术时间90分钟,术中出血200ml,未输血。无术中及术后并发症。术后病理诊断为表皮样瘤。患者于术后10天出院,复查MRI显示病变被清除(图7-4-3D~F)。

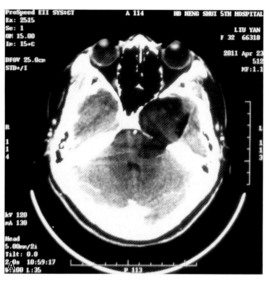
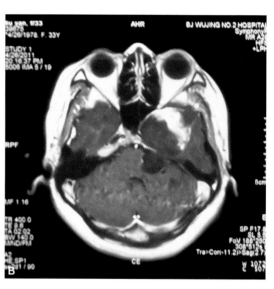
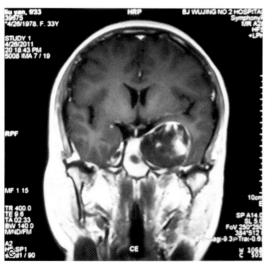
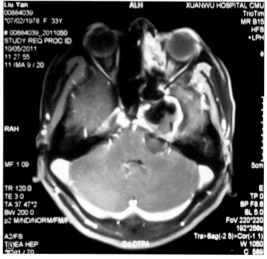

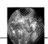

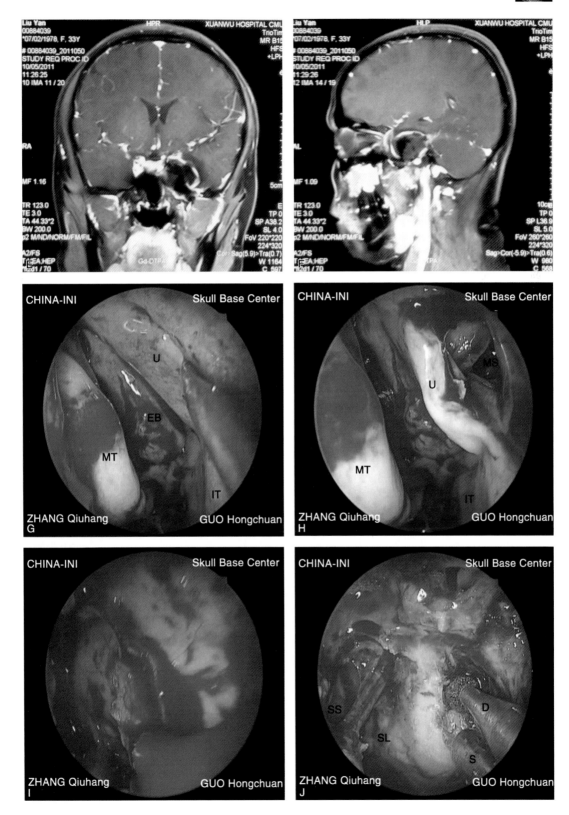

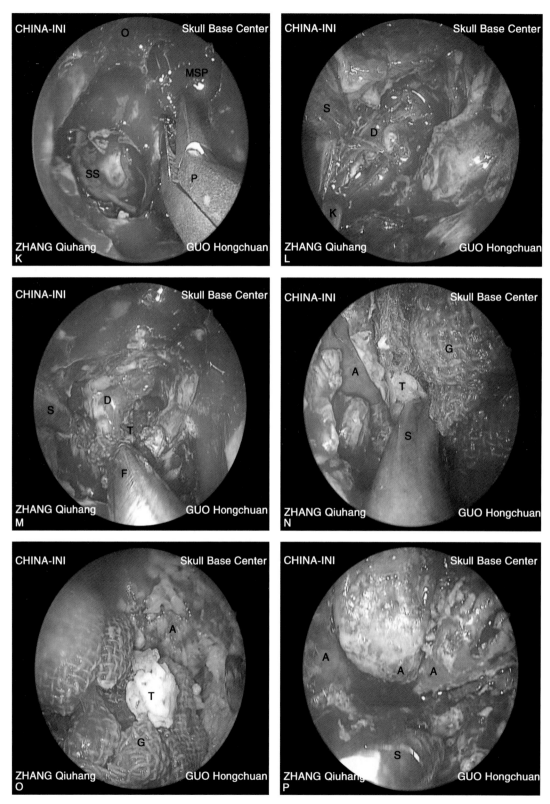

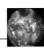

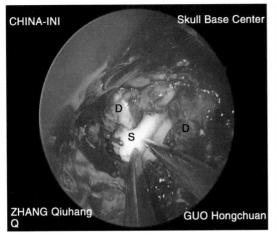
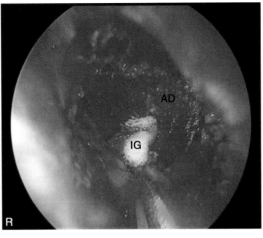

**图 7-4-3 女性,35 岁,岩尖表皮样囊肿**

A. 术前 CT 轴位显示左侧岩尖区可见类圆形低密度影,边界清晰,脑干受压明显,岩骨近端高密度影消失;B. 术前 MRI 轴位显示左侧岩尖区一大小约为 5cm×4cm 占位,T1W 增强后呈无强化的肿物;C. 术前 MRI 冠状位显示左侧岩尖区一低信号囊性肿物,部分区域呈高信号,肿物压迫斜坡旁颈内动脉使其向中线移位;D ~ F. 术后 MRI 轴位、冠状位和矢状位增强,显示肿瘤被完全切除;G. 切除钩突(U=钩突,EB=筛泡,MT=中鼻甲,IT=下鼻甲);H. 开放上颌窦(MS=上颌窦,U=钩突,MT=中鼻甲,IT=下鼻甲);I. 开放上颌窦后见蝶窦外侧壁向中线膨隆;J. 磨除蝶窦外侧壁骨质(SL=蝶窦外侧壁,SS=蝶窦,D=钻头,S=吸引器);K. 切除上颌窦后壁骨质(MSP=上颌窦后壁,P=咬骨钳,SS=蝶窦,O=眶);L. 切开岩尖区硬脑膜(D=硬脑膜,K=硬脑膜切开刀,S=吸引器);M. 切除硬膜内肿瘤(T=肿瘤,D=硬脑膜,F=取瘤钳,S=吸引器);N. 切除岩尖硬膜内肿瘤(T=肿瘤,A=蛛网膜,G=纱条,S=吸引器);O. 切除岩尖硬膜内肿瘤(T=肿瘤,A=蛛网膜,G=纱条);P. 切除肿瘤之后显露岩尖区增厚的蛛网膜(A=蛛网膜,S=吸引器);Q. 使用明胶海绵填塞术腔(S=明胶海绵,D=硬脑膜);R. 用人工硬脑膜覆盖硬脑膜缺损表面,碘仿纱条填塞术腔(AD=可吸收人工硬脑膜,IG=碘仿纱条)

内镜经鼻入路进行岩尖病变切除时,暴露的解剖区域可从鞍底向后下至枕大孔、向外侧至圆孔和卵圆孔。故可考虑的适应证有位于该区域的脊索瘤、神经鞘瘤、嗅神经母细胞瘤、脑膜瘤、血管母细胞瘤、血管纤维瘤、表皮样瘤、真菌病以及生长或转移至该区域的其他恶性肿瘤等。内镜经鼻蝶岩尖手术中值得注意的主要问题有:①对于单手操作,常用的双极电凝等器械体积大,可供操作的通道狭小,不利于止血的问题,可采用带吸引功能的电凝器;②对于镜头易污染,影响手术操作的问题,可用生理盐水冲洗术腔或使用内镜冲洗系统;③应选择高速磨钻(8 万转/分以上),手柄带喷水管,助手负责协助吸引术野内血液和注入的盐水;④内镜相关手术器械不配套,所用器械多为显微手术设计,用于鼻腔鼻窦手术的内镜手术器械长度短,不适于颅底手术。应注意备好必需的手术器械,以免切除病变困难及增加并发症的机会;⑤加强内镜经鼻手术训练,提高操作的准确性和迅速性;⑥加强助手的训练,助手的默契配合是完成内镜经鼻颅底手术所不可缺少的条件。

应用内镜经鼻外科技术处理岩尖病变,特别是硬膜外的病变是一种安全的、可供选择的新方法。这种入路能够简单和迅速地到达岩尖,且既能够达到微侵袭目的,又能够满足全切肿瘤的要求。然而该技术需要术者熟悉内镜颅底解剖、内镜颅底手术操作及颅底各区域病变丰富的外科经验,同时对于相关的手术设备和手术器械也有较高的要求。手术导航系统的辅助将有助于彻底清除病变和减少并发症。

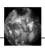 

# 参 考 文 献

1. 张秋航,孔锋,严波.内镜经鼻岩尖病变的外科治疗.中国微侵袭神经外科杂志,2006,11:435-437.

2. 孔锋,张秋航,魏宇魁,等.内镜经鼻岩尖手术中序贯性组合式解剖标志的确立.中国微侵袭神经外科杂志,2010,15:416-419.

3. Derald EB,Elizabeth HT. Surgical Management of Petrous Apex Cholesterol Granulomas. Otology & Neurotology,2002,23:529-533.

4. Friedrich B,Sabine K,Thomas S,et al. Magnetic Resonance Imaging-Guided Biopsies of the Petrous Apex and Petroclival Region. Otology & Neurotology,2001,22:383-388.

5. Brodsky JA,Robertson JH,Shea J,et al. Cholesterol granulomas of the petrous apex:combined neurosurgical and otological management. J Neurosurgery,1996,85:625-633.

6. Douglas EM. Endoscopy-assisted surgery of the petrous apex. Otolaryngology Head and Neck Surg,2004,130:229-241.

7. Giddings NA,Brackmann DE,Kwartler JA. Transcanal infracochlear approach to the petrous apex. Otolaryngol Head Neck Surg,1991,104:29-36.

8. Franklin DJ,Jenkins HA,Horowitz BL,et al. Management of petrous apex lesions. Arch Otolaryngol Head Neck Surg,1989,115:1121-1125.

9. Montgomery WW. Cystic lesions of the petrous apex:transsphenoid approach. Ann Otol Rhinol laryngol,1977,86:429-435.

10. Griffith AJ,Terrell JE. Transsphenoid endoscopic management of petrous apex cholesterol granuloma. Otolaryngol Head Neck Surg,1996,114:91-94.

11. Eisenberg MB,Haddad G,Al Mefty O. Petrous apex cholesterol granulomas:evolution and management. J Neurosurg,1997,86:822-829.

12. Gacek RR. Diagnosis and management of primary tumors of the petrous apex. Ann Otol Rhinol Laryngol,1975,34(suppl 18):1-20.

13. Jho HD,Carrau RL. Endoscopic endonasal transsphenoidal surgery. Experience with 50 patients. J Neurosurg,1997,87(1):44-51.

14. Jho HD,Ha HG. Endoscopic endonasal skull base surgery:Part 1-The middle anterior fossa skull base. Minim Invasive Neurosurg,2004,47(1):1-8.

15. Sinfou M,Chavez JM,Pierre GS,et al. Percutaneous Biopsy of Cavernous Sinus Tumors through the Foramen Ovale. Neurosurg,1997,40(1):106-108.

16. Supler ML,Friedman WA. Acute Bilateral Ophthalmoplegia Secondary to Cavernous Sinus Metastasis:A Case Report. Neurosurg,1992,31(4):783-786.

17. Jho HD,Ha HG. Endoscopic endonasal skull base surgery:Part 3-The clivus and posterior fossa. Minim Invasive Neurosurg,2004,47(1):16-23.

18. Alfieri A,Jho HD,Schettino R,et al. Endoscopic Endonasal Approach to the Pterygopalatine Fossa:Anatomic Study. Neurosurg,2003,52(2):374-378.

19. Goravalingappa R,Han JC,Mangiardi J,et al. Endoscopic/Microscopic approach to sphenopetroclival complex:an anatomical study. Skull Base Surgm,1999,9:33-39.

20. Chatrath P,Nouraei SA,De Cordova J,et al. Endonasal endoscopic approach to the petrous apex:an image-guided quantitative anatomical study. Clin Otolaryngol,2007,32:255-260.

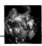

21. Herzallah IR,Casiano RR. Endoscopic endonasal study of the internal carotid artery course and variations. Am J Rhinol,2007,21:262-270.

22. Yazar F,Cankal F,Haholu A,et al. CT evaluation of the vidian canal localization. Clin Anat,2007,20:751-754.

23. Vescan AD,Snyderman CH,Carrau RL,et al. Vidian canal:analysis and relationship to the internal carotid artery. Laryngoscope,2007,117:1338-1342.

24. Fortes FS,Sennes LU,Carrau RL,et al. Endoscopic anatomy of the pterygopalatine fossa and the transpterygoid approach:development of a surgical instruction model. Laryngoscope,2008,118:44-49.

25. Kassam AB,Vescan AD,Carrau RL,et al. Expanded endonasal approach:vidian canal as a landmark to the petrous internal carotid artery. J Neurosurg,2008,108:177-183.

26. Osawa S,Rhoton AL,Jr,Seker A,et al. Microsurgical and endoscopic anatomy of the vidian canal. Neurosurgery,2009,64:385-411,discussion:411-412.

27. 彭振兴,尹金淑,胡吟燕,等. 内镜下经鼻入路暴露岩尖的解剖研究. 中国耳鼻咽喉头颈外科杂志,2010,17:591-594.

28. Fucci MJ,Alford EL,Lowry LD,et al. Endoscopic management of a giant cholesterol cyst of the petrous apex. Skull Base Surg,1994,4:52-58.

29. Michaelson PG,Cable BB,Mair EA. Image-guided transphenoidal drainage of a cholesterol granuloma of the petrous apex in a child. Int J Pediatr Otorhinolaryngol,2001,57:165-169.

30. DiNardo LJ,Pippin GW,Sismanis A. Image-guided endoscopic transsphenoidal drainage of select petrous apex cholesterol granulomas. Otol Neurotol,2003,24:939-941.

31. Presutti L,Villari D,Marchioni D. Petrous apex cholesterol granuloma:transsphenoid endoscopic approach. J Laryngol Otol,2006,120:e20.

32. Oyama K,Ikezono T,Tahara S,et al. Petrous apex cholesterol granuloma treated via the endoscopic transsphenoidal approach. Acta Neurochir(Wien),2007,149:299-302;discussion 302.

33. Dhanasekar G,Jones NS. Endoscopic trans-sphenoidal removal of cholesterol granuloma of the petrous apex:case report and literature review. J Laryngol Otol,2011,125:169-172.

34. Prabhu K,Kurien M,Chacko AG. Endoscopic transsphenoidal approach to petrous apex cholesterol granulomas. Br J Neurosurg,2010,24:688-691.

35. Georgalas C,Kania R,Guichard JP,et al. Endoscopic transsphenoidal surgery for cholesterol granulomas involving the petrous apex. Clin Otolaryngol,2008,33:38-42.

36. Kassam AB,Gardner P,Snyderman C,et al. Expanded endonasal approach:fully endoscopic,completely transnasal approach to the middle third of the clivus,petrous bone,middle cranial fossa,and infratemporal fossa. Neurosurg Focus,2005,19:E6.

37. Kassam AB,Prevedello DM,Carrau RL,et al. The front door to meckel's cave:an anteromedial corridor via expanded endoscopic endonasal approach-technical considerations and clinical series. Neurosurgery,2009,64:71-82;discussion 82-83.

38. Zanation AM,Snyderman CH,Carrau RL,et al. Endoscopic endonasal surgery for petrous apex lesions. Laryngoscope,2009,119:19-25.

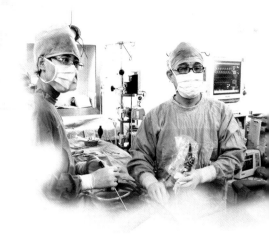

# 第八章
# 内镜经鼻海绵窦手术

## 一、海绵窦的概念

海绵窦位于蝶鞍两侧,为不规则的、狭长的六面体形,具有上、下、前、后、内侧和外侧6个壁,也有人认为呈5面体结构。窦内结构复杂且与诸多重要结构毗邻,因此它是神经解剖学、影像学和神经外科学颇为关注的区域,也是形态学上存在争议的区域。争议的焦点在于海绵窦究竟是一个充满血液的静脉窦,还是一个静脉丛?(Parkinson D,1998;Dolenc VV,1994;Day JD 等,1994)

海绵窦这一名词最早于1732年由Winslow提出,但"海绵窦"一词在他的文献中仅出现过一次。后来学者认为这种鞍旁充满静脉血的小梁纤维结构类似于阴茎海绵体,故命名为海绵窦。20世纪中叶以前,海绵窦一直被认为是一个包容着颈内动脉的静脉囊。Taptes(1982)通过对成人新鲜标本、新生儿和胎儿标本的解剖观察,提出了一个新的概念,即海绵窦是一个静脉丛,而并非是静脉窦。Parkinson(1965)起初也认为海绵窦是一个静脉囊,但1973年他用静脉腐蚀标本重新认识到海绵窦是由粗细不等的静脉所组成的一个不规则的静脉丛,多次分支又多次汇合,不完全地包绕着颈内动脉,蝶鞍侧方的静脉通路是一个静脉网。此后,Parkinson、Kim、Bonneville 等认为应将海绵窦改为鞍旁结构。Parkinson(2001)提出鞍旁结构实际上是从眼眶到骶骨这条细长神经轴硬膜外结构的一段,共性就是都有无瓣的静脉丛、动脉、神经和脂肪组织。尽管许多文献仍沿用海绵窦这一术语,但鞍旁结构已经被大家接受和应用。虽然目前多数学者认为,海绵窦是一个由硬脑膜皱襞分开形成的硬膜外间隙,并非静脉窦,而是静脉丛,但是海绵窦的概念之争仍悬而未决。海绵窦是静脉丛的观点仍面临一些困难,尤其是在颈内动脉海绵窦瘘病因的解释上。

海绵窦的概念由静脉囊向静脉丛转变具有重要的临床意义,如果海绵窦是静脉丛,则切开海绵窦壁只是进入血管外间隙并没有进入静脉窦的管腔,修复手术虽然是在通常所说的海绵窦内进行,但实际上是在动脉和静脉的管腔之外操作(Ozdogmus 等,2003)。其动静脉瘘的修复可以用单纯的夹闭、结扎或缝合的方法。海绵窦手术最担心的就是出血,若海绵窦是一个大的静脉囊腔,颈内动脉穿行而过,则手术切开海绵窦壁即进入静脉窦腔内,那么海绵窦手术将在静脉腔内进行(WeningerWJ 等,1997),出血是必然的。

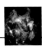

## 二、海绵窦的解剖结构

1. 海绵窦的位置　　位于颅中窝蝶骨体的两旁,其内侧为蝶鞍和垂体,内下侧为蝶骨体和骨膜,前方达前床突和眶上裂,后方至后床突和岩骨尖部,外侧为颞叶内面硬脑膜,外侧下部为三叉神经半月节腔,即 Mechels 腔(KawaseT 等,1996)。

海绵窦间隙分为前、后、内、外、上、下六组间隙,各组间隙所含内容、毗邻关系以及间隙的出现率,在不同层面有所不同;在同一层面,两侧也有差异,其中内、外、上组变异较大。向海绵窦侵犯的垂体腺瘤首先侵入海绵窦的内组间隙,而鞍旁脑膜瘤和三叉神经鞘瘤以侵犯海绵窦外下间隙为主,眶内肿瘤首先侵犯前下间隙。颈内动脉海绵窦水平段外下侧有一个大而恒定的静脉间隙,出现率为100%;水平段与内侧壁之间的内侧间隙出现率为69%,如果颈内动脉与垂体外侧壁相贴,此间隙消失;在颈内动脉下方与蝶骨之间亦存在有静脉间隙,出现率为54%。

2. 海绵窦的壁

(1) 海绵窦的上壁(顶):上壁也称为海绵窦的顶,是海绵窦成分上方的硬膜区域,位于海绵窦外侧壁和内侧壁的上端。海绵窦的顶是楔形的。这个楔形结构的前部边缘在内侧和颈内动脉 C2 段的起点的前缘相对应;在外侧面和眶上裂的外侧末端相对应;后内侧中点是后床突;后外侧点是第四脑神经的硬膜出口。海绵窦的顶由两条结构组成:前面的骨性结构为蝶骨小翼的内侧半部分,而后侧为硬脑膜的一层。前床突位于海绵窦顶的前侧部分上面(Miyazaki Y 等,1994)。上壁的解剖学构造比较复杂,它由三个三角区构成:床突三角、动眼神经三角和颈内动脉三角。动眼神经和颈内动脉三角的内侧区域是鞍膈的延续。上壁和外侧壁和后壁一样由两层硬膜构成:硬脑膜和骨质膜(图 8-2-1)。定义上壁的界限比较困难,因此若想完全打开这层壁进而达到暴露颈内动脉床突段的目的,需要移去前床突(Campero A 等,

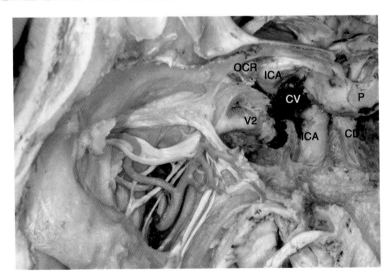

**图 8-2-1　尸头矢状位解剖显示海绵窦形态、范围及毗邻结构**
CV = 海绵窦静脉丛;ICA = 颈内动脉;V2 = 三叉神经第二支;OCR = 视神经颈内动脉窝

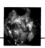

2010)。在海绵窦的上壁有一个微小的蛛网膜池,也就是所谓的动眼神经池,和第三脑神经伴行(Martins C 等,2006)。此池从第三脑神经传入上壁的硬膜一直延伸到前床突的尖端。因解剖学的原因第三脑神经并不直接处于海绵窦的上壁内,而是浸润在此池的脑脊液之中。鞍隔由两层硬脑膜组成。这两层向前方延续到覆盖蝶骨平板和前颅窝的硬脑膜。向后方延续到鞍背和斜坡的硬膜。在外侧鞍隔被内侧壁限制,在中央,硬膜孔有垂体柄穿过,其直径有一定的变化(Yasuda A 等,2004)。在海绵窦的 6 个壁当中,上壁也就是海绵窦的顶的解剖学构造是最难予以阐述的。Campero(2010)认为将海绵窦分成 3 个三角将更容易解释海绵窦的解剖细节。动眼神经三角是进入海绵窦内部的手术入路的区域,这个三角正是第三脑神经池的所在。因此完全可以不打开海绵窦本身,只需打开此池便可以对第三脑神经进行松解和游离(Martins,2006)。Hukuba(1989)将海绵窦上壁由颈内动脉穿出硬脑膜处、动眼神经进入海绵窦处和后床突外缘 3 点围成的区域称为内侧三角,此三角无重要结构,经此切开上壁比较完全。

上壁的外界为小脑幕缘的硬膜皱折(即前岩床韧带),内界为鞍隔的硬膜缘或后床突与视神经内缘的连线,前界为前床突基底部和镰状韧带(即视神经管外缘到鞍结节的硬脑膜皱折),后界为后岩床突韧带(Umansky,1994)。海绵窦上壁可人为地划分为 4 个三角:①Dolenc 前内侧三角:内侧边(9.42mm±2.43mm)为视神经,外侧边(10.2mm±2.36mm)为动眼神经,底边(7.68mm±2.13mm)为硬膜缘。②Hakuba 内侧三角:颈内动脉床突上段与鞍隔相交外侧点,动眼神经穿经硬膜进入海绵窦外侧壁内侧交点,后床突外缘,三点连线形成Hakuba 内侧三角;内侧边为 7.81mm±1.98mm,外侧边为 6.90mm±1.62mm,底边为 4.24mm±1.51mm。③颈动脉三角:内侧边(12.10mm±3.12mm)为鞍隔硬膜,外侧边(11.08mm±3.74mm)为床突间韧带,底边(10.80mm±2.38mm)为沿前床突内缘,由其尖端到神经管颅口内缘。④动眼神经三角:内侧边(11.08mm±3.74mm)为床突间韧带,外侧边(19.57mm±2.53mm)为前岩床皱壁,底边(13.49mm±3.25mm)为后岩床皱襞。

(2)海绵窦的内侧壁:海绵窦的内侧壁可以分成两个部分——蝶鞍部分和蝶窦部分。蝶鞍部分是一层将垂体凹和海绵窦的静脉间隙分割开来的薄片结构。而蝶窦部分则是由衬在蝶骨的颈内动脉沟的硬脑膜部分构成。海绵窦内侧壁位于蝶骨体和颈内动脉沟的外侧,它的前面的边界沿着起始于视柱和蝶骨体的汇合处,向下经过眶上裂的内侧缘到圆孔的下缘之间的一条直线延伸。而上界位于鞍膈水平,由从视柱和蝶骨体的汇合处到后床突的直线形成。内侧壁的下缘从圆孔的上缘向后侧延伸,越过蝶骨小舌,到达位于岩骨斜坡裂隙上侧末端。其后界是后床突和岩骨斜坡裂隙上缘连线。蝶鞍和蝶骨两部分比较容易辨认。

蝶鞍部分形成了蝶鞍的外侧壁,其直接和垂体囊接触但是很容易分离。此部分形成海绵窦内侧壁的硬膜非常薄而不能像衬在蝶鞍上下前后壁的硬膜那样分成两层。内侧壁比较薄弱的特性可以解释垂体肿瘤易于向海绵窦侵袭的原因和此壁层在磁共振扫描中难以呈现的事实(Cottier,2000;Dietmann,1998;Knosp,1993)。除了垂体的外侧面仅被一层薄的硬膜覆盖之外,其他四个面所覆盖的硬膜均可分成两层,在此硬膜之间有海绵间窦走行。而将海绵窦内侧壁分开的垂体囊是一层非常薄半透明的膜并紧密附着在垂体腺上。与形成蝶鞍部分呈相对简单四边形状的硬膜相比,蝶骨部分的组成更为复杂。此结构可以分成三部分:前

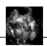

部由衬在位于颈内动脉沟内的颈内动脉床突段内侧硬膜形成,此段在上下方被硬膜环的上下缘所限制。从前床突上下表面延伸的硬膜包绕颈内动脉;中间部分有衬在位于蝶鞍底的外侧缘下方的颈内动脉沟的硬膜所形成;后部沿前床突和鞍背的外侧缘延伸,终止于岩骨斜坡裂隙的上界。虽然蝶骨部分和蝶鞍部分都由一层硬膜构成,但是蝶骨部分是骨膜层,而蝶鞍部分是硬脑膜层。

关于海绵窦内侧壁的解剖学构造存在一些争议。一些学者认为并不存在内侧壁(Dietmann,1998;Kehrli,1998),而其他一些学者认为内侧壁并不完整而存在缺失的部分(Oldfield,2006;Yokoyama,2001)。Kawase(1996)等指出在垂体和海绵窦之间存在由硬脑膜组成的壁。硬脑膜构成的海绵窦内侧壁质地疏松柔软,因此可能允许来自或朝向垂体腺的浸润。Destrieux 等(1998)描述了位于由基底硬膜折叠形成的硬脊膜囊内的垂体腺,认为此硬膜囊在垂体周围形成了一个紧密的套将其和周围结构分隔开来,而硬脑膜囊的外侧部分形成了海绵窦的内侧壁。而按 Dolenc(1977;1989;2004)的论述,垂体腺瘤是通过此垂体窝的外侧壁的缺陷处向海绵窦侵入的。他的研究结果显示垂体窝外侧壁存在裂隙。Yasuda 等(2004)报道在垂体腺和海绵窦之间存在一层明显的硬膜结构。Peker(2005)认为位于窝内的垂体外侧有两种结构:直接覆盖垂体腺的是垂体囊,而蝶鞍的最外侧壁由硬膜组成。垂体囊完整的包绕垂体表面,并且和人体其他腺体的囊性质相同。

(3) 海绵窦的外侧壁:一般认为海绵窦的外层由两层硬膜组成,最外层为硬脑膜层,而内层为骨膜层。外层的两层结构均由覆盖颅中窝底的硬膜向外延续而成。海绵窦外侧壁与顶壁的脑膜层及鞍隔相延续,衬在颅前窝表面。向后衬在鞍背表面和斜坡上。脑膜层继续向前延续形成硬膜环的上缘。围绕颈内动脉和视神经鞘。同时,骨膜层向前侧和内侧延续形成此环的下缘围绕颈内动脉。海绵窦的外侧壁很容易被分成两层:内层和外层。这几层也扩展到海绵窦的底,正对大脑实质的外层也比较容易从内层剥离。

向内侧为海绵窦上壁的硬膜,向前为覆盖蝶骨大翼窝的硬膜,向后侧为小脑幕。最外层较厚,呈珍珠似的灰色。内层较薄透明,其中有第三、第四、第五对脑神经走行穿过海绵窦到达眶上裂。包绕第三脑神经的内层较厚,容易分离。而包绕第四、第五脑神经第一分支的内层较薄通常和最外层紧密附着,造成了厚度比较均一的外壁(图8-2-2)。在这两层之间有一个在手术上非常重要的卵裂面,因为其允许不经海绵窦的静脉间隙而进入到最内层,且可以得到对脑神经的暴露。

Umansky(1982)对有关海绵窦外侧壁的解剖性质进行了归纳,他们的两层结构概念已经得到了解剖学界和外科学界的认可。此概念为海绵窦外侧壁由硬脑膜形成的外层和由第三、第六和少部分第四脑神经的硬膜套形成的内层所构成。此层又称为质膜层。位于这两层之间的卵裂面可以为海绵窦手术提供一个平面,而不用破坏蛛网膜下间隙。Janjua 等(2008)的研究发现在这两层之间存在着独立的一层:这个中间层有高密度胶原成分和少量细胞,且能从硬脑膜层分离。这两层紧紧地附着在小脑幕切迹和眶上裂上,因此中间层可以在任何一层被分离出来。Umansky(1982)认为在神经进入眶上裂的区域很难分离这两层,而 Janjua(2008)认为可以分离这两层。除此之外,Goel(1997)认为最外层可以分成2或2个以上的层次,他指出最外层硬膜在后方最厚。在治疗相关疾病时,对于病变的定位决定了中

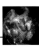 

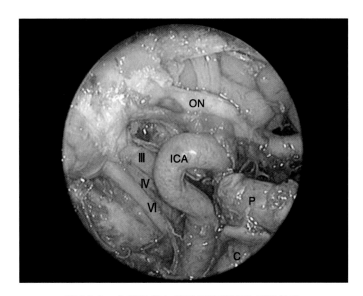

**图 8-2-2　内镜经鼻入路显示海绵窦外侧壁结构**
Ⅲ＝动眼神经；Ⅳ＝滑车神经；Ⅵ＝外展神经；ICA＝颈内动脉；ON＝视神经；P＝垂体；C＝斜坡

间层解剖知识的应用。选择位于的硬脑膜层和中间层之间的层面会获得质膜层对脑神经的附加保护，降低再手术率。

CS 外侧壁及其三角：CS 外侧壁前界是眶上裂内侧部，后界是颞骨岩尖，上界是前床突外缘和前岩床皱襞的连线，下界在 CS 前、中份位于眼神经与上颌神经之间（图 8-2-3），在 CS 后份位于三叉神经节内侧面。CS 外侧壁由深、浅两层组成：浅层由硬膜组成，光滑且致密；深层主要由穿行于外侧壁内的动眼神经、滑车神经、眼神经及上颌神经的神经鞘膜及神经鞘膜间的网状膜组成。两层间连接疏松，易于分离。CS 外侧壁有 4 个三角，分别是：①旁内侧三角：内侧边为动眼神经，外侧边为滑车神经，底边为小脑幕硬膜缘；②Parkinson 三角：内侧

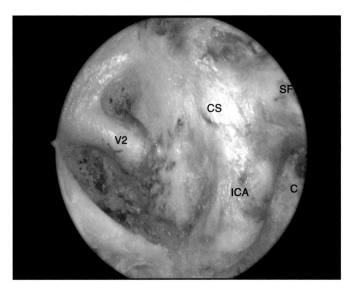

**图 8-2-3　内镜经鼻入路显示海绵窦下壁**
CS＝海绵窦；ICA＝颈内动脉；V2＝三叉神经第二支

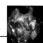

边为滑车神经,外侧边为眼神经上缘,底边为小脑幕硬膜缘;③Mullan 三角(前外侧三角):内侧边为眼神经,外侧边为上颌神经,底边为眶上裂与圆孔的连线;④外侧三角:内侧边为上颌神经,外侧边为下颌神经,底边为圆孔与卵圆孔连线(图 8-2-4)。

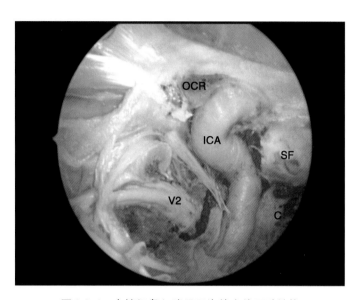

**图 8-2-4　内镜经鼻入路显示海绵窦外下壁结构**
V2=三叉神经第二支;ICA=颈内动脉;OCR=视神经颈内动脉窝;SF=鞍底硬脑膜;C=斜坡

经海绵窦外侧壁的手术中常用的三角有 Parkinson 三角和 Mullan 三角(Tuccar,2000)。Parkinson 三角是一尖端指向眶尖的三角,当脑神经平行重叠行走时,其上边为这两条脑神经的下缘。当两者分离时,则上边为滑车神经下缘,下边为三叉神经眼支的上缘,后边是三叉神经根、滑车神经进入海绵窦处两点之间的硬脑膜缘。切开此三角区的海绵窦外侧壁可显露海绵窦前下腔、后上腔、内侧腔,颈内动脉前曲部、水平部、后曲部及其分支脑膜垂体干、海绵窦下动脉和外展神经。如果滑车神经紧贴眼神经,则 Parkinson 三角消失。Mullan 三角(Mullan,1979)是由三叉神经眼支的下缘、上颌支的上缘和眶上裂内下缘与圆孔的连线所围成,切开此三角可显露海绵窦前下腔、颈内动脉前曲部和外展神经。Mullan 三角与 Parkinson 三角联合,可显露颈内动脉海绵窦段全程。在海绵窦上壁,Hukuba 三角和动眼神经三角较常应用。Hakuba 三角(Hakuba,1989)即内侧三角,由后床突前缘、动眼神经门前缘和颈内动脉出海绵窦处外缘三点连接所围成,切开此三角可暴露海绵窦的外侧腔、颈内动脉前升部、前曲部及海绵窦下动脉以及外展神经。动眼神经三角由床突间韧带、前岩床韧带和后岩床韧带所围成,切开此三角可暴露颈内动脉海绵窦水平部、后升部、脑膜垂体干和外展神经进入海绵窦的起始段。在解剖学上还有一些三角区,但临床应用较少。在对海绵窦分区的解剖学研究中,不仅仅是在海绵窦壁上划分出多个三角区以便安全进入,而且由于颈内动脉在海绵窦内迂回行走,颈内动脉与海绵窦各壁之间存在不同大小的间隙。Inoue(1990)从不同方向观察海绵窦,并将窦内腔隙分为不同类型。从上壁观察有外侧间隙优势型、内侧间隙优势型和中间型,从侧壁观察有后上间隙优势型、前下间隙优势型和中间型。

(4)海绵窦的前壁:海绵窦前壁是由包括自上而下排列的眶上裂和圆孔的蝶骨大翼的

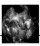

前中部形成的相对较浅的一个长方形结构。第三、第四对脑神经和第五脑神经的第一分支穿过眶上裂,而第五脑神经的第二分支穿过圆孔(图8-2-5)。

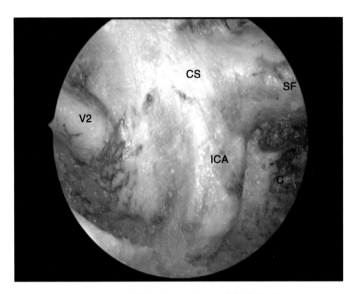

**图8-2-5 内镜经鼻入路显示海绵窦前壁**
CS=海绵窦;ICA=颈内动脉;V2=三叉神经第二支;SF=鞍底

(5)海绵窦的后侧壁:在后上方,后侧壁和位于后床突和颞骨岩部的上侧边界之间构成小脑幕边缘的蝶岩韧带相毗邻;而下方则为岩尖部。斜坡的上外侧边缘位于后侧壁内侧边缘的2/3的位置。三叉神经节占据了岩尖部附近,由覆盖三叉神经切迹的硬脑膜形 Meckel 腔。其位于颈内动脉岩部内侧和海绵窦后部,岩大神经、岩尖和破裂孔下方。后壁三角有:①下外侧三角:内侧边为滑车神经在天幕缘处与 Dorello 管入口处连线,外侧边为岩静脉注入岩上窦处与 Dorello 管入口处连线,底边为岩尖的;②下内侧三角:内侧边为 Dorello 管入口与后床突连线,外侧边为滑车神经在天幕缘处与 Dorello 管入口连线,底边为岩尖。

3. 海绵窦段脑神经及走行 与海绵窦密切相关的神经有动眼神经、滑车神经、三叉神经第一支及外展神经。动眼神经和滑车神经在动眼神经三角区内穿过海绵窦的顶(图8-2-2)。此区的三个角分别位于岩尖部、前后床突。而三角形的边则是由这三个结构之间的硬脑膜联系折叠而成。

动眼神经自大脑脚间发出后,自后床突后上方和海绵窦上壁进入海绵窦,行走在外侧壁的前上部,从前床突基底部的外方和眶上裂内侧出海绵窦,同时经 Zinne 腱环进入眼眶内。衬在床突的下表面的硬膜将床突和动眼神经相分隔,并从起始于硬膜环下缘并围绕在颈内动脉的床突动眼神经膜处向内侧延伸。从而在眶上裂近端发出其上下分支并支配六条眼外肌中的四条以及瞳孔括约肌。动眼神经主要由小脑后上动脉和海绵窦下动脉供血。在磨除前床突外下缘时可能会损伤此神经,颈内动脉床突上段(即 C2 段)动脉瘤会压迫动眼神经,引起同侧动眼神经瘫痪(Yousry,1999)。

滑车神经在动眼神经三角后外侧的顶端进入了海绵窦的顶,在前后岩床硬膜皱襞汇合处掺入海绵窦的顶之后,滑车神经走行正在动眼神经下方的海绵窦外侧壁。在前床突水平,滑车神经在位于动眼神经上表面和衬在前床突及视柱的硬膜之间处,从外侧向内侧穿过。在穿过眶上裂之后,滑车神经穿过提肌起始点到达眶的内侧部分,从而支配上斜肌。滑车神经的解剖位置变化较大,它从海绵窦上壁后外角、后床突后下方的前后岩床韧带夹角进入外侧壁,或先进入小脑幕游离缘内行走一段距离后,再入海绵窦外侧壁动眼神经下方,滑车神经进入眶上裂后向外行走在 Zinne 腱环外上方入眼眶(Yousry,1999)。值得注意的是滑车神经极细,且未在 Zinne 腱环内,从眶上裂外侧入海绵窦时应注意保护。

眼神经(三叉神经第一分支)和动眼神经、滑车神经为海绵窦外侧壁包绕。眼神经沿滑车神经下方走行至眶上裂,在此分成了三个分支泪神经、额神经支、鼻睫神经。仅有 Meckel 腔的内侧壁的上缘和加塞神经节的上 1/3 部分直接位于海绵窦的外侧。三叉神经的第二分支——上颌神经行于海绵窦外侧壁之下,而并非属于海绵窦外侧壁本身。海绵窦的末端恰好位于在上颌神经上缘之上,同时海绵窦的内侧和外侧壁在此形成一龙骨型的汇合。

三叉神经半月节被硬脑膜和蛛网膜包裹,并在三叉神经节的后 2/3 形成 Meckel 腔,内侧面与颈内动脉后升部夹有外展神经,三叉神经节前 1/3 覆盖在海绵窦外侧壁后部。三叉神经节向前、向下发出眼神经、上颌神经、下颌神经。眼神经呈扁薄带状排列于海绵窦外侧壁中央,在眶上裂处分为泪腺神经、额神经和鼻睫神经进入眶内,且只有鼻睫神经在 Zinne 腱环内穿过。上颌神经呈带状覆盖海绵窦外侧壁后下经圆孔出颅。下颌神经从卵圆孔出颅。三叉神经节内侧面有三叉神经感觉神经元胞体,而三叉神经内侧紧贴颈内动脉后升部外侧壁。

外展神经是唯一行走在海绵窦腔内的脑神经。它出脑后向前上行走经岩尖内侧、蝶岩韧带上方,从海绵窦后壁中央的 Dorellos 管进入海绵窦,然后紧贴颈内动脉后升部向前行走。在眶上裂处紧贴眼神经内侧面,有时它分为两支,均经 Zinne 腱环内入眼眶(Kehrli,1998)。交感神经丛附着于颈内动脉海绵窦段后升部,发出神经纤维随三叉神经和外展神经进入不同的效应器。由于这些解剖上的特点,在进行海绵窦内的手术中触及这些神经时,患者可能会出现血压突然升高、心率突然变化等情况(Mariniello,2000)。有文献报道外展神经与海绵窦的位置关系变化较大。Harris 等发现,外展神经在海绵窦中不总是单干,常常分成 2 根或更多,最多可达 5 根。外展神经常常以单束的形式穿过斜坡的硬膜层,但是在海绵窦内它可以分成 5 束。围绕颈内动脉海绵窦段的交感神经丛发出分支到达外展神经。从外展神经发出这些交感神经纤维到达眼支所属的支配瞳孔扩大肌的睫长神经。由于外展神经在海绵窦中位置与形态变异较多,颈内动脉手术和海绵窦肿瘤切除,应注意避免其损伤(Tabuki,2000;Yousry,1999;Ziyal,2004)。

4. 颈内动脉海绵窦段及其分支　颈内动脉海绵窦段一般分为 5 段:后垂直部、后曲、水平部、前曲、前垂直部(图 8-2-6)。平均长度 18mm,平均直径 5.85mm。海绵窦内颈内动脉的分支主要有:脑膜垂体干、海绵窦下动脉和垂体被膜动脉(Rhoton,2002;Marinkovic,2001)。Inoue 和 Rhoton(1990)报道颈内动脉海绵窦段的分支出现率最多的为脑膜垂体干(88%),其次为海绵窦下动脉(84%)(又称为颈内动脉海绵窦外侧干)。脑膜垂体动脉也称为背侧主干动脉,常起始于的后曲段的凸起中 1/3(Tubbs,2007)。Inoue 等将其分成完全型和非完全型两种。其中完全型又进一步分成 3 支血管:①小脑幕动脉:向后进入小脑幕;

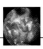

②垂体下动脉:向内进入垂体下方;③脑膜背动脉:分布于斜坡。而非完全型是指三支中的一支或多支直接起始于颈内动脉海绵窦段,其中以脑膜背侧动脉最常见。海绵窦下动脉起源于水平部的下或外壁,从外展神经上跨过的频率为96%,常常发出4条分支:小脑幕缘支、眶支、上颌支和下颌支。此动脉及其分支参与脑神经海绵窦段的血供(Tekdemirl,1998)。

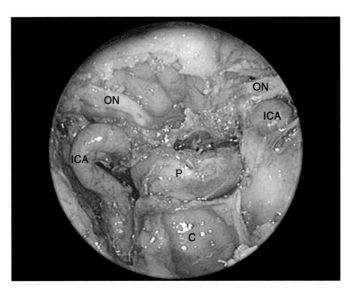

**图 8-2-6　内镜经鼻入路显示海绵窦段颈内动脉及毗邻结构**
ICA=颈内动脉;ON=视神经;P=垂体;C=斜坡

颈内动脉从颞骨岩尖部前下方出颈内动脉管以后,向上行走至蝶鞍的后下角,即后床突的外侧,再直角转向前内进入海绵窦,水平前行约20mm达前床突内下,再转向上穿出海绵窦顶。因此颈内动脉在海绵窦内形成S形弯曲,此段颈内动脉称为虹吸部,分为后升部、后曲部、水平部、前曲部、前升部五个部分(Kim,2000)。小儿颈内动脉海绵窦段则无弯曲的虹吸部,而是一条垂直向上行走的血管。随着年龄的增长,颈内动脉海绵窦段逐渐向前弯曲形成虹吸部(Weinger,1999)。前升部在前床突内侧,故又称床突段。床突段颈内动脉上包绕有两个纤维环,起固定颈内动脉的作用。近心端环(下环)在骨性前床突平面上方,由海绵窦外侧壁深层硬脑膜组成。远心端环(上环)在骨性前床突平面下方,由浅层硬脑膜组成,两环的前内侧部分薄而松,易从颈内动脉上分离,两环的后侧厚,与颈内动脉粘连紧,不易从颈内动脉上分离。切开远、近两环,可移动颈内动脉。

了解颈内动脉分布的起始部、分支及其分布情况,可为临床手术提供解剖学上的依据,在手术过程中避免损伤这些动脉后引起的大出血和脑神经因缺血而引起的功能丧失。

5. 静脉及其交通支　海绵窦是静脉窦腔还是静脉丛,目前仍有争议。但可以肯定它接受许多颅内引流静脉,并与颅外静脉有广泛的交通支(图8-2-7)。每侧海绵窦在前方与蝶腭窦、眼静脉、大脑浅静脉相通,侧面与脑膜中动脉周围的静脉相连,后方引流到基底窦、岩上窦和岩下窦(Spektor,1997)。基底窦附着在鞍背上,是两侧海绵窦之间最恒定、最大的交通支。两侧海绵窦还通过海绵间窦相通,它位于垂体窝的硬脑膜之间。海绵间窦有前、下、后三个,前间窦的出现率为98.2%,下间窦的出现率为93.3%,后间窦的出现率为53.3%。在经蝶垂体腺瘤手术中,应注意避免其损伤。

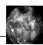

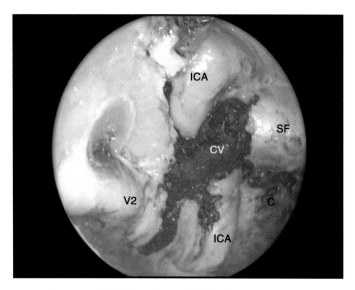

图 8-2-7　内镜经鼻入路显示海绵窦静脉丛及毗邻结构
CV=海绵窦静脉丛；ICA=颈内动脉；V2=三叉神经第二支；SF=鞍底硬脑膜；C=斜坡

## 三、显微外科入路的海绵窦手术

不断增加对海绵窦解剖的新认识和新观念是开展海绵窦外科的理论基础。海绵窦相关解剖学研究在国内外已经有许多报道，无论是基础还是临床的研究均获得了一些新的认识，但也存在着一些分歧和争议。目前大多数学者认为海绵窦既不是静脉窦，也不是静脉囊，而是静脉丛。故其传统的名称与其本质并不相符合，应考虑重新命名。但这一观点在临床应用时还有许多的问题，对于一些相关问题运用新观点解释还有待进一步的研究。对于海绵窦壁与膜的分层及具体的定义还存在一定的争议，但其研究大部分是基于海绵窦外科入路的研究。因此对于海绵窦结构的阐明，有利于外科医生选择更为安全、捷径的海绵窦手术入路。由于海绵窦内结构复杂，有静脉丛、颈内动脉和多组脑神经，使海绵窦手术的术后存在脑神经障碍的风险。如何避免新的脑神经障碍，并且尽可能改善术前的脑神经障碍是外科医生所面临的巨大挑战。

海绵窦内最常见的肿瘤有侵袭性垂体腺瘤、脑膜瘤、神经鞘瘤、原发的恶性肿瘤和转移瘤。

El-Kalliny 等(1992)根据病变的范围将海绵窦肿瘤分为 3 种类型。Ⅰ型：肿瘤位于海绵窦内，包括内侧壁和外侧壁；Ⅱ型：肿瘤仅位于海绵窦侧壁的两层硬膜之间，即内、外层之间；Ⅲ型：侵袭性病变，累及海绵窦的内、外、上、下和后壁。

随着海绵窦的显微解剖学研究的深入，Parkinson 首先提出了与海绵窦外科相关的 Parkinson 三角，为切开海绵窦外侧壁直接处理海绵窦内病变开创先河。之后相继有众多学者发现并提出了外侧壁、上壁及后壁的其他三角。

1. 海绵窦上壁入路　海绵窦上壁呈不规则四边形，前边是视神经颅口和前床突基部，

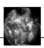

后边是后岩床皱襞，内边是后床突与视神经颅口内缘的连线，外边是前岩床皱襞和前床突的外缘上壁可人为地划分为4个三角，有Dolenc三角、Hakaba内侧三角、动眼三角及颈动脉三角。切开海绵窦上壁，进入海绵窦，可以避开走行于海绵窦两侧壁的动眼神经和滑车神经，切开上壁主要涉及的是颈内动脉的前膝段。经硬膜外途径，通过Dolenc三角磨开前床突和视神经管，形成一锥形腔隙，称为床突间隙（clinoid space）。Dolenc（1983）发现海绵窦上壁包绕前床突，在前床突分二层，分别附着前床突上面和下面，形成远环（the distal ring）和近环（the proximal ring）。远环和近环之间使部分颈内动脉C3段位于海绵窦外，这样就可在不进入海绵窦的情况下暴露颈动脉长4~6mm左右。在夹闭眼动脉动脉瘤时，可在此处实施阻断。磨除床突，切开远环和近环，则可移动颈内动脉。切开动眼三角，可暴露海绵窦的后上间隙，颈内动脉海绵窦段前膝段（即C3段），脑膜垂体干的发出点，外展神经出Dorello管进入海绵窦内起始部分。切开颈动脉三角，可显示颈内动脉海绵窦段（即C4段）的前1/3部分，前膝部，脑膜垂体干起点，海绵窦的内侧壁，海绵窦的内腔。上述三个三角在临床工作中常联合应用，可处理海绵窦内各种肿瘤以及床突旁动脉瘤。海绵窦上壁两层，在动眼三角处易于剥离，在颈动脉三角处上壁两层相对较难剥离。

2. 海绵窦外侧壁入路　海绵窦的外侧壁由深、浅两层组成。浅层由硬膜层组成，光滑、致密。深层主要由动眼神经、滑车神经、眼神经进入海绵窦的神经鞘膜组成，不完整。这两层之间连接疏松，也就是说海绵窦外侧壁极易与内侧壁相分离（Umansky，1982）。

剥离海绵窦外侧壁可归纳为两种方法：Parkinson法（1965）经Parkinson三角，即滑车神经和眼神经之间的入路。在海绵窦后部外侧壁深层中，只有上方的滑车神经和下方的眼神经，从解剖学上来看在海绵窦后部两者间隙较大。另外，此处外侧壁深层较薄或不完整，透过硬膜可辨认出动眼神经和眼神经，为手术切开提供了方便。经此三角入路可很好地显露海绵窦的外下部和后部，可见颈内动脉的后升部、后曲和水平部、脑膜垂体干和海绵窦下动脉等。切开自动眼神经入海绵窦上壁处之下4mm，沿动眼神经、滑车神经下缘的坡度向前2cm止，再自该切口中点纵向作一切口，然后可分离海绵窦外壁深浅两层，这种分离外壁的方法称"十字切开法"。

另一种是Dolenc（1983）和VanLoveren（1991）所采用瓣形切开法，自后床突外侧近滑车神经入海绵窦上壁处，沿小脑幕游离缘内面和动眼神经间向前，自动眼神经入海绵窦上壁处，转至海绵窦的外壁，向前经蝶骨嵴和蝶顶窦下，眶上裂上，向下外侧方切开，达卵圆孔。而后剥离海绵窦外壁的浅层，即可显示海绵窦内侧壁。

切开Parkinson三角（Parkinson，1965；Sekhar，1987、1989）与旁内侧三角一样，可暴露海绵窦外侧腔、前下腔和后上腔。如向下方牵拉颈内动脉海绵窦段，还可显示内侧腔和垂体外侧面，颈内动脉海绵窦段的外、上、下面，后膝部，后垂直段的外、后面，脑膜垂体干和海绵窦下动脉。如经Dolenc三角磨除前床突，两者联合应用则可显示颈内动脉前膝段和海绵窦段的外侧面。切开（磨开）Mullan外侧三角（Mullan，1979），可显露海绵窦前下腔、外展神经、颈内动脉前膝段下外侧面，可暴露眼静脉。前外侧三角很少单独应用，常与其他三角联合应用。从硬膜外入路切开此三角硬膜，则可暴露上颌神经、下颌神经。环形磨开卵圆孔，电凝

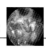

并切断脑膜中动脉,向上内侧方牵开下颌神经,则可有助于显露后上腔、颈内动脉神经节段、海绵窦段后 2/3 部分,并可增加 Kawase 后内侧三角(Kawase,1985)磨除范围。这两个三角与 Parkinson 三角联合应用,可显示颈内动脉海绵窦段全长。磨开 Glasscock 三角(VanLoveren,1991;Glasscock,1983)颅底骨可显露颈内动脉岩骨段膝部和水平部。切断岩浅大神经,电凝并切断脑膜中动脉,磨开 Kawase 三角并切断颈内动脉岩段垂直部入口处纤维环,可对颈内动脉实施颅内段暂时阻断,与磨开 Dolenc 三角及前床突联合应用,暂时性阻断颈内动脉前膝段,则可孤立行于海绵窦内的颈内动脉,或实施病变处颈内动脉旷置、颈内动脉海绵窦段搭桥术(Sekhar,1987、1989;Dolenc,1985)。磨开 Kawase 后内侧三角早期用于夹闭基底动脉动脉瘤(Kawase,1985),当岩尖处肿瘤向前方侵袭海绵窦时,可通过 Kawase 三角磨除岩骨,不损伤内耳结构,切除上斜坡肿瘤(Miller,1993)。

3. 海绵窦后壁入路 海绵窦后壁有两个三角,内下三角和外下三角。这两个三角很少单独使用,当肿瘤发生于岩尖、上斜坡,并向前侵入海绵窦时,可通过幕上、下联合入路辨认与这两个三角相关的滑车神经、外展神经、三叉神经,并可向前追寻,进入海绵窦内。当海绵窦内肿瘤较大,已无法辨认与海绵窦相关的脑神经时,也可以通过这两个三角向前追寻并辨认位于海绵窦内的脑神经,进入海绵窦的后上腔(Van Loveren,1991;Sekhar,1987;Miller,1993;Samii,1997)。

海绵窦病变的显微外科入路中,以外侧壁入路和外侧壁-上壁的联合入路最为常见。上壁联合外侧壁入路可暴露海绵窦内的所有结构和内侧腔、外侧腔、前下腔,只是后上腔显露不佳。

## 四、内镜经鼻入路的海绵窦手术

自从 Parkinson 于 1965 年首次描述了经海绵窦外侧壁入路的颈内动脉海绵窦漏的直接外科手术之后,海绵窦病变的切除便成为一个挑战。由于海绵窦的解剖结构非常复杂且重要,包含海绵窦段颈内动脉,第三组、第四组、第六组脑神经,三叉神经第一支以及包绕颈内动脉的静脉丛,故被称之为珠宝盒(jewelry box)。随着显微颅底外科的开展,有关海绵窦的显微解剖学研究以及显微外科经颅入路和经蝶入路的海绵窦手术先后被描述。然而,由于显微镜的筒状视野使显微经蝶入路的外科显露非常有限,仅限于鞍区,不可能获得对海绵窦直接的视觉效果,Hardy 鼻窥器也限制了手术器械的活动范围,因此尽管有文献报告采用显微镜蝶入路切除侵犯海绵窦的垂体腺瘤的可能性,但是几乎所有临床报告都是限于外科治疗蝶鞍和鞍上的病变。由于内镜外科技术在鞍区和岩尖病变的外科治疗方面日臻成熟,并且越来越显示出优势,使其在海绵窦手术中应用成为可能。近年来关于内镜经鼻入路切除海绵窦病变可行性的解剖学研究和临床探索也开始出现。其中绝大多数是解剖学报告,仅有少数几篇是切除侵犯海绵窦内侧壁垂体腺瘤的临床报告。这些作者建议内镜技术可以用于切除侵犯海绵窦的垂体腺瘤或海绵窦病变的活检。Doglietto 等于 2009 年报告了他关于显微外科与内镜外科经鼻蝶入路到达海绵窦的比较解剖学研究,提出内镜经鼻入路比显微入

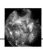

路具有更好的海绵窦显露和器械的活动范围。然而,人们关心的是内镜经鼻入路究竟能够多大程度上处理海绵窦病变? 是否能够改善患者的预后? 该入路的适应证、疗效和安全性如何? 此外,术中海绵窦段颈内动脉破裂的风险、海绵窦出血造成的麻烦、外科技术的难度等都可能限制这一入路的广泛应用。作者自 2004 年 1 月至 2012 年 1 月采用单纯内镜经鼻入路切除海绵窦内肿瘤 25 例,其中男 11 例、女 14 例,年龄 15 ~ 67 岁。病理类型:垂体腺瘤10 例;脑膜瘤 6 例;神经鞘瘤 5 例;鳞癌 2 例;软骨肉瘤 1 例;神经内分泌癌 1 例。主要临床症状:头疼 13 例;动眼神经麻痹 8 例;视力障碍或失明 8 例;面部麻木 5 例;外展神经麻痹 3例;听力下降 1 例;脑脊液鼻漏 1 例。结果:18 例获得全切;次全切除 2 例;部分切除 5 例。其中 10 例垂体腺瘤中 70% 全切,30% 部分切除。6 例脑膜瘤中 50% 全切,16.6% 次全切除,33.4% 部分切除。5 例神经鞘瘤 100% 全切。4 例恶性肿瘤中 75% 全切,25% 次全切除。该组病例没有发生术中,仅有 1 例术后脑脊液漏并发脑膜炎的病例(4%),经抗感染和二次修补治愈。未见术后出现新的脑神经障碍。没有围术期死亡的病例。术前视力下降的患者术后获得了改善。随访 8 ~ 51 个月,7 例带瘤生存,没有复发的病例。

对于任何来自海绵窦各壁外侧,单纯以挤压或膨胀的方式使海绵窦移位而占据海绵窦位置的病变,作者没有将其归入海绵窦外科的范畴。作者采用内镜经鼻入路切除海绵窦内肿瘤的经验如下:①经海绵窦内侧壁入路处理侵袭性垂体瘤;②经海绵窦下外侧壁入路处理脑膜瘤和神经鞘瘤,主要经 Mullan 三角;③经海绵窦外侧壁入路处理脑膜瘤、神经鞘瘤和恶性肿瘤,主要经 Parkinson 三角和 Mullan 三角联合入路;④经海绵窦内-外侧壁联合入路处理由鞍区侵入海绵窦的垂体腺瘤、脑膜瘤和恶性肿瘤。

**外科技术**

患者取仰卧位,采用气管内插管全身麻醉。用碘伏行颜面、鼻腔和口腔消毒。患者头偏向术者 15°。通常不需要使用头架固定。术中使用内镜手术系统、直径 4mm、长 18cm 的 0°和 30°广角内镜(Karl Storz,Tuttlingen,德国);高速电钻,配有 25cm 的加长颅底手术专用手柄(瑞士,Brien Air)。双侧鼻腔黏膜用 1∶100 000 肾上腺素和 1% 丁卡因棉片收缩两次,约 5 ~ 10 分钟。采用双侧鼻腔入路,3 或 4 只手技术。即术者位于患者右侧,左手持 0°或 30°广角内镜,右手使用吸引器、电凝、剥离子、刮匙、咬骨钳、高速电钻以及取瘤钳等经右侧鼻腔操作。助手手持吸引器经左侧鼻腔操作,始终保持术野清晰。需要的话,另一只手持取瘤钳协助术者切除肿瘤。行患侧中鼻甲下 1/2 切除及钩突切除,开放上颌窦及后组筛房,电凝位于蝶窦前下壁的蝶腭动脉,去除蝶窦前壁,显露并确认蝶窦后壁和后外侧壁的鞍底、斜坡凹陷、视神经管和颈内动脉隆起等重要解剖标志。用高速磨钻沿视神经-颈内动脉隐窝向外磨除蝶窦后外壁部分骨质,开放圆孔、暴露三叉神经第二支、眶下神经和斜坡旁颈内动脉外侧(必要时暴露视神经和鞍底、斜坡的部分硬脑膜)。有时该区域的骨性结构已被病变侵蚀。继续使用高速电钻向后外侧磨除翼突和岩骨内 1/3 骨质,显露部分岩骨段颈内动脉和海绵窦外下壁。

内侧壁入路:通常当病变同时累及海绵窦和鞍内时,需考虑该入路。开放鞍底,暴露鞍底及颈内动脉隆部硬脑膜,需要时也可开放斜坡旁颈内动脉骨管。用碘伏冲洗术腔后,在鞍底位置反复多点试穿硬脑膜,确信避开颈内动脉和海绵窦后,方可十字切开鞍底硬脑膜。用垂体刮匙和取瘤钳切除鞍内病变,显露海绵窦内侧壁及鞍隔。在 0°和 30°广角内镜的引导下使用垂体刮匙和 45°取瘤钳经海绵窦内侧壁颈内动脉水平段上方、虹吸段后方(通常为垂体瘤或脑膜瘤组织所占据）可向外侧追寻，切除海绵窦内动眼、滑车和眼神经内侧的病变。有时需要联合外侧壁入路方能彻底清除海绵窦内的病变。鞍内和海绵窦内填入适量的明胶海绵，再用可吸收的人工硬脑膜补片（Ethisorbdura patch，Johnson & Johnson，Belgium）或鼻中隔黏膜瓣修补硬脑膜缺损，外侧填塞碘仿纱条10天。

外侧壁入路：病变没有累及鞍内的病例均可考虑该入路。切除钩突，开放上颌窦及后组筛房，显露上颌窦后壁、眶内侧壁和下壁。用高速磨钻切除眶内侧壁和下壁骨质以及翼突，再用磨钻、剥离子和刮匙去除圆孔周围和颈内动脉隆起的骨质。暴露海绵窦前壁、侧壁和下壁硬脑膜。可于海绵窦外侧壁的后上方和下壁硬脑膜处反复多点试穿硬脑膜，确认为负压且无静脉或动脉血溢出，方可垂直切开海绵窦外侧壁硬脑膜（有时可以同时切开海绵窦前壁，已更好地显露和切除海绵窦内肿瘤）以显露海绵窦内病变。用垂体刮匙和取瘤钳切除海绵窦段颈内动脉与外侧壁之间的肿瘤（依作者的经验，不需要锐利的器械）。清除海绵窦内肿瘤之后可以显露海绵窦段颈内动脉、动眼神经、滑车神经、眼神经以及海绵窦的上壁和后壁（图8-4-1~图8-4-8）。但并非所有的病例术中都能看到上述所有解剖结构。通过这一入路切除海绵窦内肿瘤时损伤脑神经的风险较低，因为只有外展神经在下方离开外侧壁向颈内动脉靠近，其他的脑神经走行于由疏松结缔组织和致密硬脑膜构成的海绵窦外侧壁的两层之间。完全切除肿瘤之后，海绵窦的侧壁、上壁、后壁和下壁可以被显露。海绵窦的上壁和后壁仅为塌陷入海绵窦内的软脑膜。使用0°和30°广角镜检查海绵窦内，未见肿瘤组织残留后，用明胶海绵填塞海绵窦术腔，硬膜外覆盖可吸收的人工硬脑膜补片并用碘仿纱条填塞外侧术腔支撑，术后7~10天撤出碘仿纱条。如遇术中有脑脊液漏，可采用自体肌肉捣碎嵌入硬脑膜切口处，外覆自体阔筋膜及人工硬脑膜等多层修补。

肿瘤切除程度的判断：术中内镜所见无肿瘤组织残留以及术后MRI增强检查和容量分析无肿瘤残留迹象视为完全切除（total or completely resection）；肿瘤残留小于10%的为次全切除（subtotal resection）；肿瘤残留大于10%的为部分切除（partial resection）。

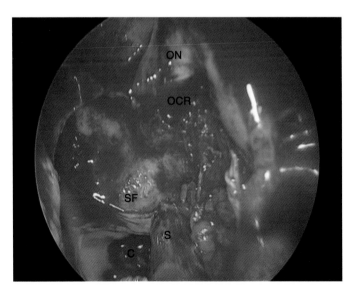

**图8-4-1　术中内镜下扩大的蝶窦开放**
ON＝视神经；OCR＝视神经颈内动脉窝；SF＝鞍底；C＝斜坡；S＝吸引器

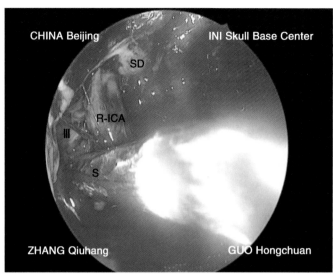

图 8-4-2 术中内镜下切除肿瘤后显露右侧海绵窦内结构
R-ICA=右侧颈内动脉;Ⅲ=动眼神经;SD=鞍隔;S=吸引器

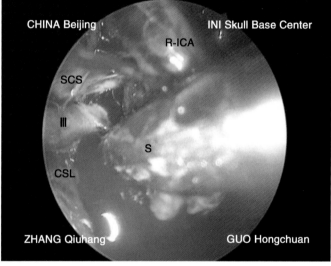

图 8-4-3 术中内镜下切除肿瘤后显露右侧海绵窦内结构
R-ICA=右侧颈内动脉;Ⅲ=动眼神经;SCS=海绵窦上壁;CSL=海绵窦侧壁;S=吸引器

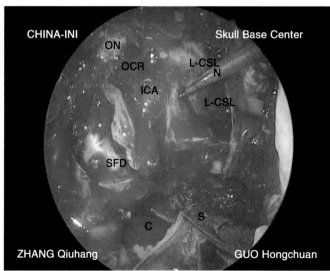

图 8-4-4 术中试穿左侧海绵窦
L-CSL=左侧海绵窦外侧壁;N=穿刺针;ICA=颈内动脉;SFD=鞍底硬脑膜;C=斜坡;OCR=视神经颈内动脉窝;ON=视神经;S=吸引器

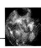

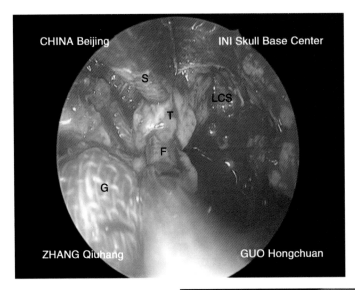

图 8-4-5 内镜下切除左侧海绵窦内肿瘤

T=肿瘤;LCS=左侧海绵窦;F=取瘤钳;S=吸引器;G=纱条

图 8-4-6 切除肿瘤之后显露左侧海绵窦

PCS=海绵窦后壁;SCS=海绵窦上壁;Ⅲ=左侧动眼神经;S=吸引器

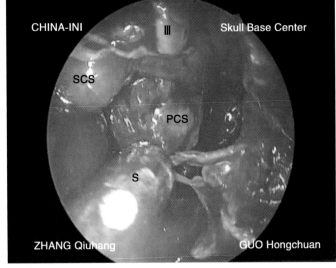

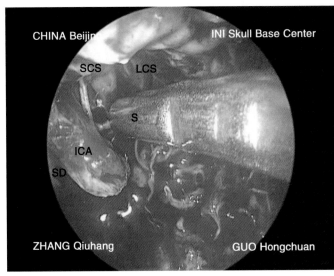

图 8-4-7 切除肿瘤之后显露左侧海绵窦

ICA=左侧海绵窦段颈内动脉;LCS=左侧海绵窦外侧壁;SCS=海绵窦上壁;SD=鞍隔;S=吸引器

**147**

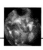
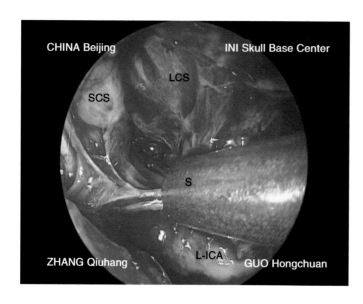

**图 8-4-8　切除肿瘤之后显露左侧海绵窦**

LCS=左侧海绵窦外侧壁;SCS=海绵窦上壁;L-ICA=左侧海绵窦段颈内动脉;S=吸引器

## 五、典型病例

病例 1:侵犯海绵窦内的垂体腺瘤

女性,53 岁。因头痛 2 年,右侧动眼神经麻痹 2 个月于 2008 年 1 月入首都医科大学宣武医院。术前 MRI 轴位、冠状位和矢状位增强检查显示垂体瘤向鞍旁及斜坡旁扩展,侵犯双侧海绵窦,以左侧海绵窦为著(图 8-5-1A ~ C)。2008 年 1 月采用内镜经鼻入路全切肿瘤,手术时间 3 小时,术中出血 2500ml,无术中及术后并发症。患者于术后 12 天出院。出院前行术后 MRI 轴位、冠状位和矢状位增强检查显示肿瘤被完全切除(图 8-5-1D ~ F)。术后病理诊断为垂体腺瘤。术后没有出现新的脑神经功能障碍,头痛症状于术后 10 天消失,动眼神经麻痹于术后 3 个月完全恢复。随访至今 4 年,未见复发迹象。

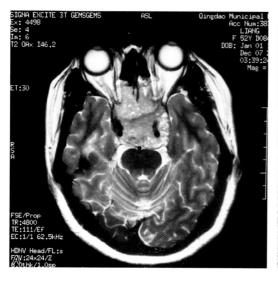
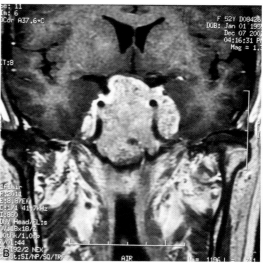

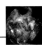

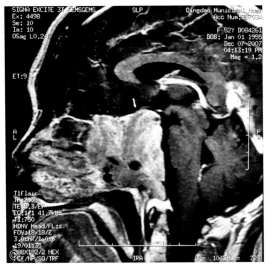
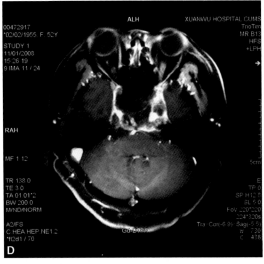
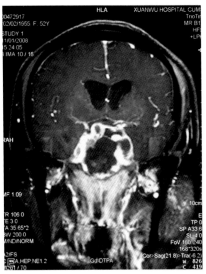
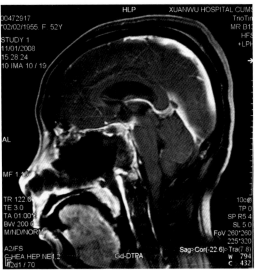

**图 8-5-1　女性,53 岁,侵袭性垂体腺瘤**

术前 MRI 增强轴位、冠状位和矢状位显示肿瘤侵犯双侧海绵窦(A ~ C);术后 10 天 MRI 增强轴
位、冠状位和矢状位显示肿瘤被完全切除(D ~ F)

病例 2:三叉神经鞘瘤,男性,52 岁。因头痛及右侧面部麻木 1 年,伴右侧视力减退 6 个月,于 2008 年 5 月入首都医科大学宣武医院。术前 CT 显示一个 70mm×61mm×53mm 大小的右侧颅中窝及颞下窝占位,压迫眶尖和视神经,卵圆孔扩大(图 8-5-2A,B)。MRI 轴位、冠状位和矢状位增强检查显示不均匀增强的肿物扩展至右侧海绵窦。2008 年 5 月采用单纯内镜经鼻入路全切肿瘤,手术时间 2 小时,术中出血 1500ml,无术中及术后并发症。患者于术后 10 天出院。出院前行术后 MRI 轴位、冠状位和矢状位增强检查显示肿瘤被完全切除(图 8-5-2C,D)。术后病理诊断为神经鞘瘤。术后没有出现新的脑神经功能障碍,术后头痛和视力障碍获得改善。随访至今 4 年,未见复发迹象。

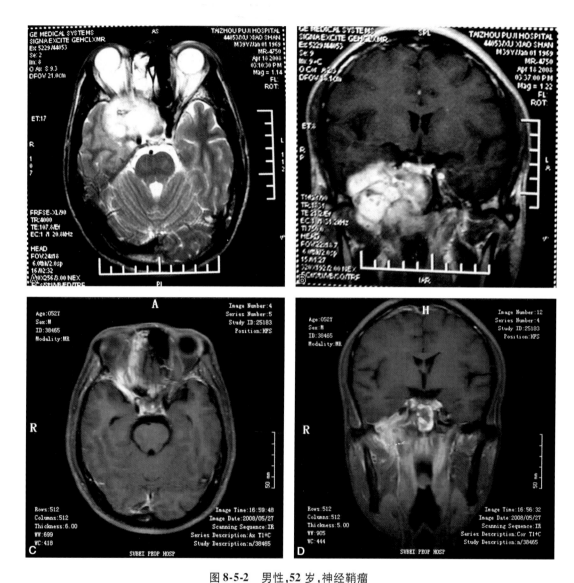

**图 8-5-2　男性,52 岁,神经鞘瘤**
术前 MRI 增强轴位、冠状位显示一个不均匀增强的实性肿瘤侵犯左侧海绵窦(A,B);
术后 10 天 MRI 增强轴位、冠状位显示肿瘤被完全切除(C,D)

　　病例 3:脑膜瘤。女性,51 岁。因左侧进行性视力下降伴复视 3 个月,于 2009 年 7 月入首都医科大学宣武医院。术前 MRI 检查显示左侧海绵窦有一个较均匀增强的肿物,T2W 为不均匀高信号(图 8-5-3A,B)。2009 年 7 月作者采用单纯内镜经鼻入路全切肿瘤,手术时间4 小时,术中出血 900ml,无术中及术后并发症。术后 10 天 MRI 轴位、冠状位和矢状位增强检查显示左侧海绵窦增强之肿瘤被完全切除(图 8-5-3C,D)。左眼视力于术后 1 周改善,没有出现新的脑神经功能障碍,术后病例诊断为脑膜瘤。随访至今 3 年,未见复发迹象。

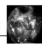

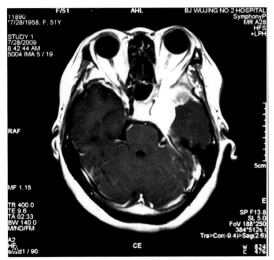
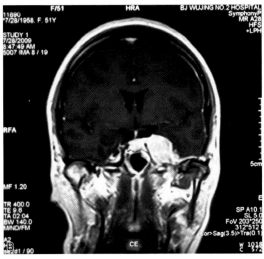

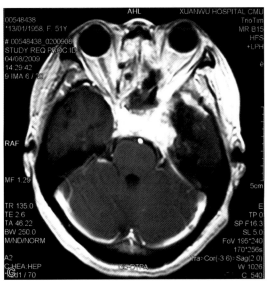
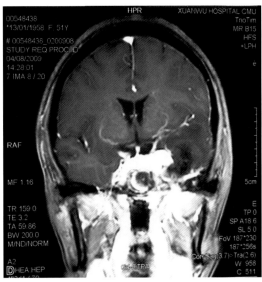

**图 8-5-3 女性,51 岁,脑膜瘤**
术前 MRI 增强轴位、冠状位显示一个囊实性肿瘤侵犯右侧海绵窦(AB);
术后 10 天 MRI 增强轴位、冠状位显示肿瘤被完全切除(CD)

病例 4:软骨肉瘤。女性,23 岁。因头痛伴双侧视力下降、右侧外展神经麻痹和左侧眼球固定 3 个月,于 2011 年 12 月入首都医科大学宣武医院。视力检查:右眼眼前一米指数;左眼 0.12,光反射消失。右侧外展神经麻痹、左侧眼球固定。术前 MRI 轴位、冠状位增强检查显示不均匀增强的肿瘤累及双侧海绵窦、鞍区、斜坡及左侧颞下窝。T2W 为不均匀高信号(图 8-5-4A ~ C)。2011 年 12 月作者采用单纯内镜经鼻入路全切了左侧海绵窦、鞍区、斜坡以及颞下窝肿瘤,右侧海绵窦肿瘤大部分切除,手术时间 4 小时,术中出血 1900ml,无术中及术后并发症。患者于术后 12 天出院。出院前行术后 MRI 轴位、冠状位和矢状位增强检查显示左侧海绵窦、鞍区、斜坡以及颞下窝肿瘤被完全切除,但右侧海绵窦内仍有肿瘤残留(图 8-5-4D ~ F)。术后病理诊断为软骨肉瘤。术后没有出现新的脑神经功能障碍,头痛症状和视力于术后 1 周改善。随访至今 6 个月,带瘤生存。

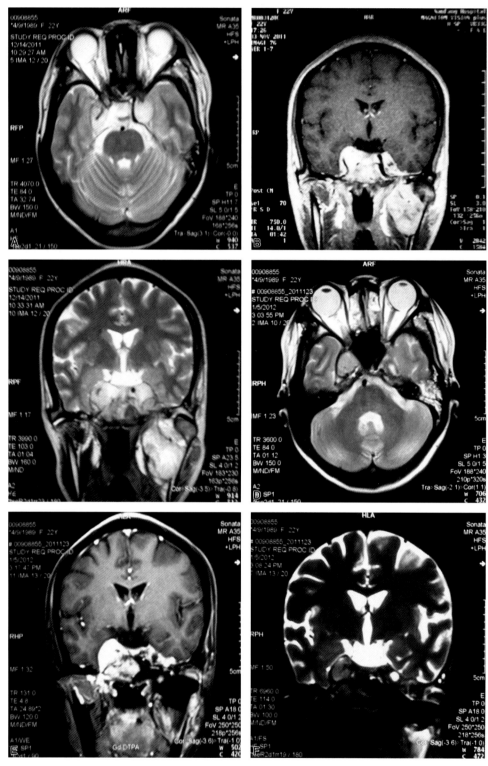

**图 8-5-4　女性,23 岁,软骨肉瘤**

术前 MRI 显示一个增强的实性肿瘤侵犯双侧海绵窦、鞍区、斜坡和左侧颞下窝(A 冠状位),T2W 呈不均匀高信号(B 冠状位;C 轴位);术后 10 天 MRI 增强冠状位(D)和 T2W 轴位(E)、冠状位(F)显示左侧海绵窦、颞下窝以及鞍区和斜坡肿瘤被完全切除,右侧海绵窦肿瘤部分残留

海绵窦外科被列举的主要并发症有：①Ⅱ、Ⅲ、Ⅳ、Ⅴ、Ⅵ脑神经麻痹；②颈内动脉破裂；③脑脊液漏；④颅内出血；⑤脑血管问题；⑥脑膜炎等。这些并发症是各种经颅和经蝶入路都可能发生的。

在内镜经鼻海绵窦外科中，尽管医生们非常注意运用他们的经验和外科技术来防止颈内动脉破裂，但是这一最严重的并发症始终有可能出现。一旦发生，应立即控制出血，包括压迫患侧颈总动脉用止血棉和碘仿纱条填塞压迫，尽早行血管内治疗，或经颅入路修补以及闭塞。术中只有在确保 ICA 不受损伤之后，才能处理海绵窦上壁和后壁的病变。反之，在保护好海绵窦上壁和后壁之后才可以尝试处理侵犯颈内动脉外膜的病变。在内镜经鼻入路中前组脑神经的损伤并不常见，这是由于除了外展神经在海绵窦下方从外侧壁走行向颈内动脉之外，其余的脑神经均被保护于一层疏松结缔组织膜与外侧壁硬脑膜之间。如果不损伤海绵窦的上壁和后壁，则一般不会发生术中与术后脑脊液漏和脑膜炎。处理海绵窦内病变时手术器械难免会对颈内动脉产生刺激，存在导致血管痉挛和脑梗死的风险，因此在处理双侧海绵窦病变时是否应该考虑分期手术还值得探讨。

海绵窦外科的目标是全切肿瘤的同时不增加新的脑神经功能障碍和减少并发症。然而，由于各种手术入路的不同和肿瘤病理学类型的不同，完全切除海绵窦肿瘤非常困难。过去 20 年各种经蝶入路被尝试用于海绵窦手术。一些学者建议使用广泛骨切除的扩大显微经蝶入路和显微经蝶海绵窦前方入路。Doglietto 等于 2009 年在一项解剖学研究中比较了内镜经鼻入路与显微经鼻入路在显露海绵窦方面的不同，他认为内镜经鼻入路是颅外入路中显露海绵窦最好的入路，包括外侧壁病变的处理。事实上，显微经蝶入路所提供的海绵窦外科显露是很有限的，由 Hardy 鼻窥器提供的显微镜中线通道很深且是筒状视野，不允许海绵窦内足够的外科显露。另一方面，Hardy 鼻窥器也限制了手术器械的活动范围。而内镜入路在不需要 Hardy 鼻窥器前开的条件下便能够广泛且非常清晰地显露海绵窦内的血管和神经结构，同时，能够提供良好的外科操作空间和手术器械的活动度。0°广角镜是内镜颅底外科最常用于手术操作的工具，通常可以满足观察和处理病变的需要。各种角度镜在单纯内镜入路和辅助显微外科入路中可以增加对海绵窦的视觉能力，但由于角度镜观察与操作通常不是在一条直线上，不一定能够安全地处理所能看到的病变，因此更多地被用于观察和处理完病变后的术腔检查。内镜入路的双侧鼻腔操作也增加了工作空间和手术器械的活动范围。内镜经鼻入路使海绵窦和颈内动脉处于手术野的中央，可以观察和处理海绵窦内所有区域。

作者认为海绵窦肿瘤是否能够被完全切除取决于外科医生的经验、海绵窦解剖上的特异、肿瘤的病理类型等多方面因素。内镜经鼻入路适合用于切除类似垂体腺瘤、神经鞘瘤以及没有颈内动脉浸润的质软的脑膜瘤和质软的恶性肿瘤。相反，已包绕颈内动脉和前组脑神经的质地硬韧的脑膜瘤或恶性肿瘤等则不适合选择内镜入路，除非手术目的为活检。

当切开海绵窦外侧壁或经内侧壁刮除部分肿瘤之后，由于软组织漂移，手术导航系统对于海绵窦内重要的血管和神经的确定就不再有帮助了。在作者的病例中仅有 3 例术中应用了手术导航系统。

当病变侵犯海绵窦前壁时可以选择内-外侧壁联合入路，切开海绵窦前壁，从内、外和前

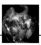

方同时处理病变。

# 参 考 文 献

1. Parkinson D. A surgical approach to the cavernous portion of the cavernous portion of the carotid artery：Anatomical studies and case report. J Neurosurg,1965,23：474-483.

2. Frank G,Pasquini E. Endoscopic cavernous sinus surgery,with special reference to pituitary adenomas,in Laws ER Jr,Sheehan JP（eds）：Pituitary Surgery：A Modern Approach（Frontiers of Hormone Research）. Basel,S. Karger Publishers,2006,vol 24：64-82.

3. Dolenc VV. Extradural approach to intracavernous ICA aneurysms. Acta Neurochir Suppl（Wien）,1999,72：99-106.

4. Dolenc VV,Lipovsek M,Slokan S. Traumatic aneurysm and carotid-cavernous fistula following transsphenoidal approach to a pituitary adenoma：Treatment by transcranial operation. Br J Neurosurg,1999,13：185-188.

5. Arita K,Kurisu K,Tominaga A,et al. Transsphenoidal "cross court" approach using a slightly modified speculum to reach pituitary adenomas with lateral growth. Acta Neurochir,2000,142：1055-1058.

6. Couldwell WT,Sabit I,Weiss MH,et al. Transmaxillary approach to the anterior cavernous sinus：A microanatomic study. Neurosurgery,1997,40：1307-1311.

7. Couldwell WT,Weiss MH,Rabb C,et al. Variations on the standard transsphenoidal approach to the sellar region,with emphasis on the extended approaches and parasellar approaches：Surgical experience in 105 cases. Neurosurgery,2004,55：539-550.

8. Fraioli B,Esposito V,Santoro A,et al. Transmaxillosphenoidal approach to tumors invading the medial compartment of the cavernous sinus. J Neurosurg,1995,82：63-69.

9. Dolenc VV. Transcranial epidural approach to pituitary tumors extending beyond the sella. Neurosurgery,1997,41：542-552.

10. Dolenc VV. The medial wall of the cavernous sinus：Microsurgical anatomy（comment）. Neurosurgery,2004,55：190.

11. El-Kalliny M,van Loveren H,Keller JT,et al. Tumors of the lateral wall of the cavernous sinus. J Neurosurg,1992,77：508-514.

12. Inoue T,Rhoton AL Jr,Theele D,et al. Surgical approaches to the cavernous sinus：A microsurgical study. Neurosurgery,1990,26（6）：903-932.

13. Kawase T,van Loveren H,Keller JT,et al. Meningeal architecture of the cavernous sinus：Clinical and surgical implications. Neurosurgery,1996,39（3）：527-534.

14. Knosp E,Steiner E,Kitz K,et al. Pituitary adenomas with invasion of the cavernous sinus space：A magnetic resonance imaging classification compared with surgical findings. Neurosurgery,1993,33：610-618.

15. Sekhar LN,Burgess J,Akin O. An anatomical study of the cavernous sinus emphasizing operative approaches and related vascular and neural reconstraction. Neurosurgery,1987,21：806-916.

16. Seklar LN,Sen CN,Tho HD,et al. Surgical treatment of intracavernous neoplasms：a four-year experience. Neurosurgery,1989,24：18-30.

17. Umansky F,Valarezo A,Elidan J. The superior wall of cavernous sinus：a microanatomical study. J Neurosurg,1994,81（6）：914-922.

18. Cavallo LM,Cappabianca P,Galzio R,et al. Endoscopic transnasal approach to the cavernous sinus versus transcranial route：Anatomic study. Neurosurgery,2005,56：379-389.

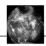

19. Catapano D, Sloffer CA, Frank G, et al. Comparison between the microscope and endoscope in the direct endonasal extended transsphenoidal approach: Anatomical study. J Neurosurg, 2006, 104: 419-425.

20. Eloy P, Watelet JB, Donckier J, et al. Endoscopic and microscopic paraseptal transsphenoidal approach to the sella turcica. Rhinology, 2005, 43: 271-276.

21. Hashimoto N, and Kikuchi H. Transsphenoidal approach to infrasellar tumors involving the cavernous sinus. J Neurosurg, 1990, 73: 513-517.

22. Doglietto F, Lauretti L, Frank G, et al. Microscopic and endoscopic extracranial approaches to the cavernous sinus: Anatomic study. Neurosurgery, 2009, 64 [Suppl 2]: 413-422, [29] 13.

23. Frank G, Pasquini E. Approach to the cavernous sinus, in de Divitiis E, Cappabianca P (eds): Endoscopic Endonasal Transsphenoidal Surgery. Vienna, Springer- Verlag, 2003: 159-175.

24. Alfieri A, Jho HD. Endoscopic endonasal approaches to the cavernous sinus: Surgical approaches. Neurosurgery, 2001, 49: 354-362.

25. Jho HD, Ha HG. Endoscopic endonasal skull base surgery: Part 2-The cavernous sinus. Minim Invasive Neurosurg, 2004, 47: 9-15.

26. Kitano M, Taneda M, Shimono T, et al. Extended transsphenoidal approach for surgical management of pituitary adenomas invading the cavernous sinus. J Neurosurg, 2008, 108: 26-36.

27. Fraser JF, Mass AY, Brown S, et al. Transnasal Endoscopic Resection of a Cavernous Sinus Hemangioma: Technical Note and Review of the Literature. Skull base, 2008, 18(5): 309-315.

28. Raithatha R, McCoul ED, Woodworth GF, et al. Endoscopic endonasal approaches to the cavernous sinus. International Forum of Allergy & Rhinology, 2012, 2(1): 9-15.

29. Ceylan S, Koc K, Anik I. Endoscopic endonasal transsphenoidal approach for pituitary adenomas invading the cavernous sinus. J Neurosurg, 2010, 112: 99-107.

30. Sindou M. Les tumeurs de la loge caverneuse. Neurochirurgie, 1995, 41: 143-144.

31. Sindou M, Wydh E, Jouanneau E, et al. Long-term follow-up of meningiomas of the cavernous sinus after surgical treatment alone. J Neurosurg, 2007, 107: 937-944.

32. Larson JJ, van Loveren HR, Balko MG, et al. Evidence of meningioma infiltration into cranial nerve: Clinical implications for cavernous sinus meningiomas. J Neurosurg, 1998, 83: 596-599.

33. Sen C, Hague K. Meningiomas involving the cavernous sinus: Histological factors affecting the degree of resection. J Neurosurg, 1997, 87: 535-543.

34. Kotapka MJ, Kalia KK, Martinez J, et al. Infiltration of the carotid artery by cavernous sinus meningioma. J Neurosurg, 1994, 81: 252-255.

35. Jesus O, Sekhar LN, Parikh HK, et al. Long-term follow-up of patients with meningiomas involving the cavernous sinus: Recurrence, progression and quality of life. Neurosurgery, 1996, 39: 915-920.

36. DeMonte F, Smith HK, Al-Mefty O. Outcome of aggressive removal of cavernous sinus meningiomas. J Neurosurgery, 1994, 81: 245-251.

37. Cusimano MD, Sekhar LN, Sen CN, et al. The results of surgery for benign tumors of the cavernous sinus. Neurosurgery, 1995, 37: 1-10.

38. O'Sullivan MG, Loveren HR, Tew JM. The surgical respectability of meningiomas of the cavernous sinus. Neurosurgery, 1997, 40: 238-247.

39. Walsh M, Couldwell WT. Management options for cavernous sinus meningiomas. J Neurooncol, 2009, 92: 307-316.

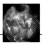
40. Marcos AS,Jose BPS,Jose AGD,et al. Long-term outcomes of stereotactic radiosurgery for treatment of cavernous sinus meningiomas. Int J Radiation Oncology Biol Phys,2011,81(5):1436-1441.

41. Metellus P,Batra S,Karkar S,et al. Fractionated conformal radiotherapy in the management of cavernous sinus meningiomas:Long-term functional outcome and tumor control at a single in institution. Int J Radiation Oncology Biol Phys,2010,78(3):836-843.

42. Bonneville JF,Cattin F,Racle A. Dynamic CT of the laterosellar extradural venous space. AJNR,1989,10:535.

43. Campero A,Campero AA,Martins C,et al. Surgical anatomy of the dural walls of the cavernous sinus. J Clin Neurosci,2010,17:746-750.

44. Cottier JP,Destrieux CD,Brunereau L,et al. Cavernous sinus invasion by pituitary adenoma:MR imaging. Radiology,2000,215:463-469.

45. Day JD, Fukushima T, Giamotta SL. Microanatomical study of extradural middle fossa approach to the petroclival and posteriorcavernous sinus region description of the rhomboid construct. Neurosurgery,1994,34 (6):1009-1016.

46. Destrieux C,Kakou MK,Velut S,et al. Microanatomy of the hypophyseal fossa boundaries. J Neurosurg,1998, 88:743-752.

47. Dietmann JL,Kehrli P,Maillot C,et al. Is there a dural wall between the cavernous sinus and the pituitary fossa Anatomical and MRI findings. Neuroradiology,1998,40:627-630.

48. Dolenc W. Direct microsurgical repair of intracavernous vascular lesions. J Neurosurg,1983,58:824-831.

49. Dolenc W. A combined epi-and subdural direct approach to carotid-ophthalmic artery aneurysms. J Neurosurg, 1985,62:667-672.

50. Dolenc VV. Frontotemporal epidural approach to trigeminal neu inomas. ACTA Neurochir(Wien),1994,130 (1-4):55-65.

51. Dolenc VV. Anatomy and surgery of the cavernous sinus. Springer Berlin Heidelberg,Tokyo,1989.

52. Glassock ME,Smith PG,Bond AG,et al. Management of aneurysms of the petrous portion of the internal carotid artery by resection and primary ana stomosis. Laryngoscope,1983,93:1445-1453.

53. Goel A. The extradural approach to lesions involving the cavernous sinus. Br J Neurosurg,1997,11:134-138.

54. Hakuba A,TanakaK,Suzuk iT,et al. A combined orbitozygomatic infratemporal epidural and subdural approach for lesions involving the entire cavemous sinus. Neurosurg,1989,4:699.

55. Janjua RM,Al-Mefty O,Densler DW,et al. Dural relationships of Meckel cave and lateral wall of the cavernous sinus Neurosurg Focus. Neurosurg Focus,2008,25:E2

56. Kawase T,Toaya S,Shinobara R. Transpetrosal approach for aneurysms of the lower basilar artery. J Neurosurg, 1985,63:857-861.

57. Kehrli P,Ali M,Reis Jr M,et al. Anatomy and embryology of the lateral sellar compartment(cavernous sinus) medial wall. Neurol Res,1998,20:585-592.

58. Kim JM,Romano A,Sanan A,et al. Microsurgical anatomy features and nomenclature of the paraclinoid region. Neurosurgery,2000,46(3):670-680.

59. Mariniello G,Annecchiarico H,Sardo L,et al. Connections of sympathetic fibres inside the cavernous sinus:a microanatomy study. ClinNeurol Neurosurg,2000,102(1):1-5.

60. Marinkovic S,Gibo H,Vucevic R,et al. Anatomy of the cavernous sinus region. J Clin Neurosci. 2001,8(1): 78-81.

61. Martins C,Yasuda A,Campero A,et al. Microsurgical anatomy of the oculomotor cistern. Neurosurgery,2006,

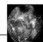

58:220-228.

62. Miller CG, Loveren HR, Keller JT, et al. Transpetrosal approach: surg ical anatomy and technique. Neurosurgery,1993,33:461-469.

63. Miyazaki Y, Yamamoto I, Shinozuka S, et al. Microsurgical anatomy of the cavernous sinus. Neurol Med Chir, 1994,34:150-163.

64. Mullan S. Treatment of carotid-cavernous fistulas by cavernous sinus occlussion. J Neurosurg,1979,50(2): 131-144.

65. Oldfield EH. Pituitary pseudocapsule (editorial). J Neurosurg,2006,104:2-3.

66. Ozdogmus O, SakaE, Tulay C, et al. The anatomy of the caroticoclinoid foramen and its relation with the internal carotid artery. Surg Radiol Anat,2003(4):241-246.

67. Parkinsion D. Carotid Cavernous fistula:direct repair with preservation of the carotid artery. J Neurosurg,1973, 38:99-106.

68. Parkinson D. Lateral sellar compartment O. T. (cavernous sinus):history, anatomy, term in ology. Anat Rec, 1998,251(4):486-490.

69. Parkinson D. Extradural neural ax is compartment. Neurosurg,2001,4:585-588.

70. Peker S, Kurtkaya-Yapicier O, Kilic T, et al. Microsurgical anatomy of the lateral walls of the pituitary fossa Acta Neurochir (Wien),2005,147:641-648.

71. Rhoton AL Jr. The sellar region. Neurosurgery,2002,4:335-374.

72. Rhoton AL Jr. The cavemoussinus, the cavemous venous plexus, and the carotid collar. Neurosurgery,2002,4: 375- 410.

73. Samii M. Philosophy of skull base surgery:A lecture by Dr. Madijid S amii. Lima, Peru; July 2,1995. Neoplasm,1997,47:154-155.

74. Seklar LN, Sen CN, Tho HD, et al. Surgical treatment of intracavernos neoplasms:a four-year experience. Neurosurgery,1989,24:18-30.

75. Spektor S, Piont ek E, Umandky F. Orbital venous drainage into the anterior cavernous sinus spaces:microanatomy relationships. Neurosurgery,1997,40(3):532-539.

76. Tabuki K, Ishikawa H, Sasaki T. Two cases of metastatic cavernous sinus tumors with abducens nerve palsy as initial symptom. Ganka(Ophthalmology),2000,3:455-459.

77. Taptes IN. The so-called cavernous sinus:a review of the controversy and its implications for neurosurgeons. Neuresurg,1982,5:712-717.

78. Tekdemirl I, Tuccar E, Cubuk HE, et al. Branches of the intracavernos internal carotid artery and the blood supply of the intracavervous cranial nerves. Anat Anz,1998,180(4):343-348.

79. Tubbs RS, Hansasuta A, Loukas M, et al. Branches of the petrous and cavernous segments of the internal carotid artery. Clin Anat,2007,20:596-601.

80. Tuccar E, Uz A, Tekdemir I, et al. Anatomy study of the lateral wall of the cavernous sinus, emphasizing dural construction and neural relation. Neurosurg Rev,2000,32(1):45-48.

81. Umansky F, Nathan H. The lateral wall of the cavernous sinus with special reference to the nerve related to it. J Neurosurg,1982,56:228-234.

82. van Loveren HR, Keller JT, EL-Kalliny M, et al. The Dolenc technique for cavernous sinus technique for cavernous sinus exploration(cadarveric prosection). J Neurosurg,1991,74:837-844.

83. Weninger WJ, Streicher J, Muller GB. Anatomical compartment of the parasellar region:adipose tissue bodies

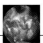

represent intracranial continuations of extracranial spases. J Anat,1997,191(Pt 2):269-275.

84. Weinger WJ,Muller GB. The paraseller region of human infants:cavernous sinus topography and surgical approaches. J Neurosurg,1999,90(3):484-490.

85. Yasuda A,Campero A,Martins C,et al. The Medial Wall of the Cavernous Sinus:Microsurgical Anatomy. Neurosurgery,2004,55:179-189.

86. Yokoyama S,Hirano H,Moroki K,et al. Are nonfunctioning pituitary adenomas extending into the cavernous sinus aggressive and/or invasive? Neurosurgery,2001,49:857-863.

87. Yousry I,Camelios,Wiesmann M,et al. Detailed magnetic resonance imaging anat omy of the cisternal segment of the abducent nerve:Dorellos canal and neurovascular relationships and landmarks. J Neurosurg,1999,91(2):276-283.

88. Ziyal IM,SekharLN,OzgenT,et al. The trigeminal nerve and ganglion:an anatomical histological and radiological study addressing the transtrigeminal approach[J]. Surg Neurol 2004,6:564-574.

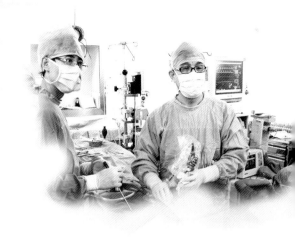

# 第九章
## 内镜经鼻翼腭窝、
## 颞下窝手术

## 一、概述

  侧颅底外科最大的问题在于这个区域是不同结构的复合体,强调该区域解剖关系到手术的安全性。关于临床所称侧颅底区的范围,Van Huijzer(1984)的划分是沿眶下裂和岩枕裂各做一延长线,两线向内交于鼻咽顶,形成近似90°的直角。两线向外分别指向颧骨后方和乳突后缘(图9-1-1)。并且按所含结构将侧颅底分为6个亚区(图9-1-1):①鼻咽区:对应于颅中窝和后窝前部区域。外侧为咽隐窝,前至翼内板,后抵枕骨大孔前缘。②咽鼓管区:位于咽部外侧,前方为翼突茎基底部的舟状窝。咽鼓管软骨段及腭帆张肌、腭帆提肌附着于此。③神经血管区:居咽鼓管区后方,内含颈内动脉管外口、颈静脉孔、茎乳孔及舌下神经孔。穿行此区的神经血管有颈内动脉、颈内静脉、面神经、舌咽神经、迷走神经、副神经及舌下神经。④听区:即颞骨鼓部。前界为岩鼓裂,后界为茎突。有鼓索神经和鼓前动脉通过。

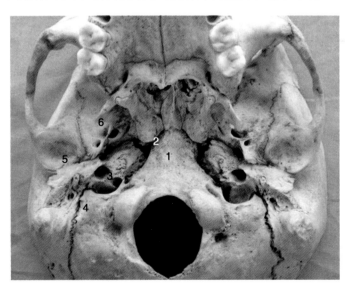

**图 9-1-1　颅骨颅底外面观**
1. 斜坡;2. 破裂孔区;3. 血管神经区;4. 听区;5. 关节区;6. 颞下区

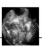

⑤关节区:以颞颌关节囊为界,囊内为下颌关节突。⑥颞下区:在咽鼓管区和关节区之间。前界为眶下裂,内为茎突,外至颞下嵴。区内有卵圆孔和棘孔。下方与颞下窝和咽旁间隙毗邻。

Kumar(1986)对颅底外面进行了分区:沿左右翼突内侧板根部与枕骨大孔外侧缘做一连线,两线之间的区域为颅底外面中线区,两线外侧的区域即为颅底外面外侧区。再从翼突内侧板根部到下颌窝做一加线,可将颅底外面外侧区分为前部的颞下窝区和后部的颞骨岩区。

1. 颞下窝　指颅中窝与颞骨岩部平面以下,上颌骨体与颧骨后方的区域。其内界为翼外板、外壁为颧弓和下颌骨升支,内上为眶下裂。窝内含咀嚼肌群、颌内动脉、翼静脉丛、下颌神经等。颞下窝经翼突上颌裂与翼腭窝相通,经眶下裂与眶内相通,经圆孔和眶上裂与颅中窝相通。颞下窝为侧颅底外科的重要区域,是传统入路处理颈静脉孔、岩尖、鞍旁及斜坡等部位病变的重要进路。

2. 翼腭窝　指上颌骨体后方与翼突之间的骨性裂隙,居颞下窝内上。Robert(1991)将其列入颞下窝。翼腭窝顶为蝶骨体下方,前界为上颌骨,后界为翼突及蝶骨大翼的前面,内侧为腭骨垂直部。窝的前后径上宽下窄,中部宽约6mm,向下渐窄并移行于颞下窝。翼腭窝内含蝶腭神经节、上颌神经及颌内动脉。翼腭窝前上经眶下裂与眶相通,后方经圆孔与颅内相通,内上经蝶腭孔于鼻咽相通,下方经翼腭管、腭大孔、腭小孔与鼻腔相通,外侧经翼颌裂进入颞下窝。

侧颅底分区的意义在于通过术前影像学检查即可对肿瘤进行临床分期、评价外科干预程度、制订治疗方案以及判断疗效及预后。

## 二、传统的侧颅底手术入路

耳神经外科医生 Willian House 于 1961 年开始经颞侧入路(transtemporal approach)的颅底外科手术。他介绍了使用手术显微镜的听神经瘤的切除,在降低死亡率的同时增加了面神经功能的保留率。从耳神经外科学角度,经颞侧入路颅底外科包括耳鼻咽喉头颈外科、神经外科、整形外科和血管外科等多学科技术。它提供了安全的中脑、斜坡、桥小脑角、椎基关节、岩尖和颞下窝的广泛暴露和颞骨的解剖学处理的过程,减轻了后、侧颅底处的脑牵拉。

侧颅底常见的手术入路有:①颞下窝入路(infratemporal fossa approach);②经颅中窝和扩大颅中窝入路(middle fossa approaches),耳上入路去掉内听道顶,不同程度暴露岩尖,增加保留听力的机会;③联合颅后窝和颞下经颅入路:联合入路(combined approaches)可最广泛地经颞暴露侧颅底,具有较多保留神经功能的机会;④经耳入路:包括经迷路入路(translabyrinthine,TL)、经耳蜗入路(transcochlear,TC)、经岩骨入路(transpetrous,TP),可以广泛暴露侧颅底,但牺牲听力;⑤耳后入路提供不同程度的桥小脑角暴露,有保留听力的机会,包括迷路后入路(retrolabyrinthine,RL)、乙状窦后入路(retrosiginoid,RS)、扩大的乙状窦后入路;⑥耳下入路:是岩尖囊性病变的微侵袭入路,包括蜗下入路(infracochlear)、迷路下入路(infralabyrinthine)。

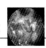

## 三、内镜经鼻入路翼腭窝、颞下窝肿瘤切除方法

显微外科技术经颞下窝入路和经面中部入路(上颌骨外旋)是外科治疗岩斜坡、颞下窝肿瘤的一种常用手术方法,但由于颞下窝耳前入路显露和处理病变非常有限,无法处理岩骨段颈内动脉、岩尖及广泛的颞下窝区域。而颞下窝耳后入路外科创伤大,需行患侧面神经前移、结扎乙状窦和颈内静脉、全切岩骨游离颈内动脉等才能到达岩斜坡区和颞下窝,手术时间长(一般需 10～15 小时)、手术过程复杂,永久性牺牲入路侧听力;经上颌骨入路则不可避免地遗留面部切口瘢痕,还可能造成面部畸形、上颌骨坏死及咬合关系异常等。因而,如何减少外科创伤将是我们所面临的无法回避的问题和一个重大的挑战。传统的经口鼻蝶入路由于显微镜术野局限,对于蝶鞍和斜坡以外的病变观察和处理都不可能获得满意的效果,所以目前多采用经颞下窝或经上颌骨入路。内镜广角视觉弥补了显微镜不足,使内镜经鼻切除翼腭窝和颞下窝肿瘤成为可能。Alfieri 等(2003)进行了内镜经鼻翼腭窝解剖学研究,证实了该手术入路治疗翼腭窝病变的解剖学可能性。

常见的翼腭窝、颞下窝肿瘤有鼻咽血管纤维瘤、神经鞘瘤、脑膜瘤及某些恶性肿瘤。

**手术方法**

所有患者均采用气管内插管,全身麻醉,仰卧位,头偏向术者 15°。Karl Storz 内镜手术系统(德国 Karl Storz 公司),使用直径 4mm、长 18cm 的 0°和 30°广角内镜操作;高速电钻为 Brien Air(瑞士),配有 125cm 的加长颅底手术手柄。监视器放于患者头侧,术者视野正前方。双侧鼻腔以 1% 的卡因肾上腺素棉片收缩 2 次。当病变位于右侧时,我们通常采用双侧鼻腔入路,即所谓的 3 或 4 只手操作技术:术者于右侧鼻腔操作,助手于左侧鼻腔导入弯头吸引器辅助。病变位于左侧时,大多数情况下只能采用左侧鼻腔入路的 3 只手操作技术。首先,切除患侧钩突,开放上颌窦口,显露上颌窦后壁及眶下壁(图 9-3-1,图 9-3-2)。扩大

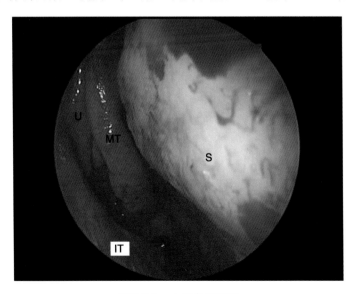

**图 9-3-1　内镜鼻腔所见**
MT＝中鼻甲;IT＝下鼻甲;U＝钩突;S＝鼻中隔

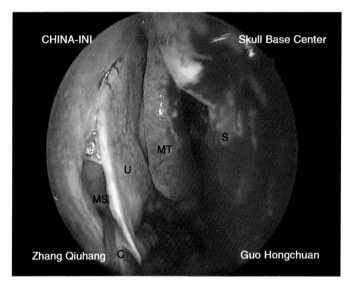

**图 9-3-2 切除钩突,开放上颌窦**
MT=中鼻甲;U=钩突;S=鼻中隔;MS=上颌窦;C=剥离指

的内镜经鼻入路需切除中鼻甲下 1/2,有利于显露斜坡旁及翼突(图 9-3-3)。电凝位于患侧蝶窦前下壁和鼻中隔后部蝶腭动脉分出的鼻中隔后动脉,然后弧形切开鼻中隔后端黏膜,用电凝止血,暴露蝶骨喙突,开放患侧蝶窦前壁,显露蝶骨平台、视神经管、鞍底、颈内动脉隆起、斜坡凹陷及视神经-颈内动脉窝(图 9-3-4)。较大的翼腭窝和颞下窝肿瘤常使患侧上颌窦后壁向前膨隆或被压迫吸收。可用电钻、剥离子及咬骨钳切除上颌窦后壁的骨质以显露肿瘤,必要时沿视神经-颈内动脉窝向外侧切除眶下壁、翼突、圆孔及卵圆孔周围的骨质以显露肿瘤与侧颅底硬脑膜的界限。颞下窝的良性肿瘤常常将颌内动脉推向前下方,可沿翼管神经和三叉神经第二支先找到颌内动脉,颌内动脉常与三叉神经第二支平行向外

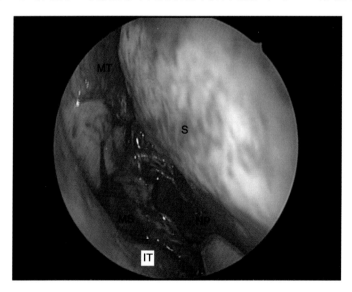

**图 9-3-3 切除患侧部分中鼻甲**
MT=中鼻甲;MS=上颌窦;S=鼻中隔;NP=鼻咽部;IT=下鼻甲

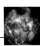

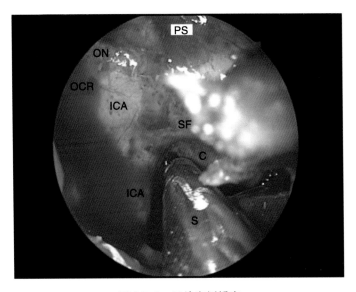

**图 9-3-4 开放患侧蝶窦**

SF＝鞍底;C＝斜坡凹陷;PS＝蝶骨平台;S＝吸引器;ICA＝颈内动脉隆起;
ON＝视神经管;OCR＝视神经颈内动脉窝

侧走行(图9-3-5～图9-3-7),用双极或单极电凝后切断,以免在分离切除肿瘤过程中出现棘手的出血。使用剥离子沿颅底、肿瘤外侧缘、肿瘤下缘至内侧缘依次分离肿瘤,使其游离至位于圆孔或卵圆孔处的蒂部,将其完整切除(图9-3-8,图9-3-9),也可先行囊内切除后再取出囊壁。有可能的情况下应保留神经。切除肿瘤后,翼腭窝静脉丛的出血用可吸收的止血纱和干纱条压迫止血(图9-3-10)。如颈内动脉出血可在干纱条压迫的同时,找到出血点或断端并电凝止血。充分止血后用抗生素盐水冲洗术腔,于0°和30°广角内镜观察无瘤样组织残留后,用明胶海绵、可吸收的止血纱覆盖术腔,再用碘仿纱条填塞术腔(图9-3-11)。如

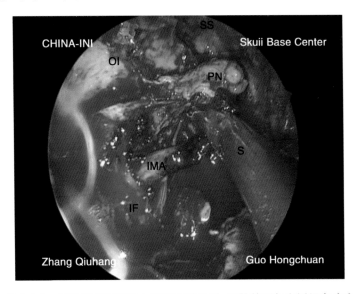

**图 9-3-5 切除患侧翼突及上颌窦后壁骨质,显露并阻断患侧颌内动脉**

IMA＝颌内动脉;PN＝翼管神经;IF＝颞下窝;OI＝眶下壁;SS＝蝶窦;
S＝吸引器

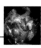

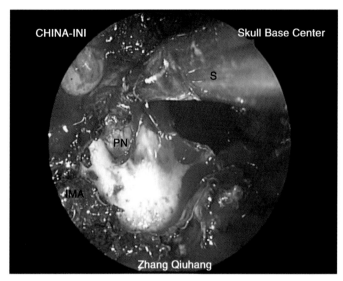

**图 9-3-6　显露翼管**
PN=翼管及翼管神经;IMA=颌
内动脉;S=吸引器

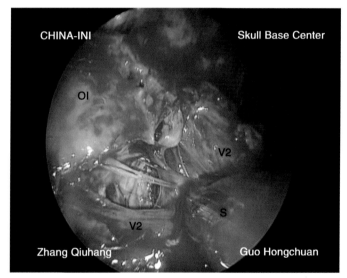

**图 9-3-7　切除翼突,开放圆孔**
V2=三叉神经第二支;OI=眶
下壁;S=吸引器

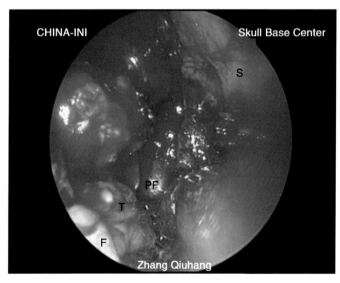

**图 9-3-8　显露并切除翼腭窝和
颞下窝肿瘤**
PF=翼腭窝;T=肿瘤;F=取
瘤钳;S=鼻中隔

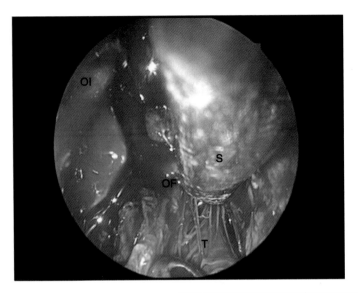

**图9-3-9 切除颞下窝肿瘤**
OF=卵圆孔;T=肿瘤;S=吸
引器;OI=眶下壁

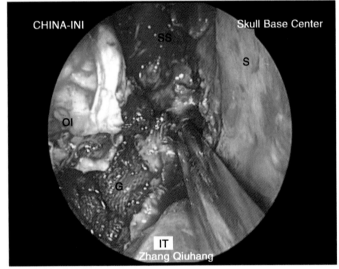

**图9-3-10 切除肿瘤后用
纱条压迫止血**
G=纱条;OI=眶下壁;SS=蝶窦;
S=鼻中隔;IT=下鼻甲

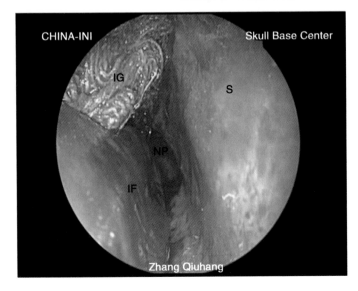

**图9-3-11 填塞术腔**
IG=碘仿纱条;NP=鼻咽部;
IT=下鼻甲;S=鼻中隔

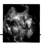

术中颞下硬脑膜有缺损,则需用定自体肌肉、筋膜和人工硬脑膜行同期脑膜修补。

　　肿瘤切除技术:对于侵犯蝶窦的病变,采用囊内切除技术切除病变,肿瘤大部分切除后,从病变前或后方显露蝶窦后外侧壁的视神经-颈内动脉窝。继续向外侧分离肿瘤至正常骨质或颅底硬脑膜,从该平面将肿瘤从硬脑膜表面游离和切除;病变累及岩骨段颈内动脉者用磨钻小心谨慎地开放骨管,再用刮匙清除颈内动脉周围病变直至入海绵窦处硬脑膜。

　　颞下窝肿瘤切除:从中线侧进行切除,根据咽鼓管咽口判断破裂孔的位置,前上以视神经管为标志,内界以蝶窦后外壁的颈内动脉管为标志,通过追踪上颌神经至圆孔,即到达了海绵窦外侧壁和中颅底内侧,由此处向外侧切除中颅底骨质、游离病变与硬脑膜的粘连;向后外侧游离肿瘤与周围组织的粘连,可显露下颌神经并追踪至卵圆孔(图9-3-12)。在导航探针的指示下可直至下颌关节囊。

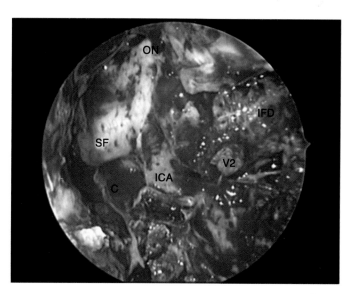

**图9-3-12　切除颞下窝肿瘤之后颞下窝的显露**
IFD＝颞下窝硬脑膜;V2＝三叉神经第二支;ICA＝斜坡旁颈内动脉隆起;
SF＝鞍底;C＝斜坡凹陷;ON＝视神经管

　　硬脑膜缺损处理:对于术中硬脑膜破裂或受病变侵犯而切除者,如为良性病变可取颞下窝肌肉或脂肪封闭硬脑膜缺损,外面用阔筋膜或可吸收人工硬脑膜覆盖至正常硬脑膜处,用明胶海绵覆盖并用碘仿纱条填塞承托,术后5～7天撤出碘仿纱条。如为恶性病变则取大腿外侧肌肉及筋膜修复。恶性肿瘤患者均被建议接受术后辅助放射治疗,局部给予总放射剂量为5000～7000rad。

　　所有患者均应在术后10天、3个月、1年及之后每年行MRI检查。MRI检查包括轴位、冠状位和矢状位,用以显示肿瘤的位置及与周围结构的关系,确定切除率及有无复发。通过术中内镜下所见和术后MRI检查评价切除程度。术中内镜下肿瘤切除至正常边界,术后MRI提示无肿瘤残留定为肿瘤全切。术后MRI检查肿瘤残留<10%定为肿瘤次全切除。术后MRI检查肿瘤残留>10%定为肿瘤部分切除。

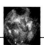

## 四、典型病例

病例 1:女性,36 岁,三叉神经鞘瘤。主诉头痛 4 年,右面部麻木 1 年。查体:右侧颜面部三叉神经第三支分布区浅感觉减退。术前 MRI 显示肿瘤位于右侧颞下窝,侵犯岩斜坡(图 9-4-1AB),于 2004 年 11 月 3 日在影像导航系统引导下行鼻内镜下手术完整切除肿瘤,术中见肿瘤的主体位于颞下窝,向上至卵圆孔,与海绵窦外侧壁相连,切除范围外至翼内外肌,下颌骨升支内侧,内至蝶窦,上至眶底、眶外侧壁,下至上颌窦底壁,术中暴露视神经管及颈内动脉(图 9-4-1E ~ G)。术中出血约 1500ml,手术时间为 5 小时。无术中及术后并发症。术后病理诊断为神经鞘瘤。术后 2 年和 6 年复查 MRI 显示肿瘤无复发(图 9-4-1CD)。术后2 周出院,出院时头痛消失。

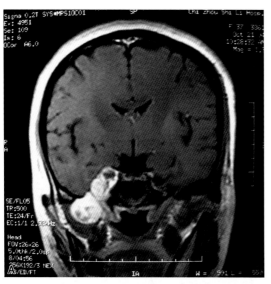

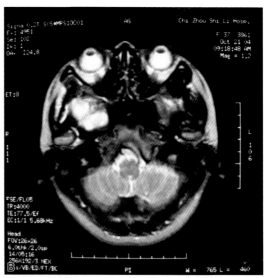

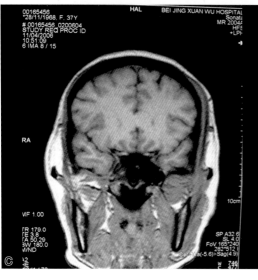

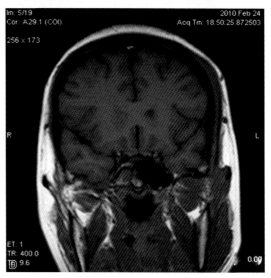

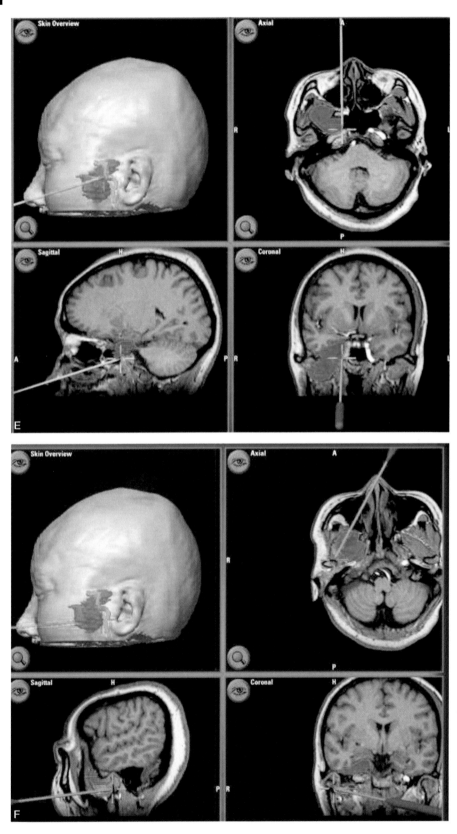

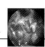

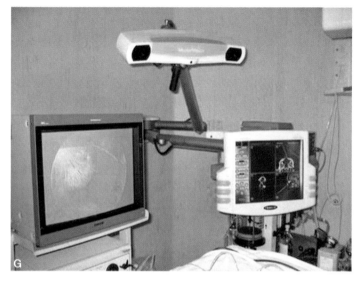

**图 9-4-1 女性,36 岁,三叉神经鞘瘤**
A. 术前 MRI 冠状位增强显示肿瘤侵犯右侧颞下窝及海绵窦;B. 术前
MRI T2W 轴位显示肿瘤侵犯右侧颞下窝;CD. 分别为术后 2 年和 6 年
MRI 复查冠状位提示肿瘤无复发;E. 术中导航提示破裂孔段颈内动脉位
置;F. 为术中导航提示下颌关节的位置;G. 手术导航系统

病例 2:男性,19 岁,血管纤维瘤。主诉右侧鼻塞、右眼视力下降伴右面部麻木 7 个月。
术前 MRI 显示右侧颞下窝一个增强的肿瘤(图 9-4-2A ~ C),T1W 呈等信号,T2W 呈高低混
杂信号。2008 年 5 月 4 日采用内镜经鼻入路全切肿瘤,手术时间 2 小时 40 分,术中出血
5500ml,无术中及术后并发症。术后 8 天出院,复查 MRI 增强提示肿瘤被完全切除(图 9-4-
2D ~ F)。随访至今无复发。

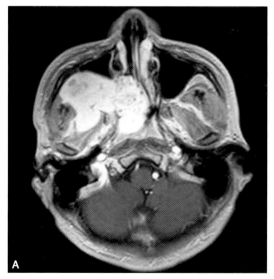

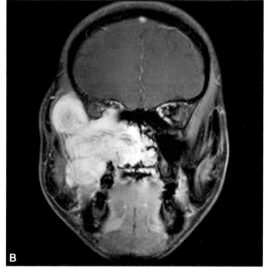

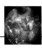

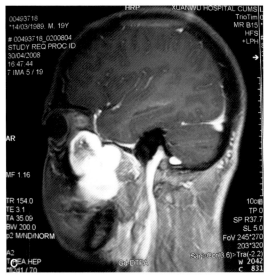
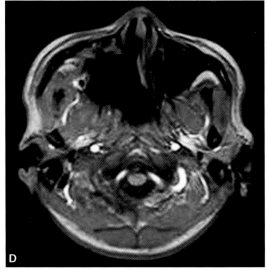
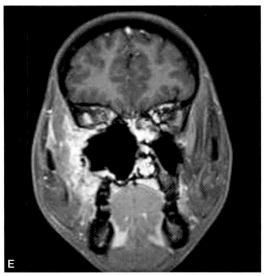
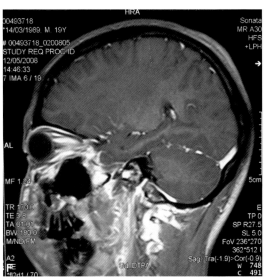

**图 9-4-2 男性,19 岁,血管纤维瘤**

A. 术前 MRI 轴位增强,显示右侧颞下窝一个增强的肿瘤;B. 术前 MRI 冠状位增强,显示右侧颞下窝增强的肿瘤已侵犯右侧眶外侧;C. 术前 MRI 矢状位增强,显示颞下窝一个增强的肿瘤;D ~ F. 术后 MRI 复查,轴位、冠状位和矢状位均提示肿瘤被完全切除

病例 3:女性,67 岁,颞下窝颅内外沟通型脑膜瘤。术前 MRI 显示左侧颞下窝肿瘤侵犯硬脑膜内外,T1W 呈等信号,T2W 呈低信号,T1W 增强呈不均匀强化(图 9-4-3A ~ C)。2010 年 1 月 21 日采用内镜经鼻入路左侧颞下窝颅内外沟通瘤切除术,手术时间 4 小时 10 分,术中出血 1600ml,术中镜下全切肿瘤。无术中及术后并发症。术后 6 天复查 MRI 增强提示肿瘤被完全切除(图 9-4-3D ~ F)。患者术后 12 天出院。随访至今未见复发征象。

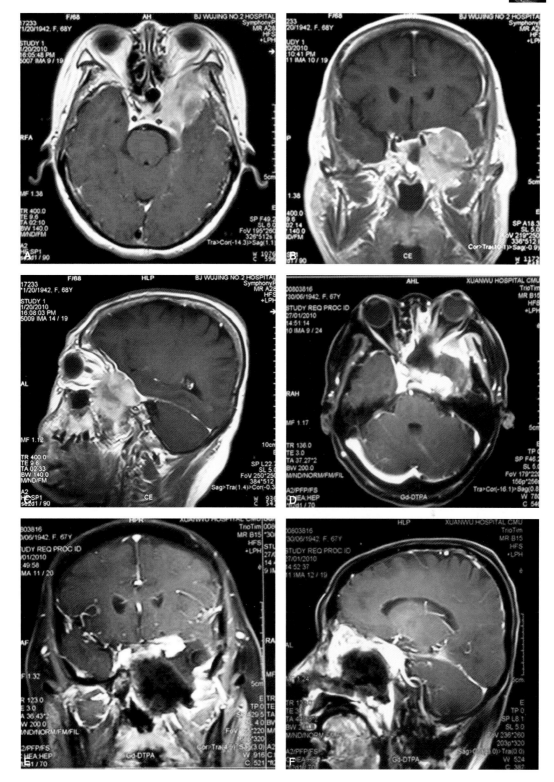

**图 9-4-3 女性,67 岁,颞下窝颅内外沟通型脑膜瘤**

A. 术前 MRI 轴位增强显示左侧颞下窝一个增强的肿瘤;BC. 术前 MRI 冠状位和矢状位增强,显示增强的颞下窝肿瘤侵犯颞下硬脑膜内外;D~F. 为术后 MRI 增强轴位、冠状位和矢状位复查显示侵犯左侧颞下窝硬脑膜内外的肿瘤被完全切除

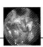
　　病例4：女性,15岁,颞下窝未分化癌。主诉左耳闷、听力下降、张口困难6个月,伴左侧头痛和面部麻木1个月。术前MRI显示左侧颞下窝一个不均匀增强肿瘤,T1W呈等低信号,T2W呈等高信号(图9-4-4A~C)。2012年1月18日采用内镜经鼻入路全切颞下窝肿瘤(图9-4-4G1~G12),手术时间3小时25分,术中出血500ml,无术中及术后并发症。术后2周出院,复查MRI增强显示肿瘤被完全切除(图9-4-4D~F)。

　　翼腭窝、颞下窝肿瘤早期常常没有任何临床症状,当出现颜面麻木、头痛、颜面感觉减退、面部肌肉萎缩、牙痛、鼻塞及视力和听觉问题等临床表现时瘤体多已较大。CT检查常伴有圆孔和卵圆孔扩大,MRI是本病的主要诊断依据。MRI可显示肿瘤的部位、形态、大小及其与周围组织和重要解剖结构的关系,肿瘤在T1加权像呈等信号或低信号,T2加权像呈高信号,注射造影剂后呈均匀强化信号,肿瘤边界清楚。MRI是选择最佳手术入路的重要依据。通过对术前影像学资料的充分解析,可以判断所选择的手术入路是否能够根治性切除肿瘤,并在前者的基础上是否可以选择外科侵袭小的入路。事实上,使用各种角度的广角内

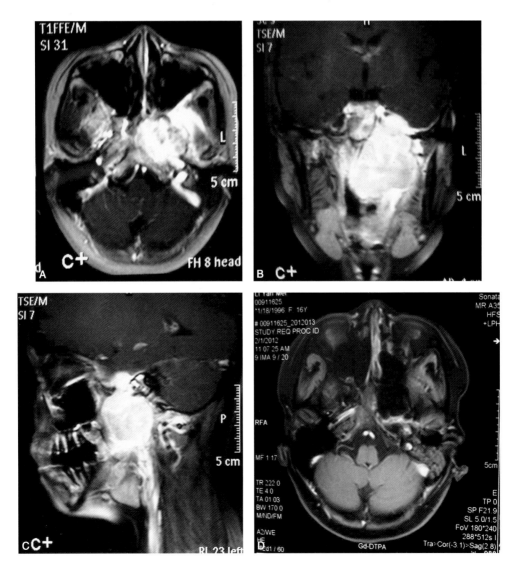

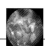

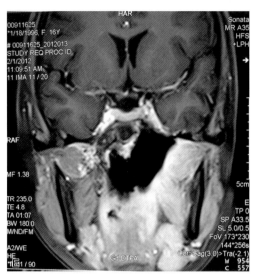

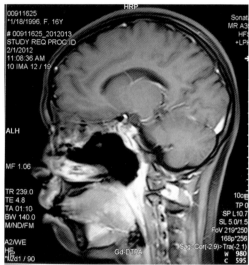

**图 9-4-4　女性,15 岁,颞下窝未分化癌**
A～C. 术前 MRI 增强的轴位、冠状位和矢状位扫描,显示左侧颞下窝一个增强的肿瘤;D～F. 术后
MRI 增强的轴位、冠状位和矢状位复查,显示左侧颞下窝增强的肿瘤被完全切除

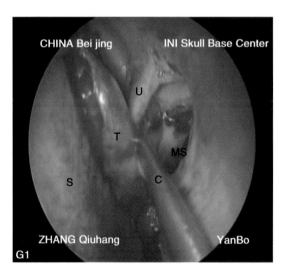

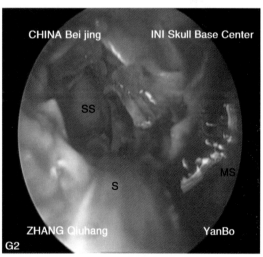

**图 9-4-4　G1. 切除左侧钩突,开放上颌窦**
U=钩突;MS=上颌窦;T=中鼻甲;
S=鼻中隔;C=剥离子

**图 9-4-4　G2. 开放左侧蝶窦**
SS=蝶窦;MS=上颌窦;S=吸引器

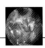 

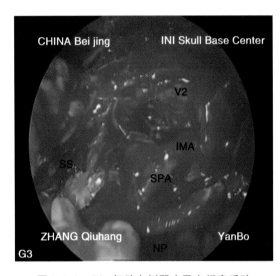

**图 9-4-4 G3.** 切除左侧翼突及上颌窦后壁，
显露翼腭窝解剖结构

IMA=颌内动脉；SPA=蝶腭动脉；V2=三叉神经
第二支；SS=蝶窦；NP=鼻咽

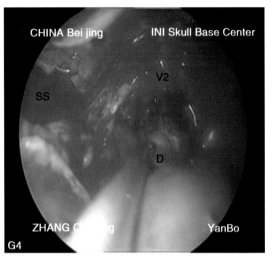

**图 9-4-4 G4.** 用高速电钻切除破裂孔
前方骨质，并开放圆孔后壁

D=钻头；V2=三叉神经第二支；
SS=蝶窦

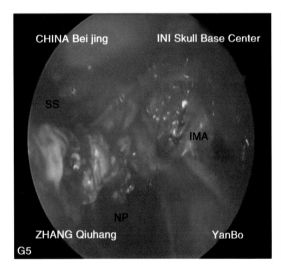

**图 9-4-4 G5.** 电凝并切断患侧颌内动脉

IMA=颌内动脉；NP=鼻咽；SS=蝶窦

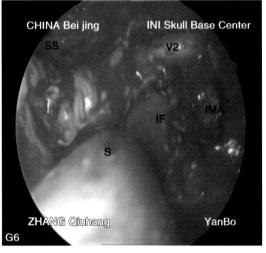

**图 9-4-4 G6.** 显露颞下窝

IF=颞下窝；IMA=被阻断的颌内动脉；V2=三
叉神经第二支；SS=蝶窦；S=吸引器

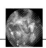

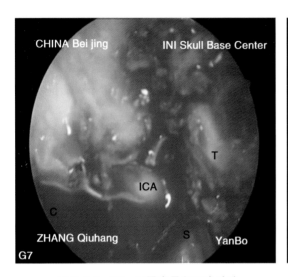

图 9-4-4　**G7.** 显露岩骨段颈内动脉

ICA＝岩骨段颈内动脉；T＝肿瘤；
C＝斜坡凹陷；S＝吸引器

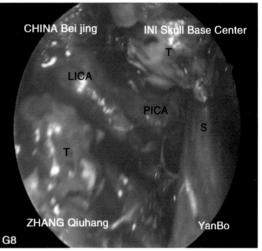

图 9-4-4　**G8.** 沿颈内动脉走行切除岩骨
段颈内动脉前方的肿瘤

T＝肿瘤；PICA＝岩骨段颈内动脉；LICA＝破裂孔
段颈内动脉；S＝吸引器

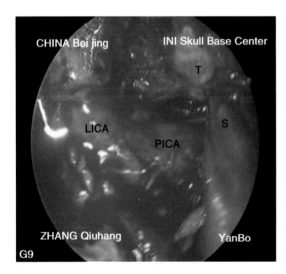

图 9-4-4　**G9.** 沿颈内动脉走行切除岩骨段
颈内动脉前方的肿瘤

T＝肿瘤；PICA＝岩骨段颈内动脉；LICA＝破裂孔
段颈内动脉；S＝吸引器

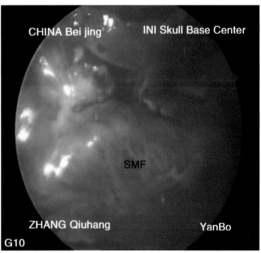

图 9-4-4　**G10.** 彻底切除肿瘤之后用游离的
鼻中隔黏膜瓣覆盖在暴露的颈内动脉表面
加以保护

SMF＝鼻中隔黏膜瓣

**175**

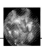

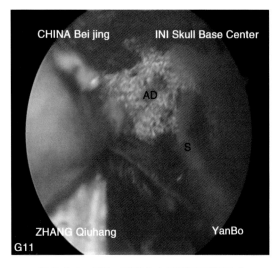

图 9-4-4　G11. 可吸收人工硬脑膜覆盖在　　　图 9-4-4　G12. 碘仿纱条填塞术腔
黏膜瓣表面　　　　　　　　　　　　　　　　　　IG = 碘仿纱条
AD = 可吸收人工硬脑膜;S = 吸引器

镜采用经鼻入路在颅底区的显露范围:纵轴上可以从额窦后壁到第 1 颈椎,横轴上可以从蝶鞍中线到颈静脉孔区和下颌关节。内镜的广角视觉弥补了显微镜的不足,使内镜经鼻入路颞下窝肿瘤切除,特别是良性肿瘤切除成为可能。

并发症:可能出现的术中并发症主要是斜坡旁及岩骨段颈内动脉、海绵窦损伤,以及颞下窝硬脑膜破损导致的脑脊液漏。可能出现的术后并发症主要是脑膜炎、脑水肿、蛛网膜下腔出血、三叉神经功能障碍等。上述并发症并非内镜经鼻入路所特有的,各种传统入路同样可能发生。

并发症及处理:术中早期识别病变与硬脑膜边界和正确处理硬脑膜病变对于减少并发症有重要意义。一旦发生脑脊液鼻漏,应即刻予以修补。同时注意避免填塞物过多进入颅内,压迫或损伤血管、神经而产生症状,需要再次手术取出。内镜经鼻侧颅底手术的中心问题在于处理岩骨段颈内动脉和海绵窦。如何完全切除病变而又确保颈内动脉和海绵窦不受损伤,将直接关系到患者的预后。有些恶性肿瘤常常包绕甚至侵犯颈内动脉壁,放弃处理这部分病变,就会影响到预后,而彻底清除这部分病变时,颈内动脉损伤的风险很大,因此需要有充分的准备和对应措施。

在内镜经鼻颅底手术中,常遇到的主要问题有:①单手操作,常用的双极电凝等器械体积大,可供操作角度小,不利于止血;②一手持内镜,一手使用高速电钻,相比在显微镜下操作其稳定性差,易损伤周围结构;③镜头易污染,影响手术操作;④术中解剖结构辨认不清;⑤内镜相关手术器械不配套,所用器械多为显微手术设计,鼻窦内镜手术器械长度短,不适于颅底手术。

解决的办法有:①两个人四只手操作以克服单手操作是内镜技术的先天不足。加强内镜手术训练,最好有鼻窦内镜手术训练,提高操作准确性、快速性和稳定性。使用带吸引功能的双极或单极电凝,切除肿瘤前尽可能地先找到蝶腭动脉和颌内动脉,先行电凝闭塞,以免切除肿瘤过程中出现棘手的出血。②使用高速电钻依次切除翼突、翼内外板、圆孔和卵圆

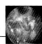

孔周围的骨质,充分显露出 V2 和 V3 硬脑膜处。③分离肿瘤时应从斜坡旁颈内动脉外侧开始沿颞下窝硬脑膜向外分离,再依次分离肿瘤的外侧、下方和后方,使肿瘤大部分游离之后,再行囊内切除或整体切除。④加强内镜颅底解剖训练,熟练掌握鼻腔、内镜颅底解剖学。⑤加强助手的训练,尤其是切除肿瘤和止血时,助手配合是非常关键。

内镜外科技术为岩斜区和颞下窝肿瘤的外科治疗提供了一种安全的、可供选择的新方法。这种入路能够简单和迅速地到达岩斜区和颞下窝,且既能够达到微侵袭目的,又能够满足全切肿瘤的要求。但需要术者熟练掌握内镜颅底解剖学、内镜手术操作及各区域病变丰富的外科手术经验。相信随着内镜技术的广泛使用和不断进步,新型内镜颅底外科手术器械的开发以及有导航系统的辅助,这一入路将逐渐成熟并为普遍应用。

## 参 考 文 献

1. 张秋航,刘海生,等.经鼻内镜岩斜坡及颞下窝肿瘤的外科治疗.中华耳鼻咽喉科头颈外科杂志,2005,40(7):488-492.

2. 张秋航,杨大章,韩军.内镜经鼻翼腭窝肿瘤切除术.中国微侵袭神经外科杂志,2006,11(10):15-18.

3. 张秋航,郭宏川等.单纯内镜经鼻入路治疗颞下窝三叉神经鞘瘤.中华外科杂志,2010,48(19):1454-1458.

4. Zhang Q,Feng K,Ge C,et al. Endoscopic endonasal management of trigeminal schwannomas extending into the infratemporal fossa. J Clin Neurosci,2012,19(6):862-865.

5. Cappabianca P,de Divitiis E. Endoscopy and transsphenoidal surgery. Neurosurgery,2004,54(5):1043-1050.

6. Bushe KA,Halves E. Modifizierte technik bei transnasaler operation der hypophysengeschwulste. Acta Neurochir(Wien),1978,41(2):163-175.

7. Jankowski R,Auque J,Simon C,et al. Endoscopic pituitary tumor surgery. Laryngoscope,1992,102(2):198-202.

8. Jho HD,Carrau RL. Endoscopic endonasal transsphenoidal surgery. Experience with 50 patients. J Neurosurg,1997,87(1):44-51.

9. Cappabianca P,Cavallo LM,Colao A,et al. Endoscopic endonasal transsphenoidal approach:Outcome analysis of 100 consecutive procedures. Minim Invasive Neurosurg,2002,45(1):1-8.

10. Jho HD,Ha HG. Endoscopic endonasal skull base surgery:Part 1-The middle anterior fossa skull base. Minim Invasive Neurosurg,2004,47(1):1-8.

11. Cook SW,Smith Z,Kelly DF. Endonasal Transsphenoidal Removal of Tuberculum Sellae Meningiomas:Technical Note. Neurosurg,2004,55(1):239-244.

12. Sinfou M,Chavez JM,Pierre GS,et al. Percutaneous biopsy of cavernous sinus tumors through the foramen ovale. Neurosurg,1997,40(1):106-108.

13. Supler ML,Friedman WA. Acute bilateral ophthalmoplegia secondary to cavernous sinus metastasis:A case report. Neurosurg,1992,31(4):783-786.

14. Jho HD,Ha HG. Endoscopic endonasal skull base surgery:Part 3-The clivus and posterior fossa. Minim Invasive Neurosurg,2004,47(1):16-23.

15. Alfieri A,Jho HD,Schettino R,et al. Endoscopic endonasal approach to the pterygopalatine fossa:anatomic study. Neurosurg,2003,52(2):374-340.

16. Goel A,Shah A,Muzumdar D,et al. Trigeminal neurinomas with extracranial extension:analysisof 28 surgically

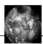

treated cases. J Neurosurg,2010,113(5):1079-1084.

17. Krishnamurthy S,Holmes B,Powers SK. Schwannomas limited to the infratemporal fossa:report of two cases. J Neurooncol,1998,36:269-277.

18. Samii M,Migliori MM,Tatagiba M,et al. Surgical treatment of trigeminal schwannomas. J Neurosurg,1995,82:711-718.

19. Kafadar AM,Tanriverdi T,Canbaz B,et al. Trigeminal neuroma with extracranial extension:the 31st case. Minim Invasive Neurosurg,2006,49:230-233.

20. Jimbo H,Kamata K,Miura K,et al. Surgical management of giant trigeminal schwannomas extending into the parapharyngeal space. Acta Neurochir(Wien),2009,151:335-340.

21. Moffat D,De R,Hardy D,et al. Surgical management of trigeminal neuromas:a report of eight cases. J Laryngol Otol,2006,120:631-637.

22. Roh JL. Removal of infratemporal fossa schwannoma via a transmandibular transpterygoid approach. Eur Arch Otorhinolaryngol,2005,262:428-431.

23. Kouyialis AT,Stranjalis G,Papadogiorgakis N,et al. Giant dumbbell-shaped middle cranial fossa trigeminal schwannoma with extension to the infratemporal and posterior fossae. Acta Neurochir(Wien),2007,149:959-964.

24. Guthikonda B,Theodosopoulos PV,MD,van Loveren H,et al. Evolution in the assessment and management of trigeminal schwannoma. Laryngoscope,2008,118:195-203.

25. Karkas AA,Schmerber SA,Bettega GV,et al. Osteoplastic maxillotomy approach for infraorbital nerve schwannoma,a case report. Head Neck,2008,30:401-404.

26. Jefferson G. The trigeminal neurinomas with some remarks on malignant invasion of the gasserain ganglion. Clin Neurosurg,1953,1:11-54.

27. Yoshida K,Kawase T. Trigeminal neurinomas extending into multiple fossae:surgical methods and review of the literature. J Neurosurg,1999,91:202-211.

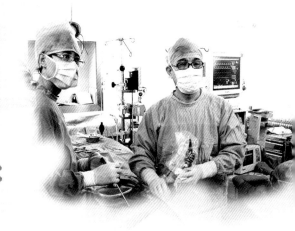

# 第十章
# 内镜经口入路颈静脉
# 孔区手术

## 一、概述

  颅后窝位置最低,底由蝶骨、颞骨及枕骨构成,前界为斜坡,由鞍背、蝶骨体和枕骨基底组成,前外侧为颞骨岩部上缘,后外侧由横窦沟围成,中央为枕骨大孔,枕大孔的前外侧为舌下神经管内口,舌下神经和咽升动脉脑膜支由此通过。舌下神经孔的外侧为颈静脉孔,两者共用一个骨壁(图 10-1-1 ~ 图 10-1-3)。两侧颅后窝主要容纳小脑。颞骨岩部的后面有内耳道口,面神经、位听神经和迷路动、静脉由此出入内耳道。弓形下窝位于内耳道口外上与岩上沟之间,有弓下动脉走行。内耳道口的外下方有内淋巴囊裂,为前庭导水管外口,内淋巴囊位于此裂隙与硬脑膜之间。裂口外侧与乙状窦之间的区域为迷路后入路的手术通道。内耳道口下方与岩枕裂后端有颈静脉窝。颅后窝另一重要区域为小脑-桥脑角,其内侧界为桥脑外面,前外侧为岩骨后面,后外侧界为小脑前面,为三角形的蛛网膜下腔间隙,三叉神

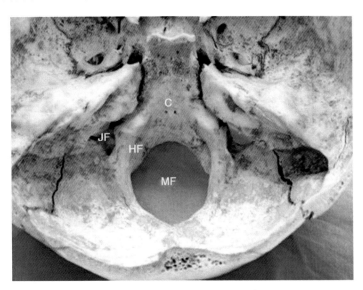

**图 10-1-1　颅底内面观颅后窝骨性结构**
MF = 枕大孔;C = 斜坡;HF = 舌下神经孔;JF = 颈静脉孔

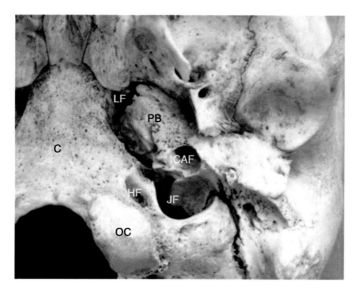

**图 10-1-2　颅底外面观骨性结构**

OC＝枕髁；HF＝舌下神经孔；JF＝颈静脉孔；ICAF＝颈内动脉管外口；
C＝斜坡；PB＝岩骨；LF＝破裂孔

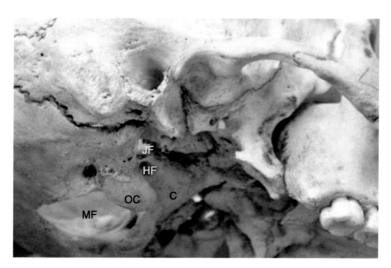

**图 10-1-3　颅底外面观颈静脉孔区骨性结构**

JF＝颈静脉孔；HF＝舌下神经孔；C＝斜坡；OC＝枕髁；MF＝枕大孔

经、面神经、位听神经、舌咽神经、迷走神经和副神经由脑干发出后经此间隙出颅。枕髁、舌下神经管、颈静脉孔、椎动脉、颈内动脉是内镜经口入路该区手术的重要解剖结构（图10-1-4）。

　　后颅窝颈静脉孔区最常见的肿瘤为神经鞘瘤、颈静脉球瘤、脑膜瘤，尚可见某些恶性肿瘤及转移癌。因此，外科完全切除是治愈的主要手段。在全切肿瘤的基础上不增加新的颅神经功能障碍；而且能够改善术前的颅神经功能障碍；减少手术并发症；不影响外观美容等则是后颅窝外科的目标。

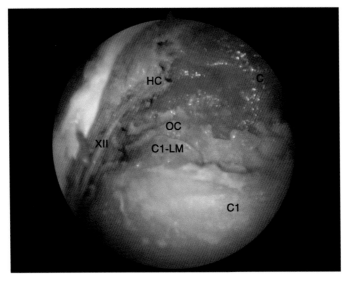

**图 10-1-4　内镜经口入路颅颈交界区解剖**
C = 斜坡；C1 = 寰椎；C1-LM = 寰椎侧块；OC = 枕髁；HC = 舌下神经管；
XII = 舌下神经

　　颈静脉球瘤和恶性肿瘤不是内镜经口/鼻入路的适应证,因为颈静脉球瘤是一种富含血供的肿瘤,同时若要完全切除颈静脉球瘤常常需要结扎乙状窦和颈内静脉,内镜下难以控制切除颈静脉球之后的静脉系统出血。而该区域的恶性肿瘤常常侵犯岩骨段颈内动脉和颞下窝软组织,单纯内镜经口/鼻入路很难根治性切除。

　　颈静脉孔区的神经鞘瘤难以由病理组织学检查确定其神经来源。临床上常常通过首发症状、早期表现和后组颅神经功能障碍的程度来判断肿瘤起源于舌下神经、迷走神经或舌咽神经中的哪一支。此外,颅底高分辨 CT 和 MRI 可以提供肿瘤来源和生长方式的重要信息。例如在与颈静脉孔区肿瘤鉴别时,CT 显示舌下神经管扩大或破坏提示肿瘤可能来源于舌下神经。

　　舌下神经鞘瘤虽然十分罕见,但却是颈静脉孔区常见的神经鞘瘤。肿瘤生长缓慢,沿神经自颅内向颅外生长,穿过并破坏舌下神经管,累及颈静脉孔、颈内动脉管或颞下窝。肿瘤可起自脑池段,主要表现为颅内生长;或起自管内段,主要表现为骨管扩大;或起自末梢段而主要表现为颅外生长。因此,舌下神经鞘瘤可分为 3 型:A 型,单纯颅内型;B 型,哑铃型或混合型;C 型,单纯颅外型。最佳手术方式的选择由肿瘤类型决定。

　　舌下神经麻痹及患侧舌肌萎缩作为舌下神经鞘瘤最常见的首发症状常被忽视,因此舌下神经鞘瘤常常得不到早期诊断。随着肿瘤的增大,患者可出现脑膜刺激引起的头痛,后组颅神经麻痹引起的声嘶和(或)吞咽障碍,面瘫、听力下降和压迫颈-延髓交界处引起的长束征。

　　增强磁共振是术前最有帮助的检查,可以显示肿瘤的大小、形状、范围以及肿瘤与周围结构的关系。神经鞘瘤在 T1 加权像通常为均匀的等信号。较大的病变常常含有高、低信号,预示有出血和囊性变或坏死区域。T2 加权像,神经鞘瘤为中等至高信号。可能含有散在的出血,坏死和囊性变引起的较高信号。注射造影剂后,肿瘤显示明显或中等增强。计算

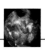

机断层扫描（CT）能显示肿瘤是否导致了舌下神经管和颈静脉孔的扩大。依靠典型临床表现及影像学检查可以做出舌下神经鞘瘤的诊断，但确诊仍然依靠病理。颅底 CT 可显示骨性舌下神经管，但当肿瘤较小时，CT 不能发现肿瘤，因此，MRI 仍是诊断的最好方法。

　　颈静脉孔区神经鞘瘤是良性肿瘤，因此现代颅底手术入路的要求是：在安全地切除肿瘤的同时保留后组颅神经功能，因此要精心计划手术方式以达到完全切除。然而，由于肿瘤经扩大的舌下神经管及颈内静脉孔向硬膜内外生长，与神经血管结构及脑干解剖关系紧密，完全切除这类哑铃型神经鞘瘤非常困难。它对于外科医生来说始终是一个挑战。虽然现代显微外科有多种硬膜内及硬膜外入路可应用于哑铃型舌下神经鞘瘤，如枕下经髁入路，远外侧入路，背外侧经髁入路联合外侧或经颈入路，但是直至 2011 年底英文文献中报告的总计 28 例哑铃型舌下神经鞘瘤中仅 6 例（28.1%）获得肿瘤全切。然而，外科治疗的真正挑战是在全切肿瘤降低复发率的同时保留后组颅神经功能。有些学者建议分二期切除哑铃型肿瘤，一期通过各种枕下经髁入路切除肿瘤的颅内部分，如有症状则二期通过颞下窝或经颈入路切除肿瘤的颅外部分。

# 二、手术方法

　　患者取仰卧位，全麻气管插管，头轻度后仰并偏向右侧，朝向术者。不需用头架固定。围术期预防性应用三代或四代头孢类抗生素。术中使用直径 4mm、长 18cm 的 0°和 30°广角内镜（Karl Storz，Tuttlingen，德国）。内镜经口入路，采用双人操作技术，即 3 手或 4 手操作技术，术者持内镜和切割器械或电钻，助手以合适角度的吸引器持续吸引保持术野清晰。置Davis 开口器（Wolf，德国），充分撑开口腔，将两根红色橡皮管分别通过双侧鼻腔，在鼻内镜下经口腔拉出橡皮管，向上牵拉悬雍垂及软腭，以充分暴露口咽后壁。寰椎位于口咽上部，在寰椎前弓腹侧表面有寰椎结节，据此可以确定寰椎的位置。以寰椎前弓结节为中心，沿咽后壁中线做纵切口，电刀切开黏膜、颈长肌和前纵韧带，向两侧分开肌肉和筋膜（图 10-2-1）。

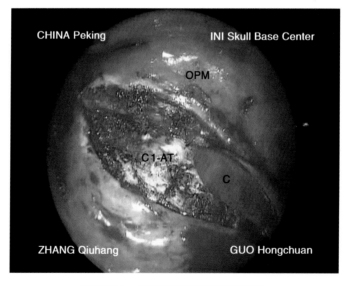

**图 10-2-1　口咽黏膜正中的垂直切口**
C1-AT = 寰椎前结节；OPM = 口咽黏膜；C = 剥离指

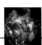

### (一) 硬膜外肿瘤切除

依次暴露寰椎前弓和横突、枕髁、下斜坡,并显露颞下窝肿瘤(图 10-2-2,图 10-2-3)。分别使用刮匙、取瘤钳和吸引器囊内切除硬膜外肿瘤,保留枕髁(或在必要时切除)。高速钻磨除患侧枕髁和斜坡下外 1/3 骨质,暴露并开放舌下神经管及颈静脉孔(图 10-2-4,图 10-2-5),此时从下斜坡到颈静脉孔的颅底区,颅外肿瘤和后颅底硬膜可获得最佳暴露。虽然椎动脉(VA)的枕下段经常屈曲并且因周围的静脉丛和结缔组织而难以辨认,但是必须在内镜下辨认并保护椎动脉复合体(图 10-2-6)。经枕髁后内侧部及寰椎侧块游离椎动脉,范围从寰椎横突孔至

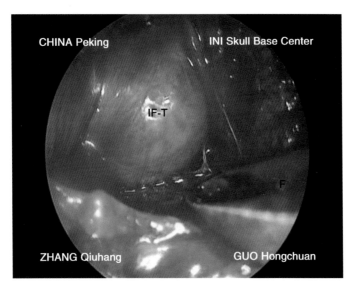

**图 10-2-2 显露颞下窝肿瘤**
IF-T = 颞下窝肿瘤;F = 取瘤钳

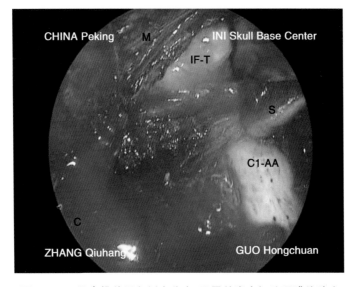

**图 10-2-3 沿寰椎前弓向侧方分离,显露并囊内切除硬膜外肿瘤**
C1-AA = 寰椎前弓;C = 斜坡;IF-T = 颞下窝肿瘤;
M = 头长肌;S = 吸引器

**183**

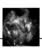

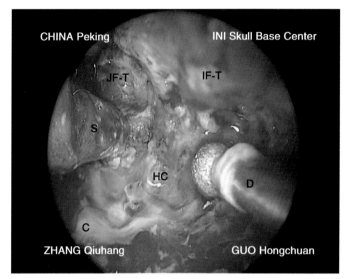

**图 10-2-4 开放舌下神经管显露颈静脉孔区肿瘤**
HC＝舌下神经管；D＝钻头；C＝斜坡；JF-T＝颈静脉孔肿瘤；IF-T＝颞下窝肿瘤；S＝吸引器

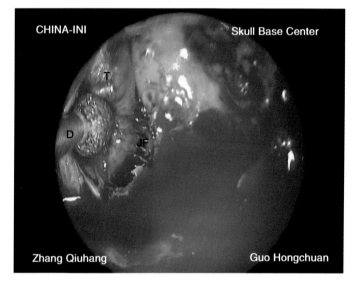

**图 10-2-5 显露颈静脉孔及孔内肿瘤**
JF＝颈静脉孔；T＝肿瘤；D＝钻头

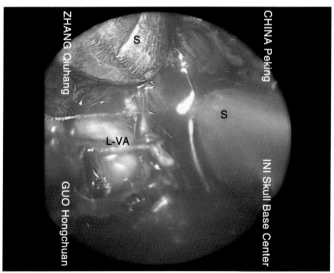

**图 10-2-6 显露枕下椎动脉段**
L-VA＝左侧椎动脉；S＝吸引器

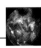

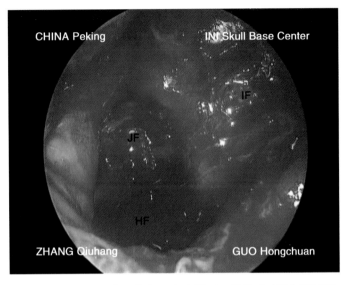

**图 10-2-7 彻底硬膜外肿瘤之后，内镜显示颈静脉孔区和颞下窝**
JF＝颈静脉孔；HF＝舌下神经孔；IF＝颞下窝

其穿过寰枕膜及硬脑膜处。椎旁静脉丛和髁导静脉的明显出血可以用止血纱和棉片压迫止血。保护此区域的后组颅神经并以囊内切除方式全部切除肿瘤的颅外部分（图 10-2-7）。

（二）硬膜内肿瘤切除

显微外科的基本原则是内镜颅底外科的基石。切除肿瘤时这些原则非常关键，如先行囊内切除然后游离包膜，囊外分离神经血管结构，局部精确止血，切除包膜。必须强调，内镜外科技术与显微神经外科原则是一致的，不能盲目或不加区别地牵拉肿瘤。如果在这些原则下无法切除肿瘤，则属于内镜手术的禁忌证。

电凝已暴露的硬膜，在颈内动脉岩骨段后方打开枕骨大孔侧缘和颈静脉孔之间的硬膜（图 10-2-8）。暴露被蛛网膜覆盖的肿瘤，辨认肿瘤的边界。肿瘤呈边界清楚、淡黄色肿块，

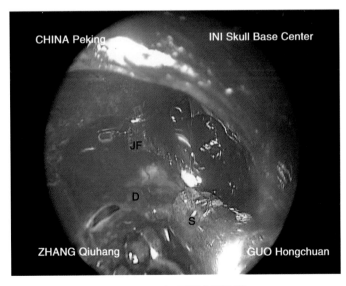

**图 10-2-8 切开颅底硬脑膜**
D＝硬脑膜；JF＝颈静脉孔；S＝吸引器

常常压迫颈-延髓交界处、椎动脉和小脑后下动脉。用刮匙小心将病变切除,并用刮匙和取瘤钳在硬膜下减容肿瘤(图10-2-9)。辨认后组颅神经,解除对后组颅神经的任何压迫。由于颈静脉孔已经打开,需更加注意保护颈静脉球。在软脑膜下分离时,可以辨认皮质血管。必须使用合适的吸引器、精细的手枪式剪刀、可伸展的解剖器械和内镜双极电凝器进行软脑膜下分离,轻柔地切除肿瘤,锋利地切开粘连并保护软脑膜下的小血管。切除包膜时,仔细辨认脑组织和重要的神经血管结构,并用脑棉片保护。用合适形状和角度的鼻内镜双极电凝器电凝包膜。小心避免热弥散引起的重要神经血管结构热损伤。全切肿瘤的颅内部分,切除深度可达脑干周围、椎动脉、小脑后下动脉(图10-2-10)。

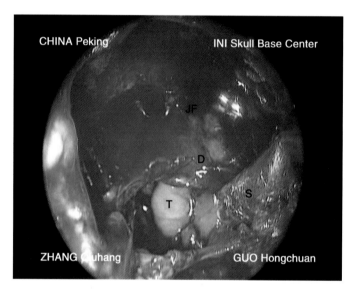

**图10-2-9　显露并切除硬膜内肿瘤**
T=肿瘤;D=硬脑膜;JF=颈静脉孔;S=吸引器

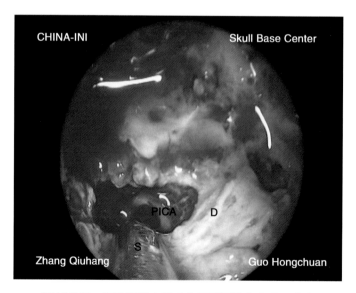

**图10-2-10　切除硬膜内肿瘤之后可显露小脑后下动脉**
PICA=小脑后下动脉;D=硬脑膜;S=吸引器

重建是本入路最具挑战性的步骤之一。在颅内外病变全部切除后,作者采用硬膜多层重建法,包括使用自体筋膜内嵌重建蛛网膜屏障。将自体肌浆置于硬膜内外以覆盖硬脑膜和骨缘。再用速即纱和明胶海绵覆盖肌肉外面,缝合咽后壁(图 10-2-11)。

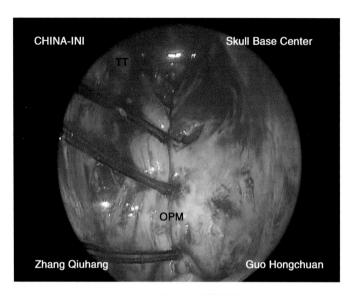

**图 10-2-11 缝合口咽黏膜切口**
OPM = 口咽黏膜;TT = 咽鼓管圆枕

### (三) 切除程度的判定

术中内镜下所见及术后增强 MRI 的容积分析均显示无肿瘤组织残留,可以认为肿瘤已全切。术后 MRI 结果需由经验丰富的神经放射医师确定。更重要的是术后长期随访,通常神经鞘瘤被全切后极少复发。

手术方式的选择对手术成功而言至关重要。作者通过单纯鼻内镜经口入路完全切除了 13 例颈静脉孔区的舌下神经鞘瘤,未造成新的颅神经损伤。这种新的微侵袭入路提供了一种安全暴露后组颅神经、枕骨大孔前缘、寰椎横突、枕髁、椎动脉、小脑后下动脉以及病变的方式,并能有效控制术中硬膜外出血。术后 2 例患者出现暂时性患迷走神经麻痹,1 例患者出现暂时性左舌下神经麻痹。我们考虑后组颅神经麻痹的原因可能是术中刺激(如牵拉)和术后软组织肿胀压迫神经所致。暂时性舌下神经麻痹在术后 1 周恢复,暂时性迷走神经麻痹在术后 3 个月时恢复。1 例术前迷走神经麻痹的患者在术后第 10 天恢复。1 例术前听力下降及面瘫的患者在术后 3 个月时完全恢复。术后舌肌运动功能恢复但仍有患侧舌肌萎缩。作者的病例在随访期内未见复发迹象。

根据作者的经验,内镜经口入路不仅能够很好地显露了病变,而且无需切除 C1 横突及枕髁便可完全切除颈静脉孔区的肿瘤,同时有可能保留后组颅神经。该入路的不足是对于已离断的神经不能同期行神经移植术。

## 三、典型病例

病例1:42 岁,女性,右侧咀嚼无力、伸舌右偏并右侧舌肌萎缩 11 天,声音嘶哑 4 天。神

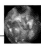
经系统体查示右侧迷走神经及舌下神经麻痹,右侧舌肌萎缩,其他颅神经检查无异常,无小脑功能异常征,无运动感觉异常等长束征。实验室检查:血常规、尿常规、血生化正常。家族中无神经纤维瘤病病史。MRI 显示孤立、不均匀增强、通过右舌下神经管的颅内外病沟通型变(5.0cm×2.5cm×2.0cm),T1 加权像呈低信号,T2 加权像呈不均匀信号,增强后有明显强化。颈-延髓交界处明显受压(图 10-3-1A ~ C)。CT 扫描显示右舌下神经管被完全破坏。2010 年 11 月 1 日经单纯内镜经口入路全切肿瘤,手术时间 4 小时,术中出血 800ml。术后 1 周复查 MRI 显示哑铃型肿瘤已被完全切除(图 10-3-1D ~ F),患者于术后 12 天出院。病理组织学检查显示病变为神经鞘瘤,由瘤性施旺细胞组成并构成两种基本类型:由栅栏状胞核的梭形细胞紧密排列而成的 Antoni A 型和细胞少、排列疏松的 Antoni B 型(图 10-3-1G)。免疫组化显示肿瘤细胞 S100 蛋白染色阳性。术前迷走神经麻痹在术后 10 天恢复。舌肌运动功能恢复但右侧舌肌仍萎缩。随访 19 个月无复发迹象。

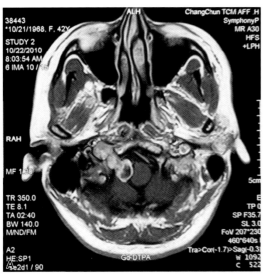

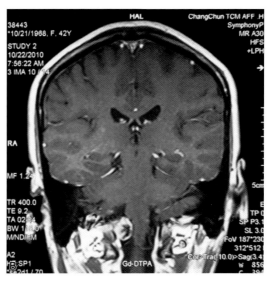

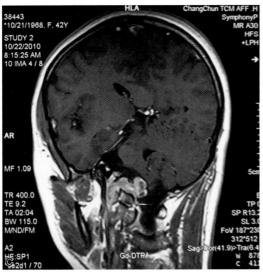

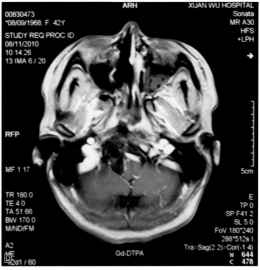

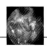

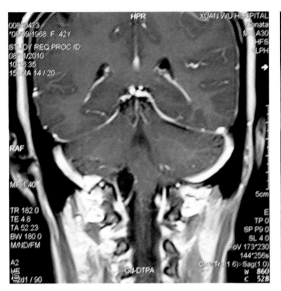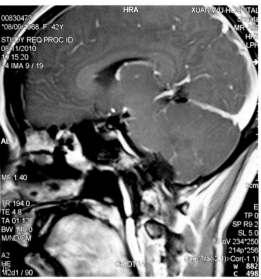

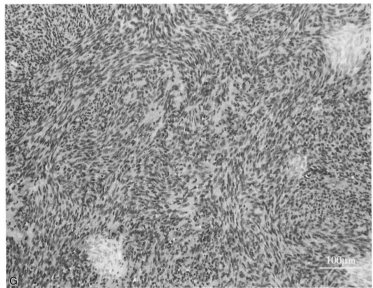

**图 10-3-1 女性,42 岁,舌下神经鞘瘤**

A ~ C. 术前 MRI 增强轴位、冠状位和矢状位,显示一个孤立、不均匀增强、通过右舌下神经管的颅内外病沟通型变,颈-延髓交界处明显受压;D ~ F. 术后 1 周复查 MRI 轴位、冠状位和矢状位增强,显示该哑铃型肿瘤已被完全切除;G. 病理组织学检查显示病变为神经鞘瘤,由瘤性施旺细胞组成并构成两种基本类型:由栅栏状胞核的梭形细胞紧密排列而成的 Antoni A 型和细胞少、排列疏松的 Antoni B 型

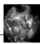

病例2:16岁,女性,左侧渐进性听力下降、左侧面瘫、伸舌左偏及左侧舌肌萎缩3个月(图10-3-2A)。神经系统检查左侧面瘫(House-Brackmann 3级,图10-3-2B),左侧听力损失(50~60dB,500~4000Hz,图10-3-2C),伸舌左偏及左侧舌肌萎缩,其他颅神经检查无异常,无小脑功能异常征,无运动感觉异常等长束征。实验室检查:血常规、尿常规、血生化正常。家族中无神经纤维瘤病病史。MRI显示孤立、不均匀增强的颅内外沟通型病变(5.6cm×3.4cm×3.2cm),从左侧桥小脑角侵犯至颞下窝,T1加权像呈低信号,T2加权像及FLAIR水抑制序列呈不均匀高信号(图10-3-2F~H)。骨窗CT扫描显示舌下神经管及颈静脉孔骨质广泛破坏。2011年1月20日采用单纯内镜经口入路全切肿瘤,手术时间5小时,术中出血700ml。术后1周复查MRI显示哑铃型肿瘤已被完全切除(图10-3-2I~K),患者于术后10天出院。病理组织学检查显示病变为神经鞘瘤。术后患者出现短暂性迷走神经麻痹,并在术后3个月时恢复神经功能。患者术前原有面瘫(House-Brackmann 3级,图10-3-2D)在术后随访3个月时完全恢复,听力恢复(10~15dB,500~4000Hz图10-3-2E)。此时舌肌运动功能恢复但左侧舌肌仍萎缩。随访17个月无复发迹象。

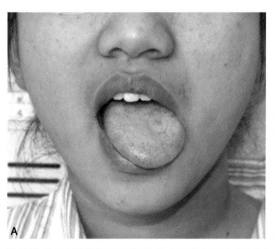

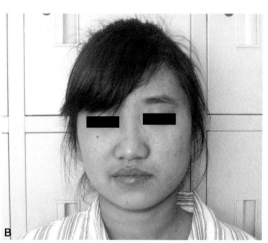

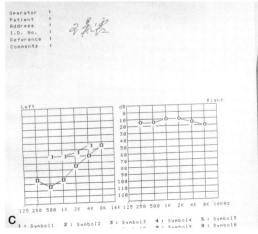

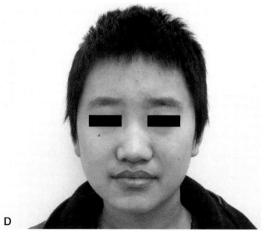

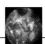

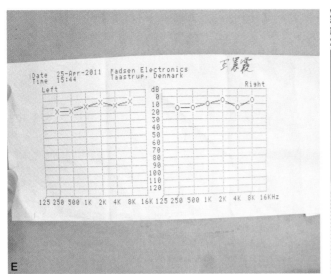

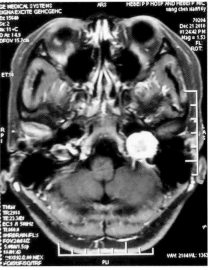

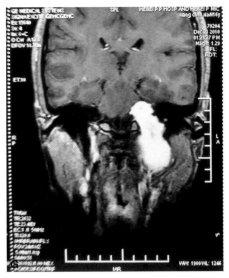

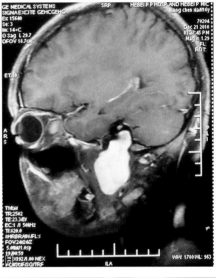

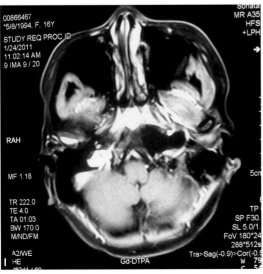

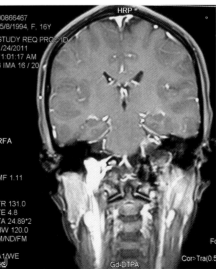

**191**

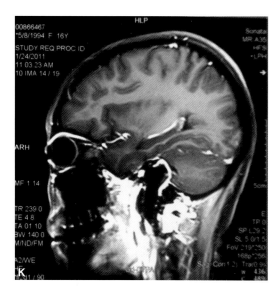

**图10-3-2　女性,16 岁,颈静脉孔神经鞘瘤**

A. 术前患者伸舌左偏及左侧舌肌萎缩; B. 术前左侧面瘫
(House-Brackmann 3 级); C. 术前左侧听力损失(50～60dB,
500～4000Hz); D. 术后 3 个月患者的面神经麻痹完全恢复;
E. 术后 3 个月听力得到了恢复; F～H. 术前 MRI 增强轴位、冠
状位和矢状位,显示颈静脉孔区一个孤立、不均匀增强的颅内
外沟通型肿瘤,从左侧桥小脑角侵犯至颞下窝; I～K. 术后 1 周
复查 MRI 增强轴位、冠状位和矢状位显示颈静脉孔区哑铃型肿
瘤已被完全切除

病例 3:42 岁,女性,左侧上下唇麻木、左侧间断性耳鸣 1 个月。神经系统检查颅神经无异常,无小脑功能异常征,无运动感觉异常等长束征。实验室检查:血常规、尿常规、血生化正常。家族中无神经纤维瘤病病史。MRI 显示孤立、不均匀增强的颅内外沟通型病变(4.6cm×3.3cm×3.0cm),从左侧桥小脑角侵犯至颞下窝,T1 加权像呈低信号,T2 加权像及 FLAIR 水抑制序列呈不均匀高信号,并有大范围囊性变(图 10-3-3A～C)。骨窗 CT扫描示舌下神经管及颈静脉孔骨质广泛破坏。2011 年 3 月 3 日采用单纯内镜经口入路全切肿瘤,手术时间 4 小时,术中出血 400ml。术后 1 周复查 MRI 显示哑铃型肿瘤已被完全切除(图 10-3-3D～F),患者于术后 12 天出院。病理组织学检查显示病变为神经鞘瘤。术后患者出现暂时性左舌下神经麻痹,并在术后 1 周完全恢复。随访 15 个月无复发迹象。

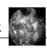

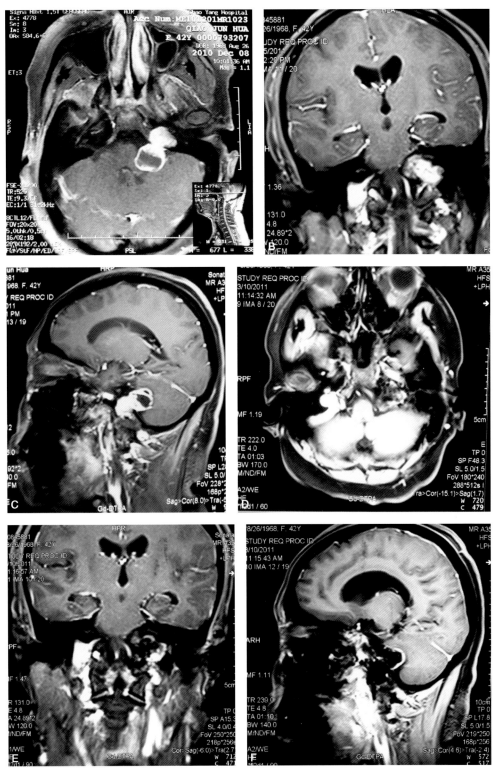

**图 10-3-3　女性,42 岁,颈静脉孔区神经鞘瘤**

A~C. 术前 MRI 增强轴位、冠状位和矢状位,显示左侧颈静脉孔区一个孤立、不均匀增强的颅内外沟通型肿瘤,瘤内有大范围囊性变;D~F. 术后 1 周复查 MRI 增强轴位、冠状位和矢状位显示颈静脉孔区哑铃型肿瘤已被完全切除

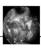

# 参 考 文 献

1. 张秋航,郭宏川,王振林,等.内镜经口入路颈静脉孔区神经鞘瘤切除术.中华耳鼻咽喉头颈外科杂志, 2012,47(5):363-367.

2. Zhang Q,Kong F,Guo H,et al. Surgical treatment of dumbbell-shaped hypoglossal schwannoma via a pure endoscopic transoral approach. Acta Neurochir(Wien),2012,154(2):267-275.

3. Zhang Q,Lv H,Wang Z,et al. Endoscopic transoral approach for extracranial hypoglossal schwannoma. ORL J Otorhinolaryngol Relat Spec,2011,73(5):282-286.

4. Sato M,Kanai N,Fukushima Y,et al. Hypoglossal neurinoma extending intra-and extracranially:case report. Surg. Neurol,1996,45:172-175.

5. Kachhara R,Nair S,Radhakrishnan V. Large dumbbell neurinoma of hypoglossal nerve:case report. Br J Neurosurg. 1999,13(3):338-340.

6. Hoshi M,Yoshida K,Ogawa K,et al. Hypoglossal Neurinoma-two case reports. Neurol Med Chir(Tokyo). 2000, 40:489-493.

7. Ichimura S,Yoshida K,Kawase T. Surgical approach for hypoglossal schwannomas to prevent deformity of the atlanto-occipital joint. Acta Neurochirurgica. 2009,151(6):575-579.

8. Mathiesen T,Svensson M,Lundgren J,et al. Hypogllossal schwannoma-successful reinnervation and functional recovery of the tongue following tumour removal and nerve grafting. Acta Neurochir. 2009,151(7):837-841.

9. Aihara K,Morita A. Dumbbell-shaped hypoglossal schwannoma in an elderly woman:a clinical dilemma. Surgical Neurology,2005,63:526-528.

10. Rachinger J,Fellner FA,Trenkler J. Dumbbell-shaped hypoglossal schwannoma. A case report. Magnetic Resonance Imaging,2003,21:155-158.

11. Ho CL,Deruytter MJ. Navigated dorsolateral suboccipital transcondylar(NADOSTA)approach for treatment of hypoglossal schwannoma. Case report and review of the literature. Clin Neurol Neurosurg,2005,107:236-242.

12. Spinnato S,Talacchi A,Musumeci A,et al. Dumbbell-shaped hypoglossal neurinoma:surgical removal via dorso-lateral transcondylar approach. A case report and rewiew of the literature. Acta Neurochri,1998,140: 827-832.

13. Bunc G,Milojkovic V,Kosir G,et al. Dumb-bell hypoglossal neurinoma with intra-and extracranial paravertebral expnsion. Acta Neurochir(Wien),1998,140:1209-1210.

14. Kadri PAS,Al-Mefty O. Surgical treatment of dumbbell-shaped ugular foramen schwannomas. Neurosurg Focus, 2004,17(2):56-62.

15. Kaye AH,Hahn JF,Kinney SE,et al. Jugular foramen schwannomas. J Neurosurg,1984,60:1045-1053.

16. Bartal AD,Djaldetti MM,Mandel EM,et al. Dumbbell neurinomas of the hypoglossal nerve. J Neurol. Neurosurg. Psychiatry. 1973,36:592-595.

17. Dolan EJ,Tucker WS,Rotenberg D,et al. Intracranial hypoglossal schwannoma as unusual cause of facial nerve palsy. J Neurosurg,1982,56:420-423.

18. Hirano S,Nonomura M,Fukushima H. Hypoglossal neurilemmona resected with suboccipital craniotomy. A case report. Jibikarinsho(Japan),1992,85:865-871.

19. Miyamori T,Yamano K,Hasegawa T,et al. A dumbbell-shaped neurinoma of the hypoglossal nerve. A case report. Jpn J Neurosurg.(Tokyo) 1992,1:265-269.

20. Nishiyama S,Kimura T,Kishimoto S,et al. Hypoglossal schwannoma compressing the bain stem. A caes report.

Jibikarinsho (Japan),1990,83:421-429.

21. Odake G. Intracranial hypoglossal neurinoma with extracranial extension:review and case report. Neurosurgery, 1989,24:583-587.

22. shiroyama Y,Inoue S,Tsuha M,et al. Intracranial neurinomas of the jugular foramen and the hypoglossal canal. No Shinkei Geka (Japan),1988,16:313-319.

23. Strang RR. Intracranial neurinoma of hypoglossal nerve. Aust NZ Surg,1967,37:187-198.

24. Takahashi A,Shiozawa Z,Satoh D,et al. A case of operated hypoglossal neurinoma. Rinsho Shinkeigaku (Clin Neurol-Tokyo),1976,16:98.

25. Tuck RR,Mokri B,Cilluffo JM. Intracranial schwannoma of the hypoglossal nerve. Arch Neurol. 1984,41: 502-505.

26. Uriguen M,Garibi J,Aurrecoechea J,et al. Dumbbell schwannoma of the hypoglossal nerve. Skull Base Surgery,1997,7[Suppl],2:53-54.

27. Lu-Ting Kuo,Abel Po-Hao Huang,Kuan-Ting Kuo,et al. Extradural dumbbell schwannoma of the hypoglossal nerve:a case report with review of the literature. Surgical Neurology,70(2008) S1:34-S1:39.

28. Wen HT,Rhoton AL Jr,Katsuta T,et al. Microsurgical anatomy of the transcondylar,supracondylar,and para-condylar extensions of the far-lateral approach. J Neurosurg,1997,87:555-585.

29. Myatt HM,Holland NJ,Cheesman AD. A skull base extradural hypoglossal neurilemmoma resected via an extended postero-lateral approach. J Laryngol Otol,1998,112:1052-1057.

30. Sato K,Shimizu S,Oka H,et al. Usefulness of transcervical approach for surgical treatment of hypoglossal schwannoma with paraspinal extension:case report. Surg Neuro,2006,65(4):397-401.

31. Edizer DT,Mercan H,Cansiz H. Hypoglossal schwannoma presenting only with headache. J Craniofac Surg, 2010,21(1):261-262.

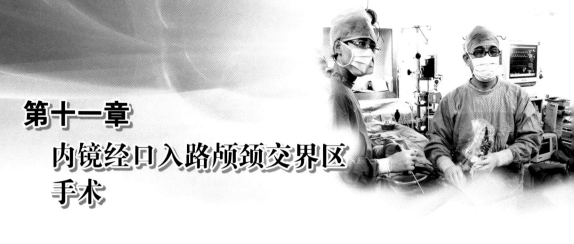

# 第十一章 内镜经口入路颅颈交界区手术

## 一、概述

颅颈交界是指下斜坡、枕大孔缘至第二颈椎的区域。该区是允许肿瘤或其他病变扩展和手术进入的自然空间。自从 Kanavel(1919)率先描述了经口入路达到颈部脊髓后,该领域得到了广泛关注。因为经口入路不需牵拉脑组织和血管神经便可以处理颅颈交界区前方病变,一些学者探讨了该入路的用途及各种改良入路。1950 年和 1960 年初有文献报告采用该入路治疗颈髓结核和硬膜外疾病。首次报告经口入路处理硬膜内病变的是 Mullan(1966)。方法是在近软硬腭交界处行 U 形软腭切口,使用 Davis 开口器向下牵开软腭,在同一条线上切开咽后壁、前后纵韧带并向两侧牵开,在斜坡区用磨钻开放一约 2.5cm 范围的骨质,暴露脑干前方的硬膜。切除肿瘤之后关闭咽后壁各层组织。Mullan 报告了 2 例,1 例是枕大孔硬膜内肿瘤,1 例是 C2 脊索瘤。Crockard(1991)报告经口入路颅颈关节硬膜外病变的处理(7例)。

## 二、颅颈交界区的解剖

枕大孔前壁由连接骨构成,其间有很强硬致密的韧带网使外科进入很困难。传统的经口入路需要切除前壁。前壁骨的厚度从 3mm 至斜坡的 17mm(在寰椎前弓和齿突水平)。韧带覆盖骨的前后,因此厚度增至平均 23mm。后壁不太致密,骨部分只有寰椎后弓,寰椎和枕大孔之间以及 C1～C2 之间的韧带较薄。后壁有大的自然入口,枕髁与寰椎侧块,C1～C2 两个关节,事实上在这两个水平没有椎间孔,提供了到达枕大孔内的宽阔入路。这些间隙 C2 神经根和椎动脉颅外末段占据(C0～C1)。侧壁由两个关节组成,即 C0～C1 和 C1～C2 以及颈结节。它是硬骨壁和不易进入枕大孔的关节韧带构成。另外,侧方有寰枢椎横突,椎动脉走行其间。从解剖学角度上来讲,侧壁是最不适宜进入枕大孔的途径,因为它需要磨除决定颈椎稳定性的最重要结构。这是为什么很少有侧入路被选择的原因。前、后入路是常见的。枕大孔前界是咽部黏膜和肌层,因此,前入路属于耳鼻咽喉-头颈外科领域。侧方入路在游离或移位椎动脉之后需磨除 C0～C1 关节(横过咽后间隙)。后方入路穿过颈后肌肉各

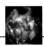

层,是神经外科医生相当熟悉的途径。寰椎后弓走行的椎动脉的处理需要特别关注(图 11-2-1A～D)。

椎动脉是到达枕大孔区任何手术入路的关键结构。椎动脉与枕大孔相关的有两段,V3

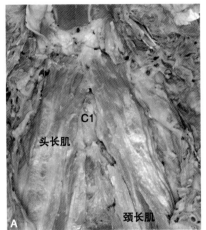

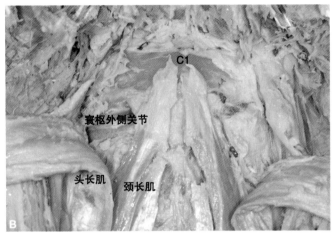

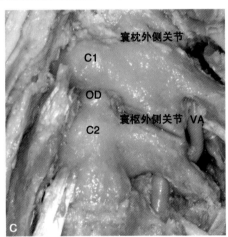

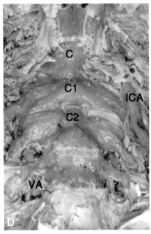

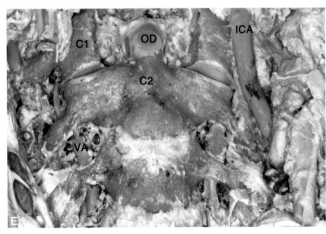

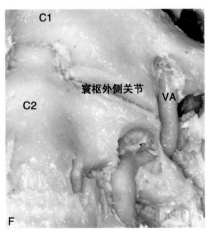

**图 11-2-1　颅颈交界腹侧解剖**
C1 = 寰椎;OD = 齿状突;C2 = 枢椎;VA = 椎动脉;ICA = 颈内动脉;C = 斜坡

段走行枢椎和硬脊膜之间,V4 段走行于硬脊膜内(图 11-2-2AB)。V3 段有两个应用解剖特征:①其上至硬脊膜,被含有椎周静脉丛的骨膜鞘包绕,手术中在鞘外暴露并控制椎动脉,任何出血都会导致很大的麻烦。如果必须打开骨膜鞘,静脉丛用生物胶或明胶海绵方能控制。骨膜鞘在硬脊膜下反折,因此在进入硬膜内之前是双鞘包绕着椎动脉。在硬膜的入口完全控制椎动脉是困难的。安全的方法是围绕硬膜切开。②V3 段有活动性。头颅的转动主要是第 1、2 颈椎,椎动脉必须适合任何变化的头位。第 2 颈椎神经根丛硬膜出现在第 1、2 颈椎椎动脉段中部,到达椎动脉之前分为两支横过椎动脉前、后。这个神经根是暴露该段椎动脉很好的解剖标志。它是一个包括颅后半、外耳、颌角和颈上部广泛感觉领域的大神经根。寰椎后弓高度明显增加是很好的标志,指示椎动脉上端变化。从此点椎动脉向上、向内、向前入硬脑膜。V3 段有几个分支,最常见有 C2 肌支,作为肌支出寰椎横孔。V3 还有两个重要分支:①小脑后下动脉起源颅外的占 20% 以上,可起源于 C1 ~ C2 之间,C1 上或刚好椎动脉入硬脊膜处;②脑膜后动脉可起自硬膜任何一侧。当小脑后下动脉(PICA)和脑膜后动脉从 C1 上椎动脉起始时,它们平行椎动脉走行。V4 段在颅内,主要分支为小脑后下动脉可由前或后横过舌下神经,或穿过它们的根。左右椎动脉有大小和外形不同。可一侧下或缺失(升至 C1 水平),通常为先天性。解剖变异也可见于颈内、颈外动脉。最常见为枕动脉。椎动脉变异在颅颈关节异常的病例中更为复杂,通过血管造影可被发现。

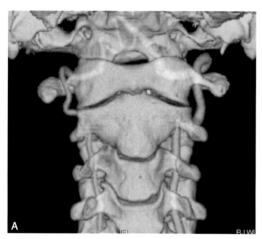
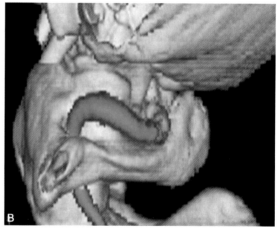

**图 11-2-2 显示椎动脉走行**

枕大孔区血液供应:颅内前侧部分是由咽升动脉的舌下支供应,该支通过舌下管分为一个前支至斜坡和一个后支至枕大孔后缘。咽升动脉的颈支通过颈静脉孔主司枕大孔区后侧部分血液供应。第二间隙(C0 ~ C1)的动脉是由椎动脉发出的枕动脉。因此,脑膜后动脉和肌支可起源于这两支血管中的任意一支。第三间隙(C1 ~ C2)动脉由椎动脉发出的脑膜前支,齿状突后侧走行。另一侧由咽升动脉的肌脊支至齿状突顶,舌下支至斜坡顶。侵犯枕大孔前方的肿瘤血供来自颅外血管脑膜前支,供应位于斜坡下部的肿瘤。位于斜坡上部的肿瘤血供来自舌下支的颅内血管。这对于枕大孔前脑膜瘤来说是极为重要的。

动态变化:随着头部运动,枕大孔组成骨和神经轴之间有如下变化:转动时神经轴保持同样位置而寰椎随头部转动。寰椎和枢椎关节可向每侧转动 30°。枕髁和寰椎侧块之间能向上

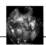

屈折30°,而第一颈椎和第二颈椎水平仅有10°。MRI的矢状位置显示当屈和伸时颅颈关节是以位于齿状突顶的斜坡下端转动,而寰椎前弓和齿状突的位置几乎没有变化。头部伸展时斜坡显示齿状突后方拉长。头部屈折时,神经轴前的蛛网膜下腔缩小,后空间增大。前间隙缩小约1.8~5.2mm,后间隙增大约1.8~5.7mm,对于直径较小的枕大孔来说这些变化更为重要。

胚胎发育和骨化异常导致颅颈不稳定和脊髓受压。

## 三、传统的手术入路

手术方法的选择基于病变的位置,它必须由术前影像学检查所决定。必须明确局部有关的三个解剖结构。①硬脑膜:病变可以是硬膜外、硬膜内或硬膜内外沟通的哑铃形;②椎动脉:病变可位于上、下或两方均有;③平面结构:前、侧、后方。手术难点是肿瘤可包含任何结构,如累及硬脑膜的脑膜瘤、侵犯神经根的神经鞘瘤或波及骨质的脊索瘤。前方的病变侵犯中线两侧,侧方的病变侵犯中线和齿状韧带之间,后方的病变累及齿状韧带背后。前方病变使神经轴直接向后移位(当侧块向侧方移动时)。神经轴的移动使其侧空间增大,更直接地到达侧方病变。与此相应,前方的病变时,此侧空间也必须通过更广泛的骨切除来扩大,以至于允许神经轴游动。这个信息可以从MRI获得。CT扫描是具有补充性的检查,有助于更好地确认肿瘤对骨性结构的影响。血管造影可监测血管性肿瘤(如形成血栓的动脉瘤)栓塞,有助于富血管性肿瘤或动静脉畸形的诊断。椎动脉方面最基本的信息是粗细移位和受压情况。

一般来说,前方的病变采用经口入路,后方的病变采用最近的标准后中线入路,而侧方的病变可通过后侧或前侧入路。

1. 经口入路(transoral approach)　随着手术器械的革新(如显微镜、电钻和特殊器械等),这一众所周知的手术方法开始流行起来。从基本方法衍生为几种改良术式:经口-硬腭入路(transoral-transpalatal)、经口扩大上颌入路、经口-舌入路(transoral-transglossal)和经口-下颌入路(with mandiblulotomy)。所有这些术式的原则是利用口、咽的空腔的解剖间隙到达枕大孔前壁。手术到达骨和韧带之间,黏膜和咽部肌肉必须仔细分离并拉开。传统的经口前入路有几个限制:①与口腔含有细菌有关,经口入路任何硬膜开放均会增加脑脊液漏和脑膜炎的风险;②经口入路的限制是术野很深,需特殊长度和角度的手术器械和聚焦;③任何向侧方扩展,C1水平受限20mm,中线每侧斜坡端15mm,原因是有椎动脉和颈静脉孔的存在。这些问题在颅颈关节畸形的病例及有解剖标志破坏的病例则更为明显。显微镜暴露的限制需要切开软腭和硬腭,造成腭帆功能障碍;最大限度张口导致下颌关节紊乱等仍是人们担心的问题。

2. 侧入路(lateral approaches)　侧入路最初报告于1980年,但在5年之后才受到关注。它可分为前侧和后侧入路两个范畴。侧入路的主要目标是控制椎动脉,有时采用移位来暴露枕大孔侧壁。在前侧入路中,患者取侧卧位,头略伸和转向另一侧。从胸锁乳突肌和颈内静脉之间暴露,由胸锁乳突肌上至颅底接近处分离到神经,并向下、中牵拉。于乳突尖暴露第一颈椎横突。切除进入横突的所有肌肉,旨在暴露C1~C2段和C1上段椎动脉。这一位置上两侧椎动脉段几乎平行进入寰椎后弓。最值得注意的是必须保留围绕椎动脉的骨膜鞘和它的静脉丛。因此,必须从下至上骨膜下竖着切除寰椎后弓,此处有椎动脉沟,椎动脉可

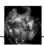

抬出动脉沟以显示 C1 侧块。在椎动脉上方,骨膜鞘必须从覆盖枕髁的韧带上分离。在 C1～C2 段,椎动脉被第二颈神经根前支横过,是手术到达椎动脉外骨膜鞘之前非常好的解剖标志。孤立分离两支椎动脉段之后,第一颈椎横突能够被开放和切除。骨膜鞘一定在横突内面,一步一步从骨壁分离骨膜鞘,逐渐切除骨组织,如果必须从椎动脉中穿过,则需切除 C1 后弓顶以避免抬高椎动脉时损伤动脉。椎动脉移位之后,两个关节即 C0～C1、C1～C2 直接可视。因此,外科医生能通过它们的前方到达寰椎前弓和齿状突,或通过它们的后方切除 C1 后弓,暴露枕大孔区硬膜侧面的全部。也可继续向上达颈静脉孔,向下达 C2 椎体和下椎体,或通过它们暴露硬膜前方。

3. 经后方中线入路(midline posterior approach)　后中线入路是治疗颈髓后方病变的标准手术入路,无论硬膜外或硬膜内。这一入路在分开颈后肌肉后在中线两面暴露后颅窝下部和第一、二颈椎板。该入路侧方界限是第一颈椎动脉沟的中末,相当于硬脊膜囊的侧方。

4. 经后侧入路　有几种不同手术体位:坐位、俯卧位和侧卧位。切口可为旁中垂直,分离皮肤和肌肉。中线切口可能是上至枕骨隆突较好的选择,拐向侧方沿枕上嵴向前至乳突。优点:①中线切口,分离但不切断颈部肌肉;②需要时可以双侧入路,如双侧神经鞘瘤;③也可打开骨性结构(不仅侧方,也横过中线到对侧)常见于前方肿瘤,切除肿瘤之前的得到神经轴减压,以免误增加对神经轴的压迫;④由于建立在熟悉的中线入路基础之上,该手术操作容易掌握。

后侧入路的应用使较低的后颅窝暴露至乳突,及寰椎后弓至横孔。如同前侧入路,骨切除必须是骨膜下到椎动脉沟,并处理椎动脉外的骨膜鞘。椎动脉从沟内分离方法与前侧入路相同。椎动脉可向上或向下移位,根据寰椎侧块或枕髁的切除情况。当病变位于椎动脉下面和侧方时,前者被切除。当病变位于椎动脉上面时,偶尔切除颈关节。由于后侧入路主要适应于硬膜内病变,通常仅切除这些骨结构的中 1/3。在这一入路中椎动脉的移位是罕见的。如用于围绕椎动脉硬膜内外肿瘤侵犯的病例。

侧入路最大可能是用于枕大孔的手术。后侧入路提供的暴露从横孔至后弓,硬膜内从前中线至后着线。因此,在同一过程中可行双侧后侧入路。这种机动灵活的入路可使手术范围在围绕神经轴的全部轴周池。前侧入路可暴露从前至后中线枕大孔壁的 1/2,但与后侧入路相比硬膜内操作不便。前、后侧入路均或多或少地切除 C0～C1 和 C1～C2 关节。但绝大多数病例骨切除不需要很广泛,一般来说,切除少于关节的 1/3 就可以暴露。很少需要骨移植和关节固定,关键是在术前检查的基础上来准确确定切除范围。肿瘤的病理类型和它与硬脑膜、椎动脉及骨周边的关系是主要的技术方面的考虑。

枕大孔区现已能够高度安全地被暴露,详细的该区解剖知识和准确的病变勾画、确定最合理的手术入路是成功的前提。大多数肿瘤能够完全被切除。

## 四、内镜经口入路颅颈交界区手术方法

自 2002 年 Alfieri 在解剖研究中和 2004 年 Kassam 在临床病例报告中证实内镜经鼻入路可用于延颈髓压迫的减压之后,该入路逐渐被接受。认为该入路比传统的经口入路创伤小并发症少。内镜经鼻入路的优势包括:①比显微镜经口入路视野更开阔、暴露充分;②降低

舌和呼吸道黏膜水肿、鼻音亢进、切口感染等术后并发症的风险;③不需要切开软腭或硬腭;④不用术后气管切开。然而,内镜经鼻入路比经口到达颅颈交界区路径长,且内镜经鼻入路因为同时切除寰椎的前弓和齿状突,需要事先做颈枕后固定和骨性融合来保证颅颈的稳定性。2009年Pillai P研究了尸头中内镜和显微镜经口入路效果,并且定量比较了术野暴露程度和手术的灵活性。他们的数据提示:在直接经口入路中内镜比显微镜明显增加了手术的灵活性和术野暴露程度。并且证明广角内镜在不用切开软腭的情况下显著增加了斜坡的暴露范围。经口入路提供了直接到达C1和齿状突的通路,重要结构如咽鼓管、颈内动脉和翼管神经损伤几率也很小。这些在内镜经鼻入路中均有损伤的风险。作者在内镜经口入路切除颅颈交界区的脊索瘤的经验基础上,开展了单纯内镜经口入路行齿状突切除的延颈交界区减压。由于术中保留寰椎前弓,所以未做颈枕后固定和骨性融合。

最常见的颅颈交界区病变是脊索瘤和颅底凹陷。

在内镜经口入路所暴露的解剖结构(图11-4-0A～D)中,最为重要的是椎动脉,尤其是在切除侵袭范围较大的斜坡脊索瘤和鼻咽癌的手术中涉及如何保护椎动脉的问题。显微经口入路暴露有限导致椎动脉损伤,以及如何保护椎动脉的报道较少,相应的经口入路的椎动脉的解剖研究也很少。手术安全区的设定不能完全满足肿瘤手术,根治性手术要求尽可能切净肿瘤的同时保护好椎动脉,需要与椎动脉相关的解剖标志的确认。

### (一) 内镜经口入路齿状突切除

1. 手术方法　患者取仰卧位,全身麻醉,气管插管,头轻度后仰,稍偏向右侧,面向术者。不需用头颅固定架。围术期使用3代或4代头孢抗生素(经口入路是有菌通道)。术中用0°和30°广角内镜,直径4mm,长18cm。内镜经口入路通常采用两人合作,4只手操作技术。术者用内镜和手术器械或电钻,助手负责牵拉和吸引,保持术野清晰。插入Davis开口器,显露口咽部。双侧鼻孔分别插入红色橡胶管,内镜辅助下从口咽拉起使悬雍垂和软腭向上牵拉,从而充分暴露鼻咽部。口咽后壁隆起部是寰椎前弓腹侧面的前结节。据此可以确定寰椎的位置。寰椎的后面是齿状突。以寰椎前结节为中心用电刀做垂直的正中切口,切开咽后壁黏膜、咽部肌肉和前纵韧带(图11-4-0E)。黏膜和肌肉层切缘用7号线缝合并向两侧拉开,暴露寰枢椎前面,为寰枕韧带和寰椎的前弓(图11-4-0F)。将寰枢椎韧带从寰椎前弓分离并向下切开,将寰椎前弓下方区域和枢椎椎体上缘轮廓化。明确辨认中线后,在枢椎椎体上缘暴露齿状突的前面。采用高速电钻(磨钻和切割钻)从齿状突的根部向上磨除齿状突,直至仅残留一层薄薄的骨壳(图11-4-0G～I)。用剥离指和咬骨钳清除骨壳(图11-4-0J)。清除骨壳过程中注意不要撕裂下面的横韧带。齿状突的壳可用带齿的咬骨钳向前下拉出,暴露齿突尖、翼状韧带、齿突尖韧带。翼状韧带和齿突尖韧带以锐性横断。完全游离齿状突,再小心移除。辨认寰枢横韧带与结缔组织一并切除,显露齿状突关节软骨和硬脊膜(图11-4-0KL),有时可显露脊髓侧方(图11-4-0M)。术腔填塞明胶海绵和可吸收的止血纱(图11-4-0NO),咽后壁的黏膜和肌肉用丝线单层或双层间断缝合(图11-4-0PQ)。取出双侧牵拉软腭的红色橡胶管,使软腭和悬雍垂复位。术后所有的患者在手术室或恢复室内拔管后送回病房。该入路不用切除寰椎前弓,不用切开软腭和硬腭,避免了传统的颈枕后固定和骨性融合,不用术后气管切开。

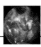
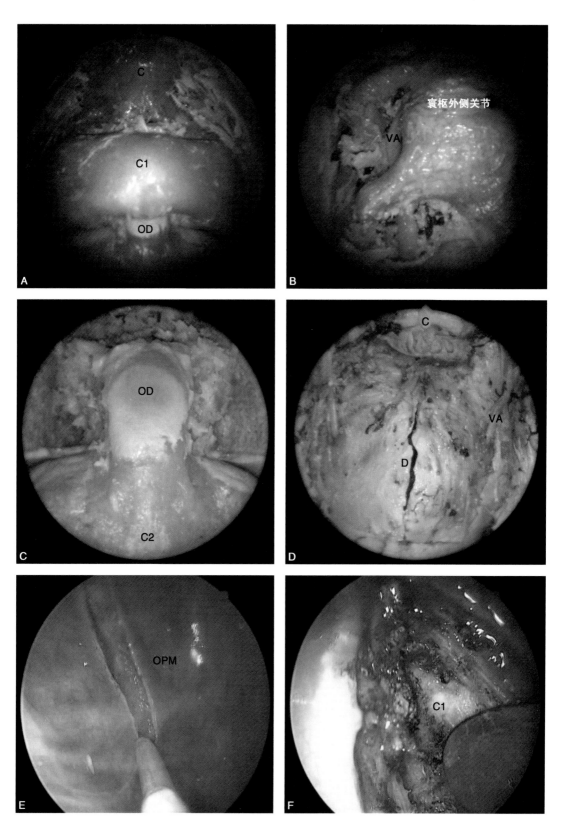

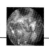

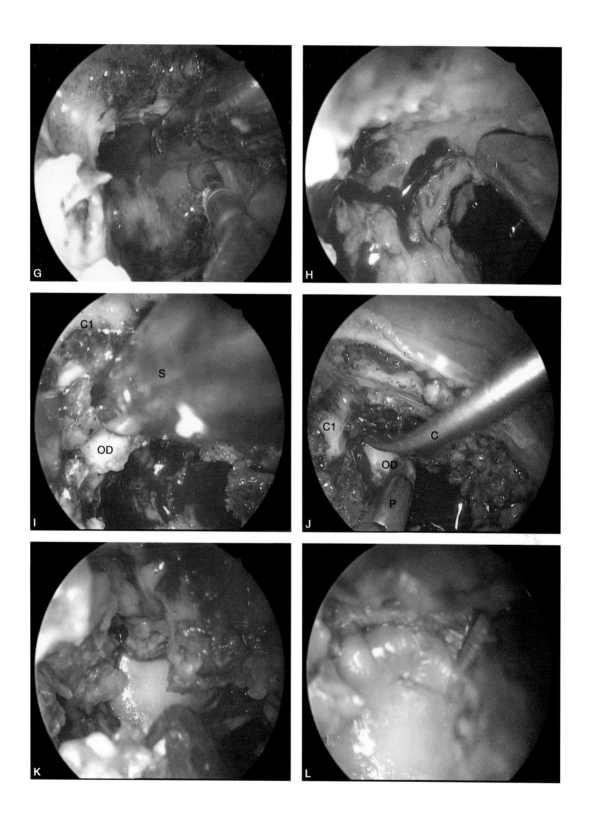

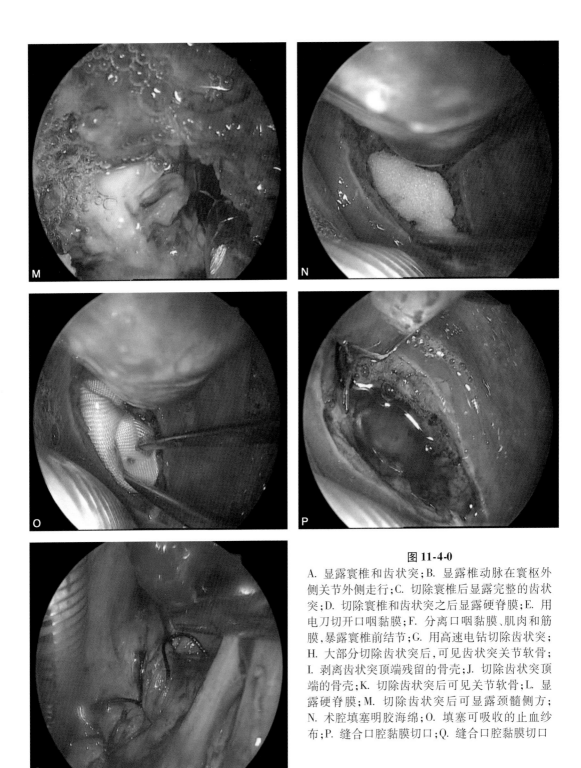

**图 11-4-0**

A. 显露寰椎和齿状突；B. 显露椎动脉在寰枢外侧关节外侧走行；C. 切除寰椎后显露完整的齿状突；D. 切除寰椎和齿状突之后显露硬脊膜；E. 用电刀切开口咽黏膜；F. 分离口咽黏膜、肌肉和筋膜，暴露寰椎前结节；G. 用高速电钻切除齿状突；H. 大部分切除齿状突后，可见齿状突关节软骨；I. 剥离齿状突顶端残留的骨壳；J. 切除齿状突顶端的骨壳；K. 切除齿状突后可见关节软骨；L. 显露硬脊膜；M. 切除齿状突后可显露颈髓侧方；N. 术腔填塞明胶海绵；O. 填塞可吸收的止血纱布；P. 缝合口腔黏膜切口；Q. 缝合口腔黏膜切口

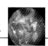

作者经历的病例术后没有出现诸如鼻咽反流、脑脊液漏、局部感染或脑膜炎等术后并发症。通常术后 10~12 天出院。随访时间 1~4 年,未见颅颈交界区的不稳定。且所有患者均有显著的神经功能恢复,所有病人的肌力、步态、平衡能力等均较术前有了明显的改善。

2. 典型病例　男性,41 岁。左手麻木、疼痛、感觉减退 2 年。入院后检查:颈痛、脊髓损伤伴肌力下降、四肢肌力 4~5 级。四肢肌张力增强,四肢腱反射亢进,双侧的霍氏征和巴氏征阳性。术前 CT 和 MRI 扫描显示了后半脱位的游离齿状突对颈延交界区的压迫(图 11-4-1A~C)。颈椎 MRI T2W 显示 C1~C2 中度椎管狭窄伴严重上段颈髓软化(图 11-4-1C)。游离的齿状突突向枕骨大孔,导致颅底凹陷。2010 年 6 月 29 日采用内镜经口入路齿状突切除术实现了延颈交界的充分减压,并且没有行颈枕后固定及融合。患者术毕清醒后于手术室内拔管。术后 3 天给予补液和静脉营养。第 4 天开始规律饮食。无术中及术后并发症发生。患者于术后 10 天出院。术后 13 天复查 CT 和 MRI 显示齿状突被完全切除,延颈交界区获得充分减压(图 11-4-1D~F)。随诊 3 个月时,肌力恢复到 5 级,术前症状和平衡能力明显改善。

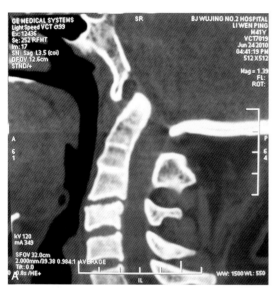

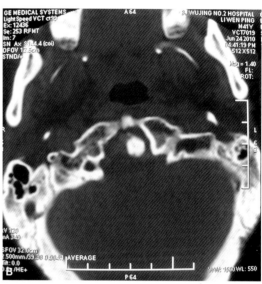

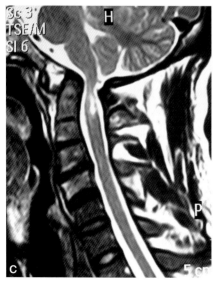

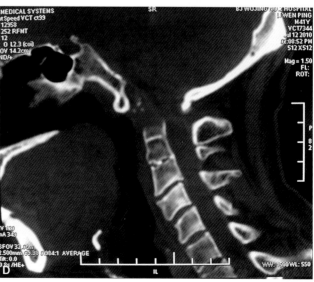

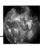

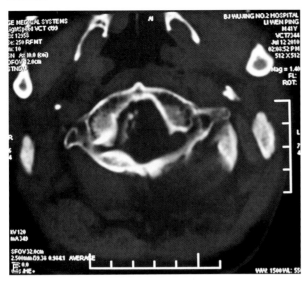
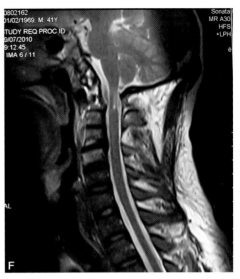

**图 11-4-1　男性,51 岁。颅底凹陷患者术前和术后影像学所见**
A ~ C. 术前 CT 和 MRI 扫描显示了后半脱位的游离齿状突对颈延交界区的压迫,颈椎 MRI T2W 显示 C1 ~ C2 中度椎管狭窄伴严重上段颈髓软化。D ~ F. 术后 13 天复查 CT 和 MRI 显示齿状突被完全切除,颅颈交界区获得充分减压

对于具有明显不能缓解的延颈髓受压症状的患者,应该考虑行减压术。几种不同的入路可以到达颅颈交界区。经咽后壁的前入路是最短的和生理学上最好的到达颅颈交界区腹侧的路径。经口入路是齿状突切除延颈交界减压的金标准。该途径提供了简单、直接、通用的到达颅颈交界区硬膜外中线肿物的路径,不需要处理危险的解剖结构。尽管经口入路提供了到达延颈交界腹侧面的最直接的通路,但是,传统的显微外科经口入路仍然有技术上的问题,例如:术腔的过深和狭窄不利于看清和操作;为了更有立体感行软腭甚至硬腭切开;后者还有舌和气管水肿,鼻咽反流的并发症;增加气管切开的可能性;以及手术时间长、住院恢复时间长等。内镜是神经外科微创手术的前沿技术,可以克服经口入路显微手术的许多限制条件。实际上,内镜在处理颅颈交界区病变的时候非常有用。这是由于它的物理和光学特性,在口腔的适用性,在狭窄的术腔中轻易改变方向的灵活性,以及它提供全景视野或对一些解剖死角的观察和处理能力。随着内镜技术的发展和普及,一些学者尝试了单纯内镜经鼻入路到达颅颈交界区,列举了各种优势。主要的优势是创伤小、更方便暴露颅颈交界区的上部、避免软腭和硬腭的切开、比经口入路更少的手术并发症。Nayak 报道了他们内镜经鼻入路治疗 9 例 CMJ 的经验,4 例需要围术期气管切开,3 例需要围术期胃管置入,2 例出现短暂的鼻咽反流。这些并发症的发生率比该入路预期高,可能是因为有 4 例术前就有吞咽困难和呼吸困难。与经口入路相比,内镜经鼻入路需要更多经验来更好的评估并发症的相关风险。内镜一个主要的优势是在窄深的术腔中,随着内镜的灵活移动可以获得比显微镜更好的立体感和更广阔的术野。与内镜经口和传统经口入路不同,内镜经鼻入路的切口是在口咽的上方,一些学者认为这可能减少感染的风险,因为切口避免了唾液的不断冲刷。然而,内镜经鼻入路会受到一些限制:首先是显露和处理病变的范围不够,器械只能够到达枢椎的上缘,而经口入路可以够到 C3。第二,为防止脑脊液漏的软组织封闭受到限制,减少了

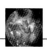

对硬膜内病变切除的应用。第三,内镜经鼻入路鼻咽和硬膜的缝合(医源性损伤)比内镜经口入路要困难得多。Pillai 2009 年报告了他们的解剖研究,在标准的颅颈交界区的手术入路中比较内镜与显微镜立体感。他们发明了一种方法可以比较 30°内镜和显微镜的视野以及在该视野中应用手术器械的能力。通过比较两个参数得出结论:内镜可以比显微镜提供更大的操作空间。所有的手术都是在尸体上进行的,硬腭没有切开,但是悬雍垂和软腭用红色橡胶管牵拉到术野之外。他们的数据显示:在直接经口入路中用内镜能在不损失手术灵活性的基础上显著扩大术野;数据还显示成角的内镜能够在不切硬腭的情况下显著扩大斜坡的暴露范围。经口入路提供了一个到达寰椎和齿状突的直接通路,并且损伤咽鼓管、颈内动脉和翼管神经的风险比经鼻入路小。此外,对于颅颈交界区的手术,经鼻入路比经口入路的手术通道要长的多。事实上内镜下术野更清晰,视角更广,而且不用切开硬腭和软腭,因为内镜提供了全景的视野,一个更小的咽部切口就能够实现术野的暴露。成角内镜更能扩大术野的范围,使之更有立体感,一些死角的切除率更高,比如齿突尖和齿突尖韧带。很明显,当肿瘤范围比较大,比如广泛的斜坡占位,这时候充分暴露斜坡就是必要的,就必须考虑切开软腭或内镜经鼻蝶窦入路。这种情况,内镜经鼻入路就有必要,在不切开硬腭的前提下斜坡能暴露得更好。Divitiis 的解剖学研究证实内镜经口入路能达到脑干腹侧、脑室或切开软腭到达斜坡。这个报告证明单纯内镜经口入路处理颅颈交界的病变是可行的。传统的经口入路相关的并发症通常和硬腭切开和咽部切口过大有关。这两点内镜经口入路都可以避免。本书作者的临床数据提示内镜经口入路比内镜经鼻入路更直接地到达 C1 和齿状突,并且不会增加切口感染、脑膜炎和鼻咽反流的风险。通常不需要预先颈枕后固定或预防性气管切开术。同时,经鼻入路的缺点是在软腭平面以上,有咽鼓管、颈内动脉、翼管神经损伤的风险;需要颅颈后固定和骨融合。

尽管许多学者强调当完全切除寰椎和齿状突后会有颅颈不稳定的风险,根据作者的内镜经鼻/经口入路颅颈交界区病变切除的经验,切除下斜坡、寰椎前弓和齿状突后,枕颈后固定和骨性融合不是必须的。即使部分切除了寰椎侧块和枕髁也是这样。确定了单纯内镜经口入路处理颅颈交界区病变的可能性后,我们正在进一步收集病例资料和长期随访,来与其他入路比较,从而确定该入路是否能改善临床效果和减少并发症。

**(二) 内镜经口入路颅颈交界区肿瘤切除术**

颅颈交界区肿瘤以脊索瘤最为多见。虽然脊索瘤生长缓慢,很少转移,但是由于侵袭性生长和易复发等恶性肿瘤的生物学特征,其预后很差。完全切除该区域的脊索瘤对于外科医生来说是一个极大的挑战。目前认为外科治疗是脊索瘤的唯一有效的治疗方法,也是可能改善预后的主要手段。除了脊索瘤之外,尚可见某些恶性肿瘤侵犯颅颈交界区,如鼻咽癌和肉瘤等。

1. 手术方法 患者取仰卧位,全身麻醉,气管插管,头轻度后仰,稍偏向右侧,面向术者。不需用头颅固定架。围术期使用 3 代或 4 代头孢抗生素(经口入路是有菌通道)。术中用 0°和 30°广角内镜,直径 4mm,长 18cm。内镜经口入路通常采用两人合作,4 只手操作技术。术者用内镜和手术器械或电钻,助手负责牵拉和吸引,保持术野清晰。插入 Wolf 开口器,显露口咽部。双侧鼻孔分别插入红色橡胶管,内镜辅助下从口咽拉起使悬雍垂和软腭向上牵拉,从而充分暴露鼻咽部。通常肿瘤会在鼻咽和口咽后壁形成较大的隆起。根据双侧咽鼓管圆枕的位置可以确定下斜坡。以寰椎前结节为中心用电刀做垂直的正中切口,切开咽后壁黏膜、咽部肌肉和前纵韧带(图11-4-2A)。切口上至咽鼓管圆枕上缘,下至第三颈椎上缘。黏膜和肌肉层切缘用7号线缝合并向两侧拉开,切除鼻咽、口咽黏膜下肿瘤组织,暴露寰枢椎前面,寰枕韧带和寰椎的前弓(图11-4-2BC)。将寰枢椎韧带从寰椎前弓分离并向下切开,将寰椎前弓下方区域和枢椎椎体上缘轮廓化。采用高速电钻(磨钻和切割钻)沿中线由上至下依次切除下斜坡骨质(有时需要内镜经鼻-经口联合入路)、寰椎前弓、齿状突及枢椎前方骨质直至安全界(图11-4-2D)。必要时切除患侧枕髁和侧块以显露侵犯颈静脉孔区的瘤组织。彻底切除下斜坡、寰椎前弓、齿状突及枢椎等骨质后方的瘤组织,显露斜坡至枢椎的硬膜(图11-4-2E),甚至颈静脉孔区的硬脑膜。对于颅内外沟通型脊索瘤,可以切开斜坡及颅颈交界区硬膜,或沿肿瘤突破硬膜处进入硬膜内切除肿瘤(图11-4-2F)。小心切除颈髓和脑干前方肿瘤之后,可见椎动脉V4段汇入基底动脉(图11-4-2GH)。确认硬膜内外无瘤样组织残留后,如硬膜有缺损,则立即用自体肌肉浆和筋膜修补(图11-4-2IJ)。术腔填塞明胶海绵,咽后壁的黏膜和肌肉用丝线单层或双层间断缝合。取出双侧牵拉软腭的红色橡胶管和开口器,经鼻腔填塞碘仿纱条。通常不需要预防性气管切开。当术前预案术中除切除中线骨质外还需同时切除患侧枕髁和侧块时,则术前7~10天应考虑行颈枕后固定。

2. 典型病例

病例1:女性,11岁。左侧远外侧入路斜坡脊索瘤切除术后2年半,右肢体乏力,行走不稳1月余。术前MRI显示斜坡及寰枢椎一个不均匀增强的肿瘤(图11-4-2KL),肿瘤侵犯颅颈交界及左侧颈髓旁,考虑术中需要切除寰椎、齿状突及左侧寰枕关节,可能破坏颈枕的稳定性,所以术前2周行颈枕后固定及融合(图11-4-2M)。2007年5月4日采用内镜经口入路行颅颈交界区脊索瘤切除术,手术时间4小时30分,术中出血1200ml,无术中及术后并发症。病理诊断为脊索瘤。术后10天复查MRI增强显示肿瘤被完全切除(图11-4-2NO)。患儿于术后2周出院。随访至第3年,即2010年出现原发部位复发,病灶较小,再次经口入路切除。随访至今无复发征象。

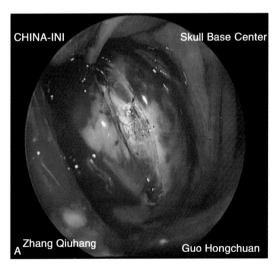
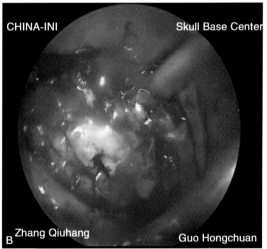

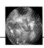

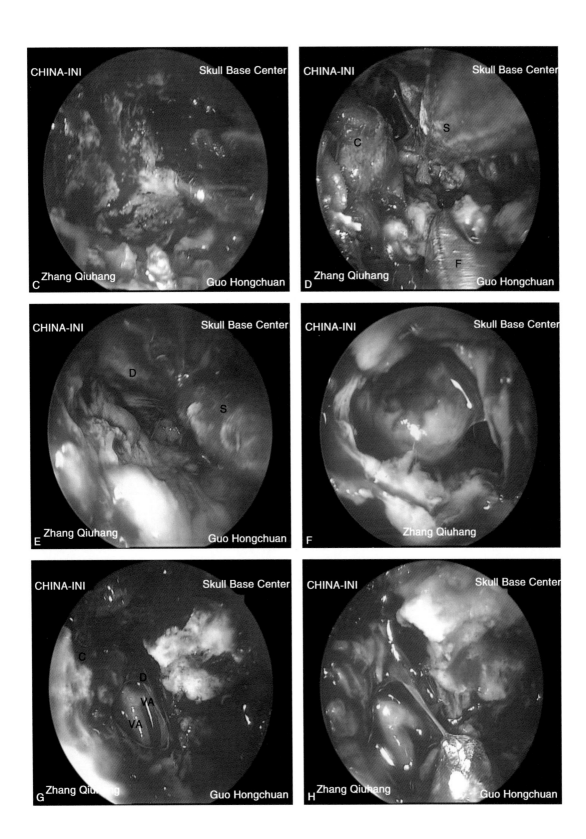

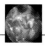

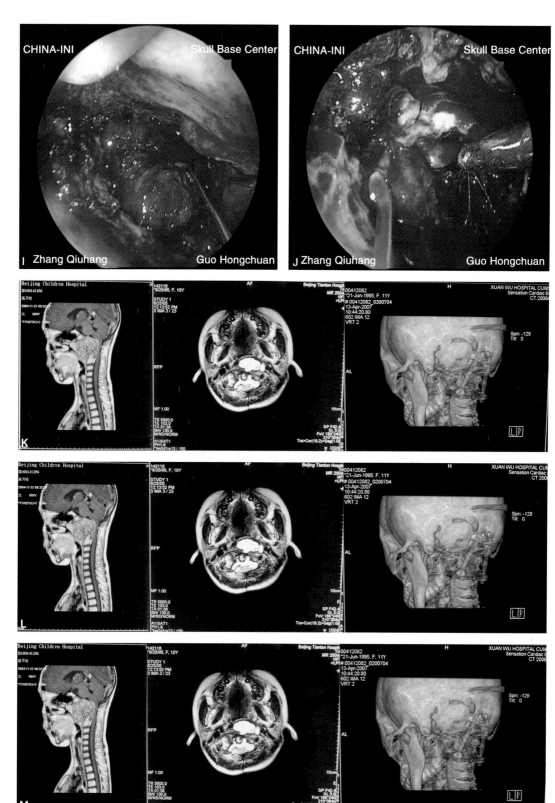

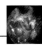

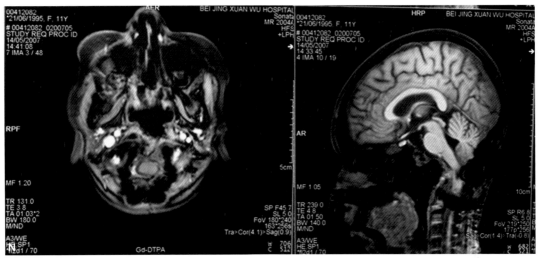

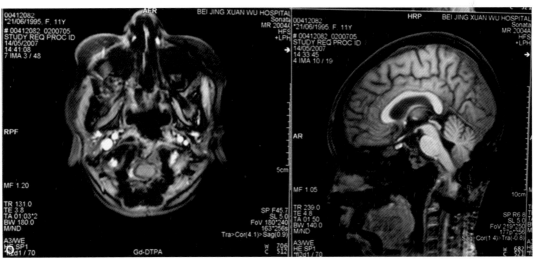

**图 11-4-2 女性,11 岁,脊索瘤**

A. 口咽黏膜切口;B. 显露黏膜下肿瘤;C. 切除寰枢椎及齿状突表面的肿瘤;D. 切除寰枢椎受侵骨质及齿状突后显露并切除硬脊膜表面的肿瘤;E. 显露硬脊膜;F. 切除硬脊膜内的肿瘤;G. 显露双侧椎动脉及基底动脉;H. 观察硬膜内有无瘤样组织残留;I. 取自体肌肉修复硬脊膜缺损;J. 肌肉表面覆盖一层自体筋膜;KL. 术前 MRI 显示斜坡及寰枢椎一个不均匀增强的肿瘤,肿瘤侵犯颅颈交界及左侧颈髓旁;M. 术前 2 周行颈枕后固定及融合;NO. 术后 10 天复查 MRI 增强显示颅颈交界肿瘤被完全切除

病例 2:男性,9 岁,颅颈交界区脊索瘤。患儿声音嘶哑 4 个月,伴半舌萎缩。查伸舌左偏、左侧声带麻痹。无吞咽困难。术前 MRI 显示斜坡、寰枢椎存在一个不均匀增强的肿瘤,侵犯左侧舌下神经孔和颈静脉孔区(图 11-4-3A ~ C)。T1W 为等信号,T2W 为高信号,肿瘤边界清楚。术前诊断为脊索瘤。2009 年 9 月 14 日采用内镜经口入路颅颈交界区脊索瘤切除术,术中切除斜坡骨质,切除寰椎前弓、左侧弓及齿状突,彻底清除硬膜内外肿瘤。手术时间 3 小时,术中出血 600ml,未行气管切开,未行颈枕后固定及融合。无术中及术后并发症。病理诊断为脊索瘤。术后 2 周出院。出院前复查 MRI 显示肿瘤被完全切除(图 11-4-3D ~ F)。术后 6 个月复查 MRI 见右侧舌下神经孔区肿瘤复发。考虑再次手术需要术前做颈枕后固定及融合,患者因经济原因放弃再次手术。

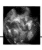

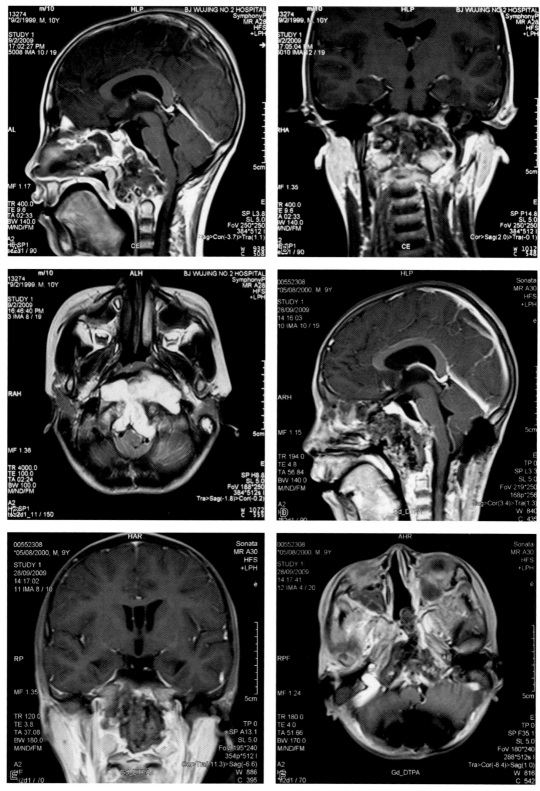

**图 11-4-3  男性,9 岁,颅颈交界区脊索瘤**
A ~ C. 术前 MRI 显示斜坡、寰枢椎存在一个不均匀增强的肿瘤,侵犯左侧舌下神经孔和颈静脉孔区;
D ~ F. 术后 2 周复查 MRI 显示颅颈交界肿瘤被完全切除

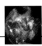

　　病例 3：男性，3 岁，颅颈交界区滑膜肉瘤。患儿颈部疼痛伴颈部活动受限 8 个月，渐进性肢体活动障碍 3 个月。术前 MRI 显示肿瘤样占位侵犯斜坡至第二颈椎，T1W 为等信号，T2W 为高低混杂信号，T1W 增强后呈不均匀增强信号（图 11-4-4A ～ C）。2012 年 5 月 30 日采用内镜经口-鼻入路切除颅颈交界区肿瘤，术中镜下全切肿瘤至正常边界。手术时间 4 小时，术中出血 3000ml，术中行预防性气管切开。术后戴颈托送 ICU 监护。术后 7 天拔除气管套管。患儿术后有吞咽困难，但无声音嘶哑。术后 12 天复查 MRI 显示肿瘤被完全切除（图 11-4-4D ～ F）。术后 16 天出院。

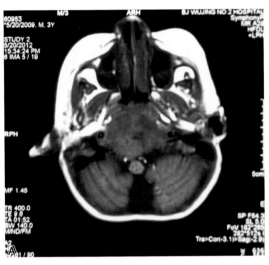
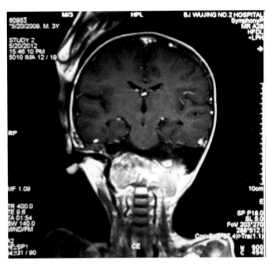
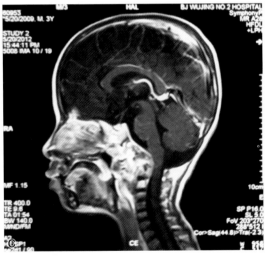
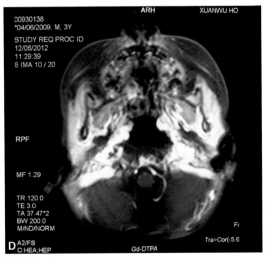

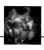

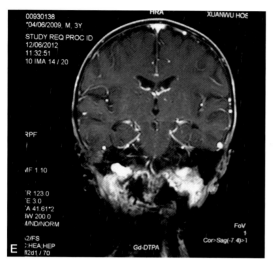
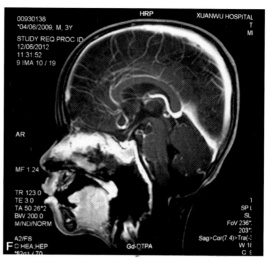

**图 11-4-4　男性,3 岁,颅颈交界区滑膜肉瘤**
A ~ C. 术前 MRI 显示肿瘤样占位侵犯斜坡至第二颈椎,T1W 为等信号,T2W 为高低混杂信号,
T1W 增强后呈不均匀增强信号;D ~ F. 术后 12 天复查 MRI 显示肿瘤被完全切除

## 参 考 文 献

1. Zhang Qiuhang,Yan Bo,Kong Feng,et al. Transoral endoscopic odontoidectomy to decompress the cervicomedullary Junction. Spine. In press.

2. Alfieri A,Jho HD,Tschabitscher M. Endoscopic endonasal approach to the ventral cranio-cervical junction:Anatomical study. Acta Neurochir (Wien),2002,144:219-225.

3. Kassam AB,Snyderman C,Gardner P,et al. The expanded endonasal approach:A fully endoscopic transnasal approach and resection of the odontoid process:Technical case report. Neurosurgery,2005,57 [Suppl1]:213-214.

4. Pillai P,Mirza N,Baig MN,et al. Endoscopic image-guided transoral approach to the craniovertebral junction:An anatomic study comparing surgical exposure and surgical freedom obtained with the endoscope and the operating microscope. Neurosurgery,2009,64[Suppl2]:437-444.

5. Crockard HA,Sen CN. The transoral approach for the management of intradural lesions at the craniovertebral junction:Review of 7 cases. Neurosurgery,1991,28:88-98.

6. Di Lorenzo N. Craniocervical junction malformation treated by transoral approach. A survey of 25 cases with emphasis on postoperative instability and outcome. Acta Neurochir(Wien),1992,118:112-116.

7. Hadley MN,Spetzler RF,Sonntag VK. The transoral approach to the superior cervical spine. A review of 53 cases of extradural cervicomedullary compression. J Neurosurg Spine,1989,71:16-23.

8. Menezes AH,VanGilder JC. Transoral-transpharyngeal approach to the anterior craniocervical junction. Ten- year experience with 72 patients. J Neurosurg,1988,69:895-903.

9. Menezes AH,VanGilder JC,Graf CJ,et al. Craniocervical abnormalities. A comprehensive surgical approach. J Neurosurg,1980,53:444-455.

10. Messina A,Bruno MC,Decq P,et al. Pure endoscopic endonasal odontoidectomy:anatomical study. Neurosurg Rev,2007,30:189-194.

11. Mummaneni PV,Haid RW. Transoral odontoidectomy. Neurosurgery,2005,56:1045-1050.

12. Laufer I,Greenfield JP,Anand VK,et al. Endonasal endoscopic resection of the odontoid in a non-achondro-

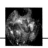

plastic dwarf with juvenile rheumatoid arthritis, feasibility of the approach and utility of intraoperative iso-C 3D navigation. J Neurosurg Spine, 2008, 8：366-370.

13. Frempong-Boadu A. K, Faunce W. A, Fessler R. G. Endoscopically assisted transoral-transpharyngeal approach to the craniovertebral junction. Neurosurgery, 2002, 51：60-66.

14. Crockard H. A. Transoral surgery：some lessons learned. Br J Neurosurg, 1995, 9：283-93.

15. Menezes A. H, VanGilder J. C. Transoral-transpharyngeal approach to the anterior craniocervical junction. Ten-year experience with 72 patients. J Neurosurg, 1988, 69：895-903.

16. Hadley M. N, Spetzler R. F, Sonntag V. K. The transoral approach to the superior cervical spine. A review of 53 cases of extradural cervicomedullary compression. J Neurosurg, 1989, 71：16-23.

17. Jho HD, Ha HG. Endoscopic endonasal skull base surgery：Part 3-The clivus and posterior fossa. Minim Invasive Neurosurg, 2004, 47：16-23.

18. Kassam A, Snyderman C, Mintz A, et al. Expanded endonasal approach：The rostrocaudal axis. Part II. Posterior clinoids to the foramen magnum. Neurosurg Focus, 2005, 19：E4.

19. Nayak J. V, Gardner P. A, Vescan A. D, et al. Experience with the expanded endonasal approach for resection of the odontiod process in rheumatoid disease. Am J Rhinol, 2007, 21：601-606.

20. Leng L. Z, Anand V. K, Hartl R, et al. Endonasal endoscopic resection of an os odontoideum to decompress the cervicomedullary junction. A minimal access surgical technique. Spine, 2009, 34（4）：E139-143.

21. de Divitiis O, Conti A, Angileri F. F, et al. Endoscopic transoral-transclival approach to the brainstem and surrounding cisternal space：Anatomic study. Neurosurgery, 2004, 54：125-130.

22. McMaster M. L, Goldstein A. M, Bromley C. M, et al. Chordoma：incidence and survival patterns in the United States, 1973-1995 Cancer Cause Control, 2001, 12（1）：1-11.

23. St Martin M, Levine S. C. Chordmas of skull base：manifestations and management. Curr Opin Otolaryngol Head Neck Surg, 2003, 11：324-327.

24. al Mefty O, BorbaL A. Skull base chordomas：a management challenge. Neurosurg, 1997, 86（2）：182-189.

25. 张秋航, 孔锋, 严波, 等. 内镜经鼻斜坡肿瘤的外科治疗. 中华耳鼻咽喉头颈外科杂志, 2007, 42（1）：7-10.

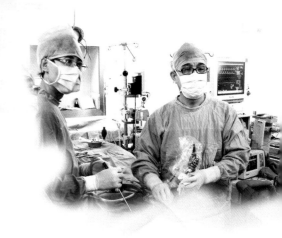

# 第十二章
# 内镜经鼻颅底重建

## 一、概述

随着内镜外科技术在颅底区域不断地延伸和拓展,目前已经能够处理颅底各个区域的颅内外沟通型病变。然而,重建颅底的屏障仍然是一个挑战。颅底重建的目的是在颅腔与鼻腔鼻窦间建立永久性屏障,消除死腔,保存神经血管和脑的功能,防止发生脑脊液漏、脑膜炎、颅腔积气和颅内容物疝出等并发症。颅底重建包括软组织重建(硬脑膜修补)和骨性重建。在传统外入路颅底手术中运用局部组织瓣、带血管游离组织瓣修补硬脑膜和颅底缺损技术已相当成熟,颅底重建效果良好。由于常规的缝合技术在深窄、狭小的鼻腔空间内难以应用,上述方法不能用于内镜下修复颅底。因此,内镜经鼻入路颅底重建有其特殊性,严密修补硬脑膜(或称硬脑膜成形术,duroplasty)防止术后脑脊液漏有着极其重要的意义。目前主要是用贴敷或填塞的方法,在硬脑膜缺损处植入支撑物,以后被肉芽组织替代,最终形成瘢痕组织及表面黏膜,保护颅内神经血管组织。

内镜经入路鼻颅底肿瘤切除术后如何安全有效地重建颅底成为近年来的研究热点。颅底重建成功与否直接影响患者的预后,重建技术水平是限制内镜颅底技术开展的障碍,并决定了内镜颅底手术的难易程度。一些微侵袭颅底外科中心在培训内镜颅底外科医生时将脑脊液漏修补术作为开展内镜颅底手术的初级训练项目。影响颅底重建成功率的因素包括脑脊液漏的病因、颅底骨质缺损的大小和解剖部位、硬脑膜缺损的程度、颅内压增高等,又在很大程度上取决于医生个人的外科能力和经验。事实上,颅底肿瘤切除术后颅底骨质大范围缺损的重建是令所有外科医生担心的问题。如果处理不当会导致术后脑脊液鼻漏、脑膜炎、脑膜脑膨出等,增加致残率和致死率。颅底重建包括软组织重建(硬脑膜修补)和骨性重建。一般主张在软组织重建的同时还需行颅底骨性结构的重建,以提供对脑的支撑和保护。但也有文献报告显示无需骨性结构的重建。Dave 等(2007)报道内镜下切除 19 例前颅底肿瘤,切除范围包括颅底骨质和硬脑膜,早期联合应用低压冻干人硬脑膜/AlloDerm 和黏膜瓣修复,后期 9 例仅用 AlloDerm 修复,术后无脑脊液漏。而且该组病例术后多数患者行放疗,随访时间也较长(平均34.3 个月),并未见脑膜脑膨出发生。Draf 等(2007)总结 25 年经鼻硬脑膜成形术的经验表明,重建牢固的前颅底并不意味着需要用骨、软骨等硬性材料,多层

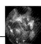

胶原材料即可引导形成牢固的瘢痕组织修补缺损。作者也于 2007 年报告了采用内镜经鼻入路行前颅底骨性结构重建的方法。然而,许多病例颅底骨性结构缺损过大,常常是整个前颅底、蝶鞍及斜坡同时骨质缺损,没有办法行骨性结构的重建,作者仅仅行软组织重建,术后长期随访并未出现脑脊液漏、脑组织下沉和脑膜脑膨出。这些结果提示我们应对前颅底骨性结构重建的必要性有个重新认识。作者于 2010 年介绍了无需前颅底骨性结构重建的经验,随访了 6～99 个月,无骨性结构的病例未见迟发性脑脊液漏、脑组织下沉、脑膜脑膨出等并发症。

## 二、内镜经鼻入路颅底重建的现状

### (一) 前颅底重建

前颅底是内镜经鼻入路较容易达到的部位,手术一般在两眶之间这一狭长的区域进行。Jho 等解剖学数据研究表明眶内侧距离在鸡冠中部水平平均为 24mm(22～29mm);蝶骨平台鞍结节前 2cm 水平平均为 27mm(24～30mm);视神经在视神经管颅内开口水平平均为 18mm(15～22mm);蝶嘴最高处颈内动脉虹吸部水平平均为 17mm(13～21mm)。前颅底小的缺损修补成功率高,似乎不依赖修补材料、修复技术和脑脊液引流,外伤性脑脊液漏修补成功率可达 95%。由于前颅底是脑组织承重的主要部位,对于大的缺损重建后脑脊液漏的风险将明显增加,手术时不但要减少重建失败的几率,还要避免迟发性脑脊液漏、脑膜脑膨出等迟发性并发症的发生。Jho 等是较早开展内镜下切除前颅底脑膜瘤的学者之一,曾用自体脂肪填塞硬脑膜缺口、钛网重建颅底骨性缺损的技术来修复。目前一般用多层重建法进行前颅底缺损的重建。Lorenz 等用 AlloDerm 作为移植物,在硬膜外隙放置的方式为 AlloDerm-骨/软骨-AlloDerm,然后以黏膜瓣外贴,纤维蛋白胶固定。此法成功修复最大直径达 1cm 前颅底缺损。Castelnuovo 等对较大的缺损用三层移植物技术:第一层用筋膜或 Lyodura 放置于颅内硬脑膜下隙,第二层用鼻甲骨或中鼻甲骨放置于硬脑膜和颅底骨质之间,第三层用黏骨膜或黏软骨膜敷贴在颅外,可取得良好的效果。美国匹兹堡大学的 Snyderman 等在扩大内镜经鼻颅底手术方面积累了丰富的临床经验,其主要重建方法是:内镜下切除颅底肿瘤后,脑组织表面覆盖一层人工硬脑膜(Dura-Gen),边缘与自体硬脑膜重叠 1cm 以防止位移;Alloderm(阔筋膜或尸体心包膜亦可)作为第二层修补材料,并用镍钛记忆合金 U 形夹固定 Alloderm 和硬脑膜边缘;第三层用一片更大的 Alloderm 在颅外覆盖修补的边缘,避免形成任何褶襞。硬脑膜移植物放置好后取腹壁脂肪由蝶窦向前上堆积,脂肪表面敷贴速即纱使之形成黏性的壳。最后用球囊导管从切除的鼻中隔后缘进入至对侧的鼻咽部,球囊内注入盐水支撑移植物。脂肪作为生物敷料可促使早期血管化,但作者也指出有些缺损大和术前放疗的病人应该用带血管组织瓣来修复以防止移植物坏死。最近 Germani 等回顾性研究显示,仅用 Alloderm 即可成功修复前颅底缺损,包括硬脑膜瘘口>2cm 的大范围缺损,术后并发症很少。

随着内镜颅底手术技术的发展,多层重建法越来越多地被用来重建前颅底缺损。医生依据个人经验的不同,具体的重建方法各有特点,但最具争议的是是否应该用硬性材料来重建骨性颅底,结果尚待远期的随访来证实。

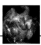 

### （二）鞍区重建

鞍区的解剖结构有一定的特殊性。垂体窝既在颅内，又在蛛网膜外，因此鞍区的重建也有自己的特点。重建鞍底的主要目的在于：①减少瘤床出血；②减少鞍内死腔；③支撑鞍上结构（如支撑视交叉，chiasmapexy）；④防止和治疗脑脊液漏；⑤重建鞍底的完整性。内镜和显微经蝶手术重建方法基本相同。自从 Hardy 介绍经蝶入路以来，经典显微经蝶垂体瘤手术中常用腹壁脂肪做鞍内填塞，用鼻中隔软骨或犁骨重建骨性鞍底，必要时做蝶窦填塞。此法也为许多神经内镜外科医生沿袭应用。对于鞍区重建，各个临床中心的习惯做法差异较大，关于鞍区重建恰当评论较少，其差异主要表现为是否做鞍内填塞、是否行鞍底骨性重建。

一些作者做不同程度的鞍内填塞，常规行鞍底骨性重建。如 Jane 等在显微经蝶手术中无脑脊液漏时鞍内填塞明胶海绵，术中有脑脊液时鞍内填塞脂肪；所有患者均用骨片或 Macropore 重建鞍底骨性缺损。Mortini 等报道一宗 1140 例初次手术的垂体瘤病例，对微腺瘤和鞍内大腺瘤用一片 Tutopatch（牛心包）放置于硬膜外，再将鼻中隔软骨置于上述补片表面插入骨缘下方；对于向鞍上延伸的大腺瘤，用纤维蛋白胶将补片黏于鞍上池处做修补，补片前缘返折关闭蝶鞍硬膜的缺口，再做骨性重建。该方法术后发生脑脊液漏仅为 0.3%。另一些作者没有做鞍内填塞和鞍底骨性重建也取得了很好的效果。Seda 等报道 567 例垂体瘤及其他鞍区肿瘤的显微经蝶手术，术中无脑脊液漏者 503 例，仅于瘤床覆盖止血材料速即纱，术后无脑脊液漏发生；术中伴脑脊液漏者 64 例，于瘤床覆盖速即纱，术腔填充纤维蛋白胶，鞍底骨质缺损处覆盖另一层速即纱，再涂一层胶。该组患者术后腰池引流 5 天，术后只有 1 例脑脊液漏需行二次手术修补。还有些作者根据术中脑脊液漏的情况做不同方式的修补，Couldwell 等报道 4200 例垂体瘤显微手术后鞍区重建的经验，对术中伴脑脊液漏者做鞍内填塞、鞍底骨性重建，而对其中约 2700 例术中无脑脊液漏者不做任何重建，仅用速即纱覆盖正常垂体表面止血。作者发现术后并发脑脊液漏和症状性空蝶鞍的概率很低。Seiler 等报道 376 鞍区重建，不论是否有脑脊液漏常规用明胶海绵、纤维蛋白胶和薇乔补片（Vicryl patch）做修补材料，不用骨或软骨做硬性重建鞍底，术后脑脊液漏仅为 0.8%。由于鞍区重建的复杂性，有些作者结合自己丰富的经验，根据术中不同的情况将重建分为不同的等级程度，具有指导意义。

总之，目前鞍区重建的趋势有：①鞍内填塞自体脂肪的情况减少，根据需要可用速即纱、明胶海绵和纤维蛋白胶等可吸收材料替代；②用自体骨或钛网等硬性材料重建骨性鞍底缺损的情况减少，需要时可用人工硬脑膜、人工合成的聚合物等材料来修复；③术中无脑脊液漏时可以简单修复，而对术中伴脑脊液漏者需进行严密的修复和多重处理。一般认为，鞍区非腺瘤性病变比垂体瘤术后发生脑脊液漏的概率要高，颅咽管瘤尤甚；扩大入路切除鞍上区域病变也要比垂体瘤术后并发脑脊液漏的比率要高得多。因此对于鞍区非腺瘤性病变和鞍上病变切除术后的重建应该更加慎重。

### （三）岩斜坡重建

内镜经鼻入路可用于修补中颅窝内侧的脑脊液漏，引流岩尖的胆固醇肉芽肿，也可切除斜坡、中线后颅窝的病变。Jho 等在斜坡的解剖研究中指出：双侧颈内动脉之间在鞍底水平的平均宽度为 16mm（12～22mm），在两下端之间的宽度为 19mm（14～23mm）。从垂体窝到

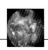

枕骨大孔的长度平均约4cm。正因为斜坡的解剖空间狭小,承重不如前颅窝明显,理论上斜坡缺损的重建要相对容易。目前关于内镜下岩斜坡重建的文献较少,修复的技术原理同前、中颅底。由于缝合斜坡硬脑膜困难,Jho等人的经验是用腹壁脂肪修补硬脑膜缺损,将脂肪栓子做成哑铃状,其腰部嵌入硬脑膜缺口,两个球端分别在颅内和颅外,蝶窦腔内用脂肪闭塞,蝶窦前壁开口处用钛网锚定以支撑脂肪移植物。Esposito等切除2例脑桥前表皮样囊肿后,用合适大小的脂肪放置于斜坡硬脑膜和骨性缺损处,并使脂肪部分嵌在硬膜下隙,然后用一大片胶原海绵覆盖整个硬脑膜开口并延伸至蝶窦内的斜坡骨质,再修剪一片钛网嵌入骨性缺损的硬膜外隙。同时蝶窦腔内用一大块脂肪闭塞,其表面用另一片胶原海绵覆盖,组织胶固定。与上述比较烦琐的修复方法相比,Stamm等认为对于斜坡小的瘘口用游离的黏骨膜瓣修补即可;对于大的缺损,作者常用两层阔筋膜和一层黏骨膜瓣修补,用纤维蛋白胶和明胶海绵等加固。内镜经鼻入路重建岩斜坡时应注意以下几点:①切除未侵及蛛网膜下腔的肿瘤(如脊索瘤)时,注意不要撕裂蛛网膜以防止术后出现脑脊液漏;②尽可能保留可以支撑移植物的中鼻甲等结构;③如用脂肪修补硬脑膜缺损,注意避免过度压迫神经血管组织。

## 三、内镜经鼻颅底重建的修复材料

Tabaee等指出颅底重建理想的修复材料应该是:①足量够用;②生物相容性好,尽可能不会重吸收、移植排斥和诱发感染;③容易获取且并发症少;④尽可能不干扰影像学检查;⑤价格便宜;⑥无潜在传播疾病的危险。目前内镜下修复颅底的材料常为自体组织、处理过的同种异体组织以及各种人工材料和生物材料。在临床上应用的材料主要有:

1. 自体组织　包括患者自身的脂肪、肌肉、筋膜、黏膜等软组织和软骨、骨质。内镜经鼻颅底手术中可以同时切除鼻腔黏膜瓣做修补材料,较为理想。可供选择的有鼻中隔黏膜瓣、中鼻甲黏骨膜瓣等。一般来说黏膜瓣比移植物更容易成活;黏膜瓣可以游离也可以带蒂,带蒂黏膜瓣血供好,可以修复黏膜瓣附近的小瘘口。Hadad等在扩大内镜经鼻颅底修复中运用鼻中隔带蒂黏骨膜或黏软骨膜瓣(Hadad-Bassagasteguy flap, HBF)作为修复材料之一,此黏膜瓣面积大,血供稳定(鼻后中隔动脉作为供血动脉)易成活,取得较佳的效果。阔筋膜、颞肌筋膜等需从其他部位提取。阔筋膜作为人体最大最坚韧的筋膜在临床中使用较多,其优点是取材方便,容易塑形,可作为修补瘘口的内贴或外贴材料。如硬脑膜瘘口的填塞需用肌肉或脂肪时,可以和阔筋膜同时提取;脂肪也可以取自腹壁、耳垂等处。颅底骨质缺损的修补除常用鼻中隔骨和软骨外,也可选用中鼻甲骨、髂骨和乳突皮质骨等。自体组织容易获得,不发生排斥反应,不传播疾病,移植物吸收后可被新生组织代替,在世界范围内广泛被认为是目前最安全、并发症最少的颅底修补材料。

2. 同种异体组织　如低压冻干尸体硬脑膜或经过特殊处理的同种异体皮肤、心包膜等。这类材料具有以下优点:①取材较便利;②经处理后纤维组织仍然保持完好,具有正常人体硬脑膜类似的超微结构,能够起到支撑和保护脑组织的作用;③经过多种方式基本去除免疫原,抑制各种免疫反应。Har-El等用2~3层低压冻干尸体硬脑膜(lyophilized dura)修补颅底肿瘤切除术后较大的颅底缺损;Lorenz等用无细胞同种异体真皮(AlloDerm, LifeCell

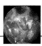

Corp,The Woodlands,TX)修复前中颅底缺损,表明此种材料在内镜颅底手术中易于使用,安全有效。

3. 人工合成材料和异种生物材料　最近随着生物工程技术的发展,多种可吸收的生物材料作为颅底硬膜修补材料被应用于临床。在内镜颅底外科中运用的可吸收新材料有纤维蛋白胶(FibrinGlue,FG)、胶原海绵(collagen sponge)、薇乔补片(vicryl patches)等。FG胶是一种生物蛋白制剂,作为黏合剂最早应用于伤口止血,颅底修复中可加固移植物,封闭颅底组织缺损,最常用于脑脊液鼻漏修补。其产品有BioGlue(CryoLife Inc,Atlanta,GA)、DuraSeal(Confluent Surgical Inc,Waltham,MA)等。特殊处理去抗原性的异种生物材料如小牛心包(Bovine Pericardium,BP),强度和韧性与自体硬脑膜相似,容易获取,是良好的硬脑膜替代物。骨性颅底重建除了应用自体骨和软骨外,还可用合成材料如矾土陶瓷、骨水泥、不锈钢板和钛网等。钛网强度好,性质稳定,组织相容性较好,并可根据颅底骨质缺损的大小和形状塑形,术后不影响CT及MRI等影像学检查,因此最为常用。其他用于重建骨性颅底的材料有聚酯硅胶(polyester-silicone)、聚乳酸板(polyglactin acid sheet)、左旋乳酸和羟基乙酸的共聚物(LactoSorb)和MacroPore(San Diego,CA)等人工合成的聚合物,性质比较稳定,比钛网更容易塑形和应用,因此也较受欢迎。在颅底软组织重建材料的选择上,有自体组织,包括筋膜、肌肉和鼻腔黏膜。异体组织,包括经过特殊处理的尸体皮肤、心包膜、硬脑膜等,其中无细胞同种异体真皮(商品名AlloDerm)被多项研究证实是用于修复前颅底较大缺损的良好材料。人工材料如可吸收的人工硬脑膜、胶原海绵、速即纱等也作为辅助材料被广泛应用。在颅底骨性结构重建材料的选择上,常见的有带蒂的额骨瓣、骨水泥、钛网和多孔聚乙烯等。Goel等采用裂层带蒂额骨瓣修复嗅沟脑膜瘤切除术后约4cm×4cm大小的前颅底骨质缺损,术后移植骨生长良好,未见颅内感染及脑膜膨出等情况。该方法的优点是自体骨组织相容性好、无排斥反应。但缺点是取材骨质较小,且不易塑形。骨水泥由于其组织相容性差,易发生排斥反应,可塑性差,建议不要用于颅底骨性重建。钛网作为一种新型人体修复材料,由于其良好的组织相容性和可塑性以及不妨碍术后CT、MRI等影像学检查的特点,使之在颅骨缺损的修复方面得到越来越多的应用。Badie等采用钛网修复了13例因创伤和肿瘤造成的前颅底、眶板及蝶骨体的骨质缺损,并将带蒂颅骨外膜覆盖于钛网表面,加固颅底重建。术后随访8～39个月,除15%的病例有脑脊液鼻漏外无其他并发症。Sinha等在使用钛网行前颅底重建时,强调用带血运的组织将钛网包裹起来,即钛网放在两层带蒂的颅骨外膜之间形成三层的颅底重建方法,治疗了20例患者,未见并发症。Janecka认为钛网是颅面和颅底重建最好的材料。作者也曾报告了使用钛网经颅入路重建前颅底的方法。

上述报告均为采用经颅入路的前颅底重建,而在内镜经鼻入路的前颅底手术中,曾经因为无法行前颅底骨性结构重建,而将术后可能有前颅底骨质较大范围缺损的病例作为内镜经鼻入路的禁忌证。为了解决内镜经鼻入路前颅底手术后颅底骨性结构重建的问题,我们曾尝试使用钛网单纯经鼻行前颅底重建,选择了8例患者采用了内镜经鼻入路的前颅底骨性结构重建,术后随访1～10个月,仅有1例因双侧眶上壁及前、中颅底骨质缺损致使术后钛网移位于鼻腔,后经内镜取出外,其余7例均未发生植入钛网的移位,无脑脊液鼻漏、脑膜炎、脑膜脑膨出等并发症发生,且钛网的鼻腔侧很快会被黏膜覆盖。

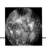

## 四、内镜经鼻颅底重建的主要技术方法

外入路颅底重建最安全有效的修复技术是运用带血运的局部转移皮瓣(如帽状腱膜瓣)和微血管吻合游离皮瓣(如腹直肌肌皮瓣),但上述皮瓣难以用于内镜下重建颅底。目前内镜下颅底重建的主要方法是用各种移植材料贴敷或填塞颅底的缺损处使之瘢痕愈合防止脑脊液漏、脑膜脑膨出等并发症。具体方法如下:

1. 内贴法(inlay/underlay technique)　Draf 等又将之分为硬膜内内贴法(intradural underlay technique)和硬膜外内贴法(extradural underlay technique)两种。硬膜内内贴技术指在硬脑膜和蛛网膜之间放置移植物,适用脑脊液压力高者,过去常用作初步处理蝶窦和基底池之间的高流量脑脊液瘘;硬膜外内贴法是将硬脑膜和颅底骨质分离,暴露出支持移植物的界限,抬起硬脑膜将移植物插入硬脑膜和颅底骨质之间的潜在缝隙中,使移植物周缘超出骨质缺损数毫米,然后用纤维蛋白胶等固定。范围大的瘘口伴脑组织或脑膜疝出者一般需重建骨性颅底缺损。一种较为特殊的方法为 Wormald 等描述的浴缸塞法(bath-plug technique),适合修补中等大小的瘘口。可供选择的材料有阔筋膜、肌浆、自体脂肪、耳垂脂肪质地韧比较适用;用阔筋膜包裹肌浆或自体脂肪做成略大于瘘口、长度为瘘口的 3 倍的带可吸收薇乔线(Vicryl)的塞子,自瘘口处轻轻塞入,再将引线拉紧但不能将塞子拉出,并在瘘口的鼻腔面缝合一块筋膜固定塞子。当瘘口位于有嗅丝穿过的筛板时此法比前述硬膜外内贴法有优势,因为分离此区的硬脑膜有难度。但作者也提到如果塞子太大的话则有可能加重硬脑膜撕裂及损伤到嗅神经或大脑额叶。内贴法比外贴法技术要求高,可用于修补额窦后壁、筛顶、某些蝶窦的脑脊液漏,多数作者用选择这一方法(79%)修补脑脊液鼻漏。应该注意的是鼻黏膜瓣不能作为内贴移植物,否则可引起黏液囊肿、脑膜炎或其他中枢神经系统的并发症。

2. 外贴法(onlay/overlay technique)　外贴法指将移植物敷贴在硬脑膜漏口和去除黏膜的颅底骨质上,以数层明胶海绵和速即纱支持,再做鼻腔填塞以支撑移植物。如果分离抬起硬脑膜可能伤及血管或神经(如海绵窦)或内贴法不适用时(比如线性骨折、漏口小难以内贴移植物),用外贴法较为合适。外贴法一般需用纤维蛋白胶加固,但移植物位移的可能性还是比内贴法明显增高。外贴法修补颅底缺损的关键是要扩大鼻腔面的瘘口,去除瘘口周围 2~4mm 的黏膜或搔刮瘘口处的肉芽组织,使形成一个新鲜的移植床。移植物一般采用筋膜和鼻腔黏膜瓣,但要注意上述组织术后可收缩 20%~30%,取材时要估计好移植物的大小。较小的缺损可以转移局部的带蒂黏骨膜瓣或黏软骨膜瓣,如去除中鼻甲内侧黏骨膜和鼻甲骨可用于修复嗅裂脑脊液漏鼻漏;去除其外侧可修复筛顶的脑脊液漏鼻漏;鼻中隔黏软骨膜瓣或黏骨膜瓣修补蝶骨平台或嗅裂的脑脊液鼻漏。

3. 蝶鞍/蝶窦闭塞法(obliteration technique)　颅底缺损累及蝶窦时重建更加困难,原因在于:蝶窦外侧隐窝内镜下较难处置;基底池的脑脊液可大量涌出;蝶窦外侧壁有大血管和神经结构,去除蝶窦外侧壁的骨质风险极大。蝶窦区域大的骨质缺损伴有脑膜膨出是蝶窦闭塞的指征;手术时蝶窦口开放尽量要小,去除黏膜后可将一片移植物嵌入骨折处以减少脑脊液漏;在蝶窦内填满腹壁脂肪,覆盖阔筋膜衔接骨质开口前缘;第二层阔筋膜放置在蝶窦

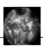

前壁骨壁的边界封口。蝶窦填塞也可用骨水泥,但不适合高流量的脑脊液漏。Draf 等介绍一种闭塞蝶窦腔的"烟袋法"(the "tobacco pouch" technique):蝶窦黏膜尽量去除后,将一片阔筋膜内翻缝合形成袋状,其内填满小片明胶海绵,然后将此袋放入蝶窦,拉紧荷包缝线。明胶海绵湿润后使此袋膨胀,从而将阔筋膜压在蝶窦的各个壁上。此技术目的在于植入较大的移植物可以覆盖多发的瘘口,更适合累及蝶窦的多发骨折。鞍区内肿瘤切除后一般用自体的腹壁脂肪或明胶海绵做鞍内填塞;颅底缺损大、脑脊液漏明显者可进一步闭塞蝶窦加强支撑。蝶窦闭塞法的缺点是不容易去尽蝶窦内的黏膜,日后可能形成黏液囊肿,而鞍内过度填塞则可引起占位压迫症状。

4. 多层重建法(multilayer technique)　多层重建法是联合运用上述内贴、外贴和闭塞等方法重建颅底缺损。当硬膜外内贴移植物和颅底外贴移植物联合应用时,该技术称为"三明治技术"。多层修复法一般用于颅底缺损面积较大、形态较复杂的情况,其技术方法根据医生的经验可有不同的特点,常用三层移植物来修复颅底的缺损:第一层用人工硬脑膜或阔筋膜修补硬脑膜缺损;第二层用硬性或半硬性的材料重建颅底的骨性缺损;第三层用黏膜瓣修补或用自体脂肪作为生物敷料(biological dressing)促进瘘口的愈合。当然应用纤维蛋白胶、明胶海绵、速即纱以及鼻腔填塞等加固、支撑移植物也是必要的。虽然多层重建法有逐渐成为主要修复方法的趋势,但是在各层移植物中是否需要用一层硬性材料对颅底的骨性缺损进行重建还有很大的争议。一般认为应根据缺损的大小决定是否运用骨性重建。Bolger 等观察 20 例患者内镜下颅底骨性缺损重建的情况,瘘口平均大小 0.92cm×0.7cm;用骨片放置于硬膜外隙,外贴颞肌筋膜,修复最大达 2.3cm 的缺损,随访一年无持续性脑脊液漏者。颅骨移植物分别取自 2 例顶骨、2 例额骨、15 例颞骨(乳突)。Schlosser 等认为游离黏膜或筋膜外贴法修补颅内压正常的小瘘口足够有效;大的颅底骨性缺损和伴颅内压增高的小缺损(如自发性脑脊液鼻漏)运用内贴骨质、外贴筋膜的方法对患者长期效果和终生预防迟发性上行性脑膜炎有好处。多数学者在多层重建的中选择放置一层硬性材料作为支撑物。Castelnuovo 等建议对大的缺损用三层移植物修补,选择鼻甲骨或鼻中隔软骨重建骨性颅底;Lorenz 等建议对前颅底肿瘤切除后较大的缺损用自体裂层颅骨瓣代替鼻中隔骨和软骨。

传统观念认为前颅底手术后如果有较大的颅底骨质缺损(通常考虑最大径在 3cm 以上)是需要重建颅底骨性结构的。颅底重建的目的是在颅腔与鼻腔鼻窦间建立永久性屏障,消除死腔,保存神经血管和脑的功能,防止发生脑脊液漏、脑膜炎、颅腔积气和颅内容物疝出等并发症。颅底重建包括软组织重建(硬脑膜修补)和骨性重建。

尽管理论上骨性缺损重建能使修补更加牢固,可以提高成功率和防止迟发性脑脊液漏等并发症,但从传统颅面切除入路中仅用颅骨膜瓣重建颅底的经验中来看,重建颅底骨性缺损是否必需呢? 一些研究显示未做骨性重建依然能取得良好的效果。Kirtan 等报道一组267 例内镜下脑脊液漏修补的大宗病例,他认为无论瘘口大小都不用软骨或骨质修补,初次修补成功率达 96.63%。Dave 等报道内镜下切除 19 例前颅底肿瘤,切除范围包括颅底骨质和硬脑膜,早期联合应用低压冻干人硬脑膜/AlloDerm 和黏膜瓣修复,后期 9 例仅用AlloDerm 修复,术后无脑脊液漏。而且该组病例术后多数患者行放疗,随访时间也较长(平均34.3 个月),并未见脑膜脑膨出发生。Draf 等总结 25 年鼻内硬脑膜成形术的经验表明,

建立牢固的前颅底修补并不意味着需要用骨、软骨等硬性材料,多层胶原材料即可引导形成牢固的瘢痕组织修补缺损;颅底缺损大小也不是经鼻硬脑膜成形术成功的关键。胶原移植物能随颅底形态塑形,而软骨不能,因此可能会导致术后早期脑脊液漏。作者对骨质缺损从不修补,并建议不要用质硬的移植物作重建材料,如果要用骨或软骨应保留骨膜或软骨膜能与周围组织重叠以促进细胞移行生长。Shah 等采用颅面联合入路切除 115 例前颅底肿瘤后,使用带蒂颅骨外膜修复前颅底,在长期随访中未见缺损处有脑膜脑膨出者。

作者 2010 年报告了切除累及前颅底、蝶鞍及斜坡肿瘤后,对于前颅底、鞍底和斜坡联合骨质缺损的病例未行骨性结构重建的经验。作者认为单纯行颅底软组织重建即可,无需一定要行骨性结构重建。

## 五、内镜经鼻入路颅底重建的分级

如何使用简单、经济的重建方法取得最佳的重建效果是内镜颅底外科医生一直关注的问题。一方面,过分担心重建失败而选择过度复杂的修复技术将会明显延长手术时间,取脂肪、筋膜等自体组织将增加患者的不适,腹部或大腿的瘢痕影响美观;而应用人工材料则会增加患者的经济负担。另一方面,对颅底重建的困难估计不足将直接影响患者的预后,重建失败导致的早期并发症如脑脊液漏、颅内感染、颅腔积气以及迟发性并发症如迟发性脑脊液漏、上行性脑膜炎、脑膜脑膨出、空蝶鞍综合征等明显影响患者的生存质量,甚至是致命的。正因如此,一些学者结合自己丰富的经验,根据术中的不同情况建立起不同难度级别的颅底重建方法。

1. 按术中脑脊液漏的程度分级　有作者总结个人大量颅底重建的经验,将术中有无脑脊液漏及脑脊液漏的程度作为不同等级重建方法的基础。Esposito 等在传统经蝶入路切除 620 例鞍区肿瘤中,将鞍区重建分为 4 个等级:其中 0 级为术中无脑脊液漏者,仅用胶原海绵修补,涂生物胶加固;1 级为术中有少量"泪滴状"的脑脊液漏、无明显鞍隔缺损者,以单层胶原海绵覆盖垂体腺、鞍隔和蝶鞍硬脑膜,微钛网嵌入鞍内硬膜外间隙,钛网外再覆盖第二层胶原海绵;2 级为中等量脑脊液漏伴明显鞍隔缺损者,鞍内填塞脂肪,以胶原海绵覆盖于脂肪,鞍内放置微钛网做支架,蝶窦腔以脂肪闭塞。3 级为切除鞍隔上或斜坡肿瘤后出现大量脑脊液者,在 2 级修复的基础上腰池引流 24~48 小时。作者做上述分级的经验基于两个前提:①小的脑脊液漏可以以极简风格的形式修复,而大的缺损需全面的修复和多重处理;②所有的脑脊液漏修补都需硬性或半硬性的材料作支撑。上述分级方法适用于鞍区病变,但是对脑脊液漏程度的判断主观性较强,而建立客观的评定标准也比较困难,因此脑脊液漏程度的分级只能作为参考。

2. 按病变的范围和有无脑脊液漏分级　Cappabianca 等 2002 年报道内镜下修复鞍底 170 例,建立了三种不同类型的修复标准:①微腺瘤、无鞍上延伸的或有鞍上延伸未完全切除的不做蝶鞍内填塞;②鞍上池垂入鞍底(如向鞍上延伸的巨腺瘤,非交通性蛛网膜囊肿,鞍内鞍上颅咽管瘤)、海绵窦内侧壁出血和颈内动脉出血做简单的蝶鞍内填塞,即:鞍内填塞脂肪,人工硬脑膜修复鞍底;③术中出现脑脊液漏、全方位侵袭的巨腺瘤做确切的鞍内填塞伴/

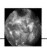

不伴蝶窦闭塞,即:于硬膜内放置第一层自体筋膜或人工硬脑膜保护蛛网膜,再于蝶鞍内填塞自体脂肪或可吸收材料,最后在硬膜外放置第二层自体筋膜或人工硬脑膜,鞍底外面用一层纤维蛋白胶封闭。如果是空蝶鞍或脑脊液漏修补不密封时,清除蝶窦黏膜做蝶窦脂肪闭塞。这组170例患者中仅47例(27.6%)需做上述鞍内填塞伴/不伴蝶窦闭塞的修复,多数为术中出现脑脊液漏者(24例,14.1%),术后脑脊液漏占总人数的2.3%。上述分级方法对于内镜下鞍区的重建有较好的指导意义。

3. 按病变的解剖部位、颅底缺损大小和脑脊液漏的程度分级　Tabaee等将内镜颅底重建分为3型5类:Type Ⅰ为骨性缺损小、孤立的脑脊液漏或脑膨出:用单层的自体脂肪或筋膜作为"浴塞"填塞瘘口,涂胶固定。Type ⅡA为鞍区病变,有骨性缺损但无蛛网膜侵犯或脑脊液漏:术腔填塞明胶海绵,修剪鼻中隔犁骨或微板重建骨性缺损,涂胶固定。Type ⅡB为鞍区病变,伴脑脊液漏:术腔填塞脂肪再重建骨性鞍底,涂胶固定。Type ⅢA为鞍上和前颅底病变,肿瘤体积大,术中伴大量脑脊液漏:用多层修复法重建,于术腔填塞脂肪,内贴筋膜,外贴骨性支撑物,涂胶固定。Type ⅢB为鞍上和前颅底病变,病变切除后术腔与脑室直接沟通:用多层修复法重建,但术腔不填塞脂肪以减少医源性脑水肿的危险。该组127例患者中包括垂体瘤70例(55%)、脑膨出16例(12.6%)、脑膜瘤11例(8.7%)、颅咽管瘤9例(7.1%)、脊索瘤6例(4.7%)。初次重建成功率为91.3%。术后并发脑脊液漏Type ⅡA组为0/33,而Type ⅢA和Type ⅢB分别为3/34(8.8%)和2/6(33.3%),即术中不伴脑脊液漏鞍区病变重建效果好,而术中伴大量脑脊液漏鞍上和前颅底病变者重建失败的风险明显增加。这也进一步说明术中脑脊液漏、病变位于鞍上和前颅底以及颅底缺损范围大可能是影响重建成功率的重要因素。

由此可见,内镜经鼻颅底重建没有固定的模式可以照搬照抄,具体的重建方法需根据病变的解剖部位、颅底缺损的范围、残余硬脑膜缘的多少及形态、硬脑膜受干扰和脑脊液漏的程度以及术者个人的经验等多个影响因素来决定。由于颅底重建失败可导致脑脊液漏、脑膜炎等严重并发症,对术中的情况一定要综合判断,仔细、完善地修补缺损,尽量避免并发症的发生。总之,内镜下颅底重建既要保证手术成功率,又要避免过度操作,使价格-疗效分析(cost-effect analysis)达到最佳值。

# 六、作者在内镜经鼻入路颅底重建方面的经验

## (一)　通常使用的颅底重建材料

1. 软组织重建材料　应用于修补硬脑膜缺损的生物材料为美国爱惜康公司生产的人工硬脑膜补片(Ethisorb dura patch;Johnson & Johnson,Belgium),是由薇乔丝 VICRYL(poly-glactin910)和 PDS(poly-p-dioxanone)经过热塑形处理不添加任何黏合剂的可吸收薄膜状物,此补片与其他硬脑膜补片不同,其可塑性强、覆盖颅底后可冲洗和吸引,是目前唯一适用于内镜入路颅底软组织重建的人工硬脑膜补片。自体组织可取鼻腔黏膜,以鼻中隔黏膜瓣为主;自体大腿外侧的阔筋膜及股四头肌肌肉,根据缺损的形态和大小取材。注意阔筋膜移植后可收缩20%～30%左右,取材时应估算在内。取适量的股四头肌肌肉捣碎。

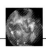

2. 骨性缺损重建材料 选用厚 1~2mm 的钛网微板,根据需要修剪成大小合适的条状,注意边缘不能锐利以免损伤神经血管组织。

3. 辅助材料 明胶海绵、速即纱(Surgicel)、生物胶(EC 耳脑胶)以及用于鼻腔填塞的碘仿纱条和高分子止血海绵(Morocel sponge,Medtronic)。

（二）重建方法

对于硬脑膜完整、无明显膨出者,彻底止血后于硬脑膜表面敷贴明胶海绵或速即纱。如海绵窦和颈内动脉裸露,用阔筋膜或人工硬脑膜等覆盖加以保护。鞍内病变切除后鞍隔完整无脑脊液漏者可仅用适量明胶海绵填塞鞍内术腔即可。用碘仿纱条填塞鼻腔,术后 5~7 天撤出。

单纯软组织重建的病例:采用内镜经鼻入路或颅鼻联合入路彻底切除颅底肿瘤后,硬脑膜缺损或因病变累及而切除者,可以用直径 4mm 或 5mm 的金属吸引器头或宽度固定的脑棉片等作为简单的工具粗略测量颅底骨性缺损和硬脑膜缺损的大小。以骨质缺损大于硬脑膜缺损为宜,必要时可用电钻或咬骨钳扩大颅底骨性缺损,可能的话使显露的硬脑膜缘在 5mm 以上。对于 1.5cm 以内的硬脑膜缺损,可采用游离的鼻中隔黏膜瓣覆盖在硬脑膜缺损表面,黏膜瓣表面可覆盖人工硬脑膜,再用碘仿纱条填塞术腔,使移植物与硬脑膜紧密接触,并起到支撑作用。对于大于 1.5cm 的硬脑膜缺损,采用多层重建法,即:取患者自体筋膜衬入硬膜内,再用自体肌浆封堵硬脑膜缺损处,肌肉浆以哑铃形嵌于硬膜内外。应根据瘤腔大小选择合适大小的肌肉,过多填入硬膜内可压迫视神经。肌浆外面覆盖一层可吸收人工硬脑膜(Ethisorb dura patch;Johnson & Johnson,Belgium),术腔填塞碘仿纱条,术后第 10 天取出填塞之予碘仿纱条。Johnson & Johnson 公司的可吸收人工硬脑膜修复颅底后可冲洗术腔,并可洗除术腔分泌物,因此有助于确认移植物无移位并处于理想的位置。碘仿纱条可给移植物提供压力和支撑。如果颈内动脉裸露,用阔筋膜或肌浆、人工硬脑膜等覆盖加以保护,不需要用自体脂肪闭塞蝶窦。根据作者的经验,无论多大的颅底骨质缺损均无需骨性结构重建。

前颅底骨性结构重建的病例:在软组织重建的基础上,我们采用内镜经鼻钛网修复前颅底骨性缺损。方法:将钛网剪成双排长约 2.5~3.0cm、宽约 1.5cm 的条状,取一条或二条,在内镜的引导下经鼻植入前颅底。根据颅底的自然形态将钛网弯成一定的弧度塑形,先将一端插入一侧眶上壁和硬脑膜间,然后再将另一端插入另一侧眶上壁与硬脑膜间。如需要两条钛网,则依次由前向后使其横行嵌入双侧眶上壁与前颅底硬脑膜间,以修复前颅底骨质缺损。此过程切不可暴力操作,因为钛网质地硬很可能伤及视神经和额叶脑组织。鞍区、斜坡骨质缺损不需要钛网重建。重建后鼻腔内用碘仿纱条填塞承托,术后 7~10 天左右撤出碘仿纱条。

（三）随访观察及统计

住院期间及术后三个月内主要观察是否重建失败及有无脑膜炎、颅内积气等早期并发症发生。按照临床组织学原理,手术损伤后组织修复通常需要三个月左右趋于稳定,经历炎症期、增生期和塑形期三个阶段,因此我们将内镜经鼻颅底重建术后三个月以上发生的并发症归类于迟发性并发症。出院三个月后通过定期门诊预约复查获得患者的随访资料,包括患者的症状(如鼻漏、脑膜炎等症状)、鼻内镜检查和影像学检查等详细资料,主要观察有无

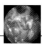
病变复发,有无脑脊液漏、脑膜炎、脑膜脑膨出、空蝶鞍综合征等迟发性并发症。观察病变的性质、颅底缺损部位、重建技术方法和材料等因素对重建结果的影响。

**(四) 典型病例**

病例1:女性,45岁,脑膜瘤。因头痛、右眼失明伴左眼视力下降至眼前指数6个月,于2009年10月就诊。CT和MRI检查提示前颅底占位,肿瘤呈颅内外沟通型(图12-6-1A ~ C)。2009年11月1日行显微经额和内镜经鼻联合入路切除前颅底硬膜内外肿瘤,全切肿瘤后见前颅底骨质及硬脑膜缺损范围由额窦后壁至鞍结节,两侧至眶内侧壁。取大腿阔筋膜衬于缺损处硬脑膜下,再取肌浆封堵硬脑膜缺损口,肌浆表面覆盖可吸收的人工硬脑膜,术腔填塞碘仿纱条支撑。术后病理诊断为脑膜瘤。术后10天复查MRI显示肿瘤完全切除(图12-6-1D ~ F),患者术后左眼恢复有效视力、头痛症状消失,未出现术后并发症,于术后12天出院。随访7个月未见迟发型脑脊液鼻漏、脑膜脑膨出等并发症。

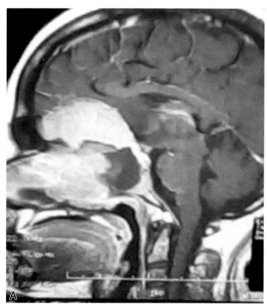

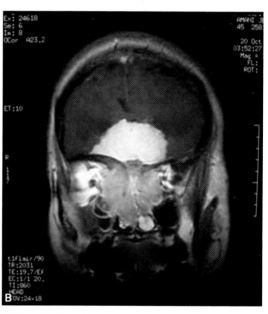

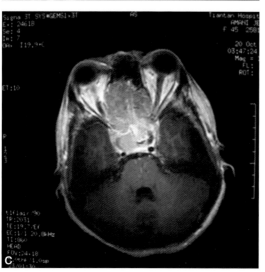

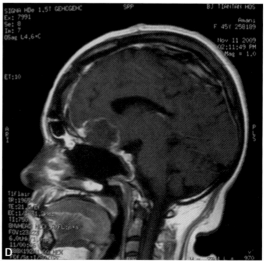

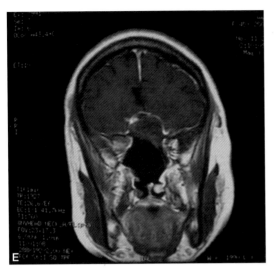

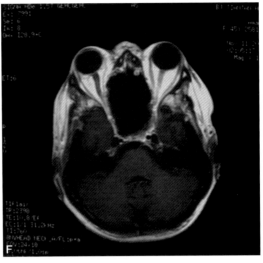

**图 12-6-1　脑膜瘤**

A~C. 术前 MRI 矢状位、冠状位和轴位，增强显示前颅底颅内外沟通型脑膜瘤；D~F. 内镜入路颅底
软组织重建术后 10 天，MRI 复查显示肿瘤被完全切除，重建效果良好

　　病例 2：女性，53 岁，侵袭性垂体腺瘤。因慢性头痛 2 年，于 2007 年 9 月去当地医院就
诊，CT 和 MRI 检查提示前颅底、鞍区及斜坡占位。2007 年 12 月 11 日在当地医院行肿物活
检术中患者突然意识丧失，急查头部 CT 显示蛛网膜下腔出血且破入脑室，行 DSA 检查未见
明显异常。经当地医院积极救治后意识恢复、病情平稳，于 2008 年 1 月 3 日转入我院。入
院后查患者右侧动眼神经麻痹，头部 MRI 显示前颅底、蝶鞍及斜坡区巨大肿物，前颅底、蝶鞍
及斜坡骨质破坏（图 12-6-2A）。于 2008 年 1 月 10 日行内镜经鼻入路颅底肿物切除术，术中

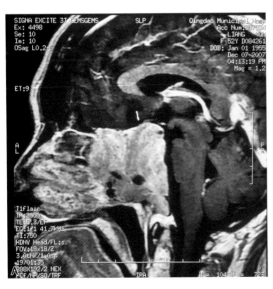

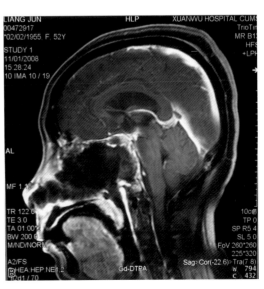

**图 12-6-2　侵袭性垂体腺瘤**

A. 术前 MRI 显示前颅底、蝶鞍及斜坡区巨大侵袭性垂体腺瘤，前颅底、蝶鞍及斜坡骨质破坏；
B. 术后 MRI 复查显示肿瘤被完全切除，未行颅底重建

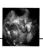
内镜下切除肿瘤后见前颅底、蝶鞍及斜坡骨质已被肿物破坏,颅底硬脑膜暴露、双侧视神经和颈内动脉裸露,使用速即纱及明胶海绵填充鞍内术腔,再用人工硬脑膜覆盖裸露的视神经和斜坡旁颈内动脉表面,术腔填塞碘仿纱条。术后病理诊断为垂体腺瘤,侵袭性生长。术后10天复查MRI显示肿瘤完全切除(图12-6-2B),患者术后动眼神经麻痹得到改善、头痛症状消失,未出现术后并发症,于术后13天出院。随访4年未见迟发型脑脊液鼻漏、脑膜脑膨出等并发症。

病例3:女性,61岁,鞍结节脑膜瘤。间断性头晕、耳鸣伴呕吐3周。术前MRI显示:鞍内及鞍上肿瘤,增强扫描后肿瘤明显均匀强化(图12-6-3AB)。2007年3月27日采用内镜经鼻蝶入路行肿瘤切除术,完全切除肿瘤,硬脑膜缺损约3.0cm×2.5cm,使用一层自体筋膜衬入硬膜内,外覆一层可吸收人工硬脑膜行颅底软组织重建(图12-6-3E~I)。手术时间3小时,术中出血300ml。术后14天复查MRI显示肿瘤被完全切除(图12-6-3CD)。术后10天抽出填塞之碘仿纱条,出现脑脊液鼻漏,随行二次经鼻内镜修补术(图12-6-3J~L)。无其他并发症。患者于二次手术后12天出院。随访5年无脑脊液漏、脑膜脑膨出发生,无肿瘤复发。

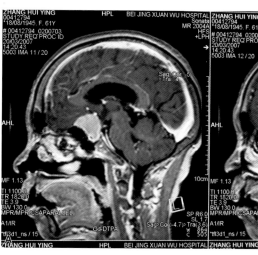
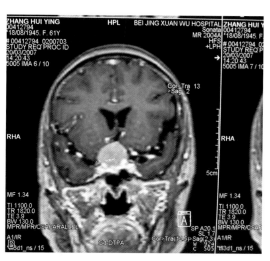
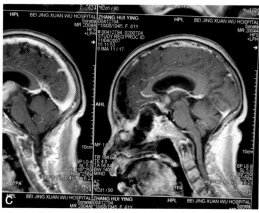
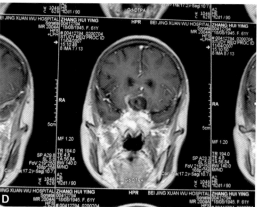

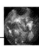

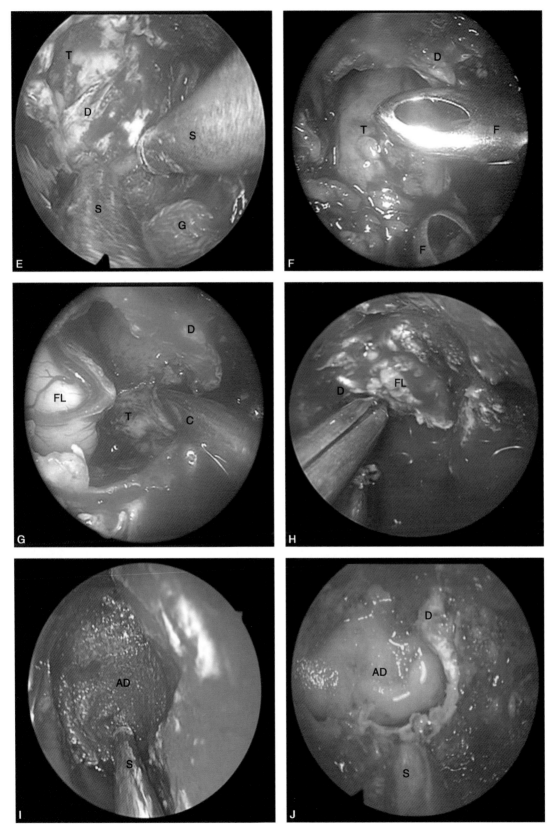

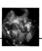

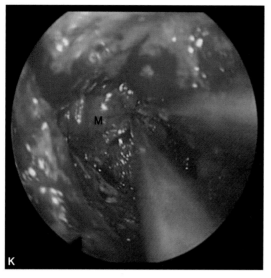
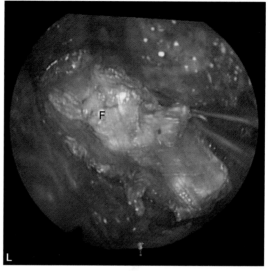

**图 12-6-3　鞍结节脑膜瘤**

AB. 鞍结节脑膜瘤术前 MRI 矢状位和冠状位增强；CD. 术后 MRI 矢状位和冠状位增强,显示肿瘤被完全切除；E. 切除蝶骨平台及鞍底骨质,显露颅底硬脑膜(D 硬脑膜,T 肿瘤,S 吸引器,G 纱条)；F. 切除鞍结节区颅内肿瘤(T 肿瘤,D 硬脑膜,F 取瘤钳)；G. 硬膜缺损及颅内残留肿瘤情况(D 硬脑膜,T 残留肿瘤,FL 额叶,C 剥离指)；H. 取自体筋膜衬于硬膜内(FL 筋膜,D 硬脑膜)；I. 人工硬脑膜覆盖于硬脑膜缺损表面(AD 人工硬脑膜)；J. 二次修补时可见前次颅底重建时人工硬脑膜后缘被挤入硬膜内；K. 取自体肌肉覆盖瘘口(M 肌肉)；L. 用自体筋膜覆盖肌肉表面(F 筋膜)

病例 4:男性,27 岁。因持续性双侧鼻塞伴血性鼻腔分泌物 6 个月入院。6 年前曾在外院行上唇下入路肿瘤切除术,病理诊断为脊索瘤。术后行放射治疗,剂量 75Gy。8 个月前再次行经鼻入路肿瘤部分切除术,术后嗅觉丧失。

查体:嗅觉丧失,无视力下降及复视,眼睑无下垂,眼球运动良好。双侧鼻腔可见暗红色质软之肿物,呈膨胀性生长。头部 CT 显示前颅底、蝶鞍及斜坡占位病变伴骨质破坏。

MRI 显示肿瘤约 7.0cm×6.5cm 大小,侵犯鼻腔、前颅底、蝶鞍、枕骨斜坡,双侧海绵窦有受压改变。肿块 T1W 呈中等信号,T2W 欠均质高信号,内见散在低信号病灶,增强后强化较明显(图 12-6-4AB)。2007 年 1 月 10 日行内镜经鼻入路颅底肿瘤切除术,术中见肿瘤侵犯前颅底、蝶鞍及斜坡,前颅底骨质缺损,蝶鞍、斜坡及双侧纸样板骨质大部分缺失,术中病理诊断为软骨肉瘤。切除肿瘤及受累颅底骨质后,上述颅底区硬脑膜以及双侧视神经和右侧颈内动脉大部分暴露。用抗生素盐水冲洗术腔,查无瘤样组织残留及活动性出血。右侧额筛隐窝后上方硬脑膜有一直径约 1.0cm 的缺损,可见脑脊液溢出。取适量肌肉填塞于瘘口处,外覆明胶海绵。取颞肌和筋膜覆盖于右侧颈内动脉表面加以保护。将钛网剪成约 2.0cm×3.0cm 条状插入双侧眶上壁与颅底硬脑膜间,以修复前颅底骨质缺损(图 12-6-4E)。术腔用明胶海绵覆盖后,再用碘仿纱条填塞。术后病理诊断为软骨肉瘤。术后 2 周复查 MRI 显示肿瘤被完全切除(图 12-6-4CD),钛网位置良好(图 12-6-4F),无颅底硬脑膜下陷,无脑脊液鼻漏及脑膜炎发生。

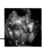

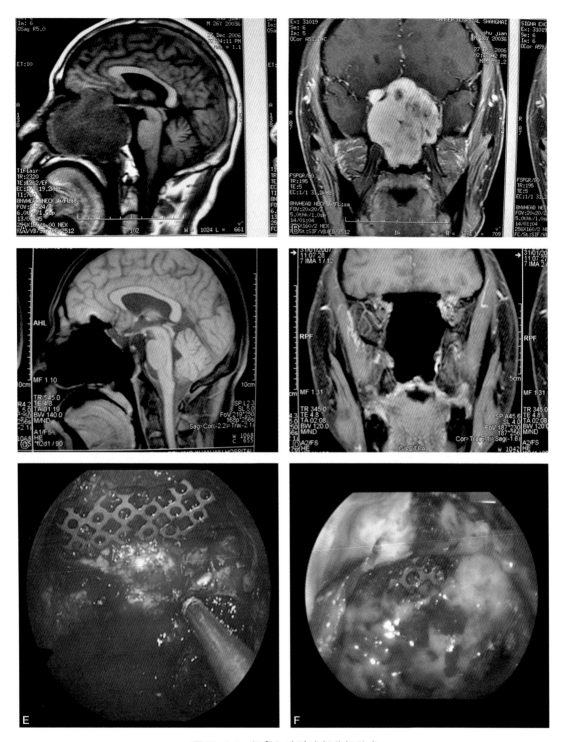

**图 12-6-4　经鼻入路肿瘤部分切除术**
AB. 前颅底软骨肉瘤术前 MRI 矢状位和冠状位扫描;CD. 切除肿瘤并行内镜入路钛网重建前颅底的 MRI 复查;E. 术中内镜入路钛网重建前颅底所见;F. 术后 2 周内镜检查钛网无移位

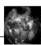 

病例5:男性,16岁,嗅神经母细胞瘤。因左眼球突出20天,伴左眼视力下降4天入院。查体:左眼球突出,眼球运动良好,左眼视力为眼前1尺指数。左侧中鼻道可见凸凹不平之淡红色肿物,质脆、易出血。MRI显示肿物侵犯前颅底及左眶内(图12-6-5AB)。2006年11月13日行内镜经鼻入路前颅底肿瘤切除术,术中见肿瘤侵犯前颅底、左上颌窦及眶内。前颅底和左侧纸样板骨质缺损,眶骨膜光滑完整。切除肿瘤及受累颅底骨质后,前颅底硬脑膜暴露。用抗生素盐水冲洗术腔,查无瘤样组织残留及活动性出血。前颅底中央鸡冠部位硬脑膜有一直径约0.8cm的缺损,可见脑脊液溢出。取4cm×4cm人工硬脑膜覆盖于前颅底硬脑膜表面,外覆明胶海绵。将钛网剪成2条约2.0cm×3.0cm,由前向后依次插入双侧眶上壁与颅底硬脑膜间,以修复前颅底骨质缺损(图12-6-5E)。术腔用明胶海绵覆盖后,再用碘仿纱条填塞。术后病理诊断为嗅神经母细胞瘤。术后2周复查MRI显示肿瘤被完全切除,钛网位置良好,无颅底硬脑膜下陷,无脑脊液鼻漏及脑膜炎发生(图12-6-5CD)。

随着内镜颅底手术范围的扩大和处理颅内病变的增多,术后的颅底重建一直是困扰内镜颅底外科医生的难题。持续性脑脊液鼻漏者有近三分之一可引起脑膜炎,一旦发生将明显地增加患者的病残率及死亡率,因此对于术中伴脑脊液鼻漏者需要用确切有效的方法修补。既往脑脊液鼻漏开颅修补并发症高,包括失嗅、颅内出血、脑水肿、癫痫、额叶功能障碍等,手术成功率小于75%。而内镜经鼻脑脊液修补的严重并发症小于1%,修补成功率可达90%以上。因此过去十余年内镜经鼻入路成为脑脊液鼻漏修补的首选。Hegazy等2000年

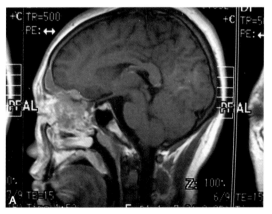

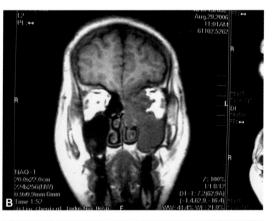

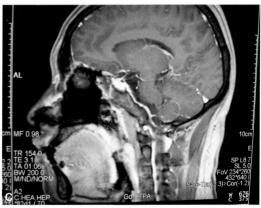

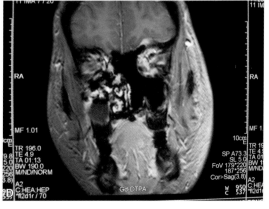

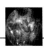

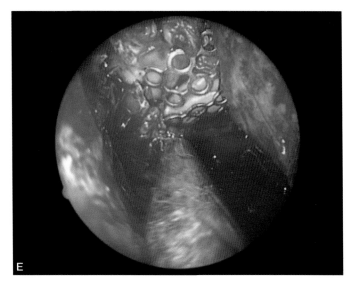

**图 12-6-5 嗅神经母细胞瘤**
AB. 嗅母细胞瘤术前 MRI 矢状位和冠状位扫描;CD. 术后 2 周 MRI 复
查显示肿瘤被完全切除;E. 术中内镜入路钛网重建前颅底所见

的一项荟萃分析收集 1990—1999 年间 289 例患者,研究显示内镜下脑脊液漏修补成功与修补材料和方法、缺损的位置和大小、病因、外科技术无显著的统计学相关。尽管对于颅底小的缺损运用不同的修复方法和材料都能取得良好的效果,颅底肿瘤切除术后较大的缺损尤其是前颅底缺损的重建是内镜颅底手术中让人担忧的主要问题,仍然极具挑战性。近来的研究也表明颅底肿瘤术后的脑脊液漏比外伤性脑脊液漏难修补,腹侧颅底鞍外肿瘤切除术后脑脊液漏的风险增加 20% ~30%;前颅底缺损比斜坡缺损重建术后发生脑脊液漏的可能性要大得多。Snyderman 等认为二次手术、术前放疗、颅底缺损范围大、术中脑池开放、肿瘤体积大和未完全切除、患者体型肥胖及术后依从性不好等因素都是颅底肿瘤切除术后影响重建的风险因子。如何选择正确的重建技术方法和恰当的围术期处理成为重建成功与否的关键。

**（五）关于重建的方法**

内镜经鼻颅底重建的方法需根据病变的解剖部位、颅底缺损的范围、硬脑膜受干扰和脑脊液漏的程度以及术者个人的经验等多个变量因素来决定。颅底重建的基本原则是:确定缺损范围;仔细处理移植床;精确放置合适的移植物。手术基本方法有内贴法(inlay/underlay technique)和外贴法(onlay/overlay technique)。前者是指在硬脑膜和蛛网膜之间放置移植物(硬膜内内贴)或分离硬脑膜和颅底骨质抬起硬脑膜将移植物插入硬脑膜和颅底骨质之间的潜在缝隙中(硬膜外内贴);后者是将移植物敷贴在硬脑膜瘘口和去除黏膜的颅底骨质上,用纤维蛋白胶等固定,以数层明胶海绵和速即纱支持,再做鼻腔填塞以支持移植物。内贴法比外贴法技术要求高、难度大。应用内贴、外贴等方法移植物容易移位而使重建失败。多层重建法(multilayer technique)是联合运用上述内贴、外贴和闭塞等方法重建颅底缺损。当硬膜外内贴移植物和颅底外贴移植物联合应用时,有人称之为"三明治技术"。考虑到在鼻腔内缝合硬脑膜困难,进行精确的多层重建是合理的,这种对硬脑膜缺损、骨性缺损

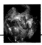

及鼻腔黏膜缺损分别进行修复的方法理论上最符合人体自身的生理功能。因此,不同形式的多层重建法越来越受人们青睐,主要应用于重建颅底大范围的缺损。不同形式的多层重建法是目前应用于重建颅底大范围缺损的主要方法。但是,也有不少作者指出,重建成功与否也许医生个人的经验比重建方法和材料的选择更为重要。Cavallo 等对扩大入路切除鞍上区域肿瘤的 21 例患者用三种不同的技术重建颅底。所有的病例都用脱水人心包膜 Tutoplast做硬脑膜替代物,用共聚物 LactoSorb 作为骨性替代物,比较硬膜内、硬膜外以及硬膜内-硬膜外联合放置移植物术后脑脊液漏的发生率,结果显示硬膜外技术是封闭瘘口最有效的方法。Germani 等也有仅用单片 AlloDerm 成功重建前颅底大缺损的经验。但尚未有随机对照研究证实某一种重建方法具有绝对的优势。

明确肿瘤的性质对肿瘤切除术后的颅底重建有重要的参考意义,采取恰当的手术入路和遵循微创的原则有助于减少术后脑脊液漏,提高颅底重建的成功率。

对于颅底良性肿瘤,应尽可能减少对硬脑膜(鞍隔)、蛛网膜的干扰,使术中脑脊液漏的概率和重建的难度降至最低。垂体瘤是最常见的颅底良性肿瘤之一,内镜经鼻蝶入路手术切除垂体瘤被认为是"金标准"。垂体瘤术中保护好鞍隔、避免侵犯蛛网膜下腔有助于重建。目前内镜垂体瘤术后出现脑脊液漏的概率一般小于 5%。作者认为垂体瘤术后出现脑脊液漏的概率很低。即使影像学上显示由鞍内向鞍上延伸 1cm 以上的垂体大腺瘤也很少突破蛛网膜下腔,只要仔细轻柔操作,保护好蛛网膜就不会出现脑脊液漏。因此作者在垂体瘤术后鞍区重建时也较国外的做法简单:术中无脑脊液漏者于瘤腔内填塞明胶海绵即可;鞍隔缺损大伴脑脊液漏者,用肌肉筋膜修补硬脑膜缺损,瘤腔内填塞明胶海绵,鞍底骨性缺损不需重建。

内镜颅底外科医生在注重重建效果的同时,还应考虑价格-疗效问题,力求用简单实用而又经济实惠的重建方法达到最佳的期望值。过分担心重建失败而采用复杂烦琐的修复技术将会明显延长手术时间;取脂肪、筋膜等自体组织将增加患者的不适,且腹部或大腿的瘢痕影响美观;而应用人工材料则会增加患者的经济负担。相反,对颅底重建的困难估计不足导致重建失败将会直接影响患者的预后,降低患者的生存质量,有些并发症如脑膜炎甚至是致命的。作者的经验是如果肿瘤切除后颅底残余骨缘富足的话,将移植物放置在正常硬脑膜和骨质之间,多数情况下用一片移植物即可成功修补瘘口。鞍隔的瘘口用肌肉筋膜修补、鞍内填塞明胶海绵及碘仿纱条,可达到同样的效果。这样做的理论依据是:术中脑脊液漏可使颅内减压,此时颅内外压力平衡,移植物易放置、不移位;术后脑组织的重力和脑脊液的静水压可使移植物固定在硬脑膜和颅底骨质之间,再加上术后鼻腔填塞 5~7 天,足以使瘘口有效封闭顺利愈合。基于同样的观点,有些作者认为腰池引流降低颅内压对增加脑脊液漏修补成功率并无多大益处。内镜经鼻重建颅底的材料常为自体组织、处理过的同种异体组织以及各种人工材料和生物材料。纤维蛋白胶、胶原海绵、速即纱等生物合成可吸收材料作为辅助材料被广泛应用。目前已有研究证明,胶原类移植物作为硬脑膜替代物安全、有效。此类移植物包括自体筋膜、经过特殊处理的尸体皮肤、心包膜、硬脑膜以及小牛心包膜等。其中无细胞同种异体真皮(商品名 AlloDerm)被多项研究证实是用于修复前颅底较大缺损的良好材料。阔筋膜作为人体最大最坚韧的筋膜,其优点是取材方便、容易塑形,可以同时和

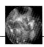

肌肉一起切取,可作为修补瘘口的内贴或外贴材料,作者在临床中使用较多。根据情况也用Dura-guard＊和ETHISORB＊等硬脑膜补片。生物合成可吸收材料如纤维蛋白胶、胶原海绵、速即纱等辅助也被广泛应用。扩大的内镜颅底手术中,获得足够大的自体骨是比较困难的。钛网是颅底骨性重建的好材料;而LactoSorb、MacroPore等聚合物的应用有逐渐增多的趋势。鼻腔面外贴黏膜有助于移植物成活。值得提出的是,对一些颅底缺损范围大或术前术后行放疗的患者,设计鼻后中隔动脉供血的鼻中隔带蒂黏骨膜或黏软骨膜瓣和鼻后外侧动脉供血的下鼻甲带蒂黏膜瓣修复颅底,将明显促进伤口的愈合,减少相关并发症。

### （六）颅底缺损的部位和大小对重建的影响

颅底缺损的解剖部位不同,重建的难度也不同。作者认为前颅底大范围的缺损修复起来比较困难。首先这是由腹侧中线颅底的解剖特点决定的。Jho等在2001年第一次报道单纯内镜下切除鞍区、鞍上肿瘤,160例患者中包括9例前颅窝脑膜瘤,采用术腔填塞自体脂肪、以骨质或钛网作为骨性替代物的方式重建颅底,术后出现脑脊液漏的概率较垂体瘤手术要高。其次,由于直立时的重力效应,前颅底成为脑组织的主要承重部位,重建时移植物容易移位。Kassam等指出前颅底缺损比斜坡缺损重建术后发生脑脊液漏的概率大得多原因可能就在于此。Tabaee等总结127例患者内镜颅底重建经验,根据不同修复难度使用不同类型的重建方法,鞍区病变组术后并发脑脊液漏为5/72(6.9%),而另一组病变累及鞍上和前颅底、肿瘤体积大、术中脑脊液漏明显的患者术后脑脊液漏为5/45(12.5%)。即使采用多层重建法进行细致的修补,病变位于鞍上和前颅底术中伴大量脑脊液漏者重建失败的风险明显增加。有人指出暴露鞍上空间开放蛛网膜下间隙,尤其切除颅咽管瘤开放第三脑室蛛网膜池时术后脑脊液漏高发。de Divitiis等在450例标准内镜入路垂体瘤手术的经验基础上,尝试应用扩大内镜经鼻蝶入路(extended endoscopic endonasal transsphenoidal approach)切除20例鞍上区域肿瘤,方法与显微镜下经蝶经鞍结节入路相似。他指出标准入路术后重建时硬脑膜瘘口边上的残余骨缘足以适用在硬膜外和颅底骨质之间放置移植物的方法修补脑脊液漏;而切除鞍结节和蝶骨平台后部时,能做内贴法修补的残余骨缘不够,在视神经颈内动脉隐窝附近分离硬脑膜和颅底骨质也并非易事。由于骨质缺损比硬脑膜缺损大,只能以正常硬脑膜作为修补的边缘,因此硬脑膜瘘口不能有效封闭,术后发生脑脊液漏的可能性加大。该组病例中,位于斜坡的3例脑脊液漏一次修补成功(100%),鞍区修补成功率9/10(90%),而位于前颅底的瘘口修补成功率13/16(81.25%)。虽然根据前颅底和鞍区、斜坡的不同部位统计时无显著统计学差异(P=0.606),但前颅底瘘口的修补技术上更加复杂,有3例患者用双层移植物修补,有7例患者需要用钛网重建前颅底骨性缺损。即使重建失败后,鞍区也要比前颅底预后好。前颅底3例术后脑脊液漏者有1例合并颅腔积气,患者出现精神症状,需二次手术治疗;而1例鞍区术后脑脊液漏保守治愈,无其他并发症发生。

### （七）是否需要骨性结构的重建

多层重建法有逐渐成为主要修复方法的趋势,但是在各层移植物中是否需要用一层硬性材料对颅底的骨性缺损进行重建还有很大的争议。颅底与有菌的上呼吸道直接相通,健康软组织少,容纳和营养移植骨的能力有限,致使移植骨难以成活,易诱发颅内感染;若采用异体材料则有排异反应的问题。术后游离骨质可以逐渐吸收,若辅助放疗可致死骨形成。

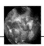 

硬性移植物术后移位、脱出可导致重建失败。由于重建颅底骨性缺损有上述顾虑,目前临床实践中用带蒂颅骨膜瓣或帽状腱膜瓣是修复硬脑膜、重建前颅底缺损是最常用也是最有效的方法。Ziv Gil 等对广泛前颅底硬脑膜和骨质缺损者用双层阔筋膜修复。取 20cm×10cm 大小的阔筋膜修剪成相应颅底缺损的大小和形状,将阔筋膜和残余硬脑膜仔细缝合;另一层阔筋膜覆盖整个筛顶、蝶鞍、蝶窦区域的表面,以纤维蛋白胶黏牢。长期随访未有脑脊液漏、脑膜炎、张力性颅腔积气和脑组织疝出等并发症。宋冬雷等随访观察 50 例前颅底缺损重建病例的长期疗效,手术造成的前颅底缺损范围前后径平均为 3.5cm,左右径平均为 2.8cm,随访时间为 3 个月至 5 年,均未发现迟发性脑脊液漏和脑膜脑膨出的现象。他们认为只要缝合硬脑膜瘘口或选用与自体硬脑膜力学性能相似的材料进行修补,再辅以带蒂颅骨膜瓣等方法加强颅底重建后,在通常的颅底缺损范围内(直径不超过 4cm)和颅内压不高的情况下,一般不会发生脑膜脑疝出,不必行颅底骨移植。多数学者在多层重建的中选择放置一层硬性材料作为支撑物。Castelnuovo 等对大的缺损用三层移植物修补,选择鼻甲骨或鼻中隔软骨重建骨性颅底;Lorenz 等对前颅底肿瘤切除后较大的缺损用自体裂层颅骨瓣代替鼻中隔骨和软骨。鞍区手术中仍有不少作者常规应用硬性材料重建鞍底骨性缺损。

内镜下切除颅底肿瘤后对于硬脑膜缺损的修复是否需要硬性材料作支撑有很大争议。一些学者在扩大内镜经鼻入路颅底重建中不用硬性材料做支撑物,取得较好的重建效果。作者认为只要术中硬脑膜完整、无脑脊液漏,一般不需要对骨性缺损进行重建。在随访中我们发现,有的患者即使整个前颅底、鞍区、斜坡的骨质全部缺失,术后并没有脑膜脑膨出和迟发性脑脊液漏的发生。此类情况在切除脊索瘤和软骨肉瘤时常常遇到,肿瘤侵袭性生长破坏颅底骨质,但一般不突破硬脑膜。关于这方面的报道国内外均较少,Chang 等报道内镜下行 6 例鼻咽癌放疗后的颅底放射性骨坏死清除术,清除无血运的黏膜和骨质至正常范围,不做骨性重建和带蒂黏膜瓣移植。其中 3 例一次性去除死骨,另 3 例二次手术彻底去除死骨,术后辅助高压氧治疗,发现有 5 例缺损在数周内完全黏膜上皮化,无一例出现并发症。有些颅底膨胀性生长的病变压迫吸收颅底骨质,但硬脑膜不受侵犯。少数病变切除后颈内动脉裸露,虽不需要钛网重建,但一般要用硬脑膜补片或阔筋膜覆盖加以保护。

有些专家提出硬性材料不能随颅底形态塑形,使用硬性材料重建颅底缺损时增加术后脑脊液漏的风险,Hadad 等在扩大内镜经鼻颅底手术中运用鼻后中隔动脉作为供血动脉的鼻中隔带蒂黏骨膜或黏软骨膜瓣(Hadad-Bassagasteguy flap,HBF)作为修复材料敷贴在鼻腔面。此黏膜瓣面积大,血供稳定易成活,对移植物的成活和上皮化起很大的作用。但是后来矛盾的是他们发现扩大入路切除鼻中隔后端或开放蝶窦时该黏膜瓣的血供常受干扰从而影响其应用,使他们不得不尝试设计其他的带蒂黏膜瓣。尽管理论上骨性缺损重建能使修补更加牢固,可以提高成功率和防止迟发性脑脊液漏等并发症,但从传统颅面切除入路中仅用颅骨膜瓣重建颅底的经验中可以得出,内镜下重建颅底骨性缺损也不是必需的,在没有颅内压增高和脑膨出的情况下用硬性或半硬性的材料做支撑似乎没有必要。一些研究显示未做骨性重建依然能取得良好的效果。Kirtane 等报道一组 267 例内镜下脑脊液漏修补的大宗病例,作者不论瘘口大小都不用软骨或骨质修补,初次修补成功率达 96.63%。Kassam 等的经验是异体移植材料如骨水泥长期效果差,感染和死骨形成的几率高,因此强烈建议不用;且

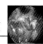

内镜下在硬膜外放置游离骨片操作困难，因此硬性材料被摒弃。Dave 等[33]报道内镜下切除 19 例前颅底肿瘤，切除范围包括颅底骨质和硬脑膜，早期联合应用低压冻干人硬脑膜/Allo-Derm 和黏膜瓣修复，后期 9 例仅用 AlloDerm 修复，术后无脑脊液漏。而且该组病例术后多数患者行放疗，随访时间也较长（平均 34.3 个月），并未见脑膜脑膨出发生。Draf 等总结 25 年鼻内硬脑膜成形术的经验表明，建立牢固的前颅底修补并不意味着需要用骨、软骨等硬性材料，多层胶原材料即可引导形成牢固的瘢痕组织修补缺损；颅底缺损大小也不是经鼻硬脑膜成形术成功的关键。胶原移植物能随颅底形态塑形，而软骨不能，因此可能会导致术后早期脑脊液漏。作者对骨质缺损从不修补，并建议不要用质硬的移植物做重建材料，如果要用骨或软骨应保留骨膜或软骨膜能与周围组织重叠以促进细胞移行生长。

### （八）如何确保移植物不移位

内镜颅底重建成功的关键是要确保移植物不移位。Kassam 等在对重建失败的患者再次手术探查时发现承重最明显处形成的持续性管槽或移植物在上方骨性缺口处的移位导致了术后脑脊液漏，并且发现移植物边缘大部分愈合，只有位于压力最大点的下方的部分区域未愈合。他认为重建区域持续性瘘道形成和移植物位移是重建失败的原因，并推测很可能在早期（拔气管插管时患者挣扎引起颅内压增高）就发生了。作者也曾有 1 例鞍结节脑膜瘤术后重建失败的病例，二次手术探查时发现移植物（Dura-guard ＊）移位，移植物与颅底残余骨缘间有约 3mm 的裂隙，可见清亮的脑脊液搏动涌出。该患者二次手术时使用捣碎的肌浆修补瘘口成功。伴随着内镜器械设备的更新和重建技术的发展，硬脑膜"缝合"技术应运而生：Kitano 等曾在显微扩大经蝶入路中介绍了一种缝合硬脑膜的方法，将硬脑膜替代物和自体筋膜剪成同样大小，四角以 5-0 尼龙线固定，制作成双层补片，将补片置入硬膜下，用"缆车结技术"缝合硬脑膜与补片的筋膜层。此种方法有一定技术难度，尤其肿瘤累及外侧的视神经管和颈内动脉时，外侧缘缝合极其困难。因此"缆车结技术"在内镜颅底手术中未能广泛开展。目前，一种镍钛记忆合金制成的 U 形夹被用于内镜颅底手术中"缝合"硬脑膜替代物和自体硬脑膜边缘。此过程需内镜持针器等特殊器械。U 形夹有形态记忆性，松开后自动形成一紧环。此种"缝合"技术不需要打结固定，其目的不在于使瘘口完全密封，而是使移植物不移位。内镜 U 形夹吻合装置已有出售（Medtronic U-clips，Memphis，TN），国内尚无应用的报道。当然，硬脑膜边缘不够充裕时"缝合"起来也是非常困难的。

### （九）重视围术期处理

越来越多的学者注意到恰当的围术期处理有助于提高颅底重建的成功率。对重建失败及其相关并发症的正确处置可明显降低患者的病残率，提高患者的生存质量。首先，做好充分的术前准备工作对重建有重要指导意义。内镜经鼻颅底手术前应考虑患者的一般状态，有无经鼻或颌面手术史，病变切除的范围和体积，残余硬脑膜和骨缘的几何形状，有无颅内压增高的可能性。术前数日进行鼻腔冲洗、鼻腔滴抗生素溶液及剪除鼻毛有利于减少术后感染的几率。对重建方法和移植材料的选择术前即应作好计划，充分估计重建的难度，必要时做好开颅修补的准备。术中应遵循微创的原则，尽量保留正常结构，操作时轻柔细致确保瘘口修补后密闭不透水。通常可用压迫双侧颈内静脉的方法或请麻醉师行 Valsalva 法进一步确认修补是否有效。国外常用鞘内注射荧光素的方法来协助定位隐匿的瘘口和确定脑脊液漏修补是否密闭。我们认为只要操作仔细,在目前高清的内窥镜系统中发现脑脊液渗漏并不十分困难,鞘内注射荧光素的方法或许可以作为一种尝试。

根据作者的经验,内镜颅底重建术后卧床时需要头高30°,但是不需要持续性卧床,下床活动并非会导致重建失败。术后严格卧床制动有形成深静脉血栓的可能,并使患者身体不适、延长住院时间和增加经济负担。脑脊液压力的波动使移植物局部分离易导致术后脑脊液漏,其常见原因:麻醉术后咳嗽、呕吐,阻塞性睡眠呼吸暂停致气道压力波动,病态性肥胖影响脑脊液压力,身体前倾、提重物、擤鼻等活动。应避免任何使颅内压增高的因素,并且指导患者学会一些运动技巧如避免捏鼻鼓气、打喷嚏时要张嘴、改变体位时要连续吸气和呼气避免屏住呼吸等。术后24小时即行CT检查排除颅内出血、脑实质损伤、张力性气颅以及移植物有否移位。早期移植物分离可致瘘道形成,因此术后避免过勤地清理鼻腔,清理时在前几周内避免处理移植物,注意不要将移植物表面的氧化纤维素当作血痂来清理。颅底重建后正压通气有致使颅腔积气的风险,必须使用CPAP治疗者可于一个月后再恢复应用。术后避免过勤地清理鼻腔,清理时在前几周内避免处理移植物,移植物分离致瘘道形成是术后早期脑脊液漏的重要原因。术后常规用碳酸酐酶抑制剂如乙酰唑胺250mg/8h可以明显减少脑脊液的分泌,也有人推荐500mg/12h或仅傍晚给药一次,理论上可在快速眼动睡眠期脑脊液压力达峰值时起到最大的药效。必要时应用甘露醇125ml/6h降低颅内压。术后可酌情应用缓泻剂和止咳药。

对于鞘内注射荧光素、腰池引流和鼻腔填塞在颅底重建中的应用还有一定的争议。正常颅内压为5~15cm水柱,持续或间断颅内压达20~30cm水柱可定义为颅内压增高。腰池引流可避免颅高压,在拔管咳嗽或全麻术后恶心呕吐等情况下有利于脑脊液分流,可使颅内压处于较平稳的状态。一般在术前或术后做腰穿置管,引流时头位抬高15°,引流袋约放置于耳垂水平,调整引流袋的高度使脑脊液的流量为5~15ml/h,视情况引流时间3~5天不等。引流管拔除后4~6小时引流部位即已封闭,此后逐渐将床头抬高至30°,若患者无不适可嘱其坐位或轻微活动。脑脊液漏修补中应用腰池引流有很大的争议,即使在同一文献中不同的高年资医生也持有不同的观点,如Batra常规应用腰池引流,他认为术中脑脊液引流能使颅内减压并使移植物易放置和固定在最佳位置;术后阶段减少移植部位的脑脊液压力可促进瘘口愈合;而Citardi的观点是术中瘘口的脑脊液漏即可使颅内减压,此时颅内外压力平衡后移植物放置容易,而且术后正常的脑脊液压力可使移植物固定在硬脑膜和颅底骨质之间不移位从而促进瘘口愈合,只有在怀疑颅内压增高、重建极其困难、术后即可疑有脑脊液漏时保留腰池引流。Kassam等认为多数脑脊液腰池引流没有价值,腰穿的负压可使硬膜下的移植物和硬脑膜边缘分离。有人认为不应用腰池引流技术有利于术后脑脊液漏的早期诊断。也有人认为手术开始时避免做腰池引流以防止紧张性颅腔积气的发生,术后有小流量脑脊液漏时可通过腰池引流治愈。Tabaee等报道11例修补失败术后出现脑脊液漏者,其中10例通过腰池引流治愈。无选择性、不恰当的腰池引流尤其是引流过度时可引起颅内负压导致颅腔积气、持续性头痛,促使上行性细菌污染导致脑膜炎。除此之外,还会增加患者的不适和经济负担。作者认为颅底重建术后通常不需要腰池引流,只有当术后持续颅压增高时才需要腰池引流。

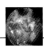

鼻腔填塞主要起到支撑移植物和脑组织、避免移植物位移的作用,也可使移植物与硬脑膜紧密接触。但因其可引起患者不适、细菌繁殖、鼻腔粘连、拔除时患者紧张、痛苦等,使其应用有一定的争议。内镜颅底重建后是否需行鼻腔填塞以及填塞时间和材料选择也有很大差异。Hegazy 等纳入荟萃分析的 14 项研究中 61% 的医生在脑脊液漏修补后做鼻腔填塞,多数推荐填塞 3～5 天;Tabaee 等认为常规用组织胶可避免移植物移位,起到与鼻腔填塞同样的作用;Jho 等不做任何鼻腔填塞,并将之视为内镜手术微创的优点之一。Snyderman 等用球囊导尿管从一侧鼻腔经部分切除的鼻中隔后缘插入至对侧的鼻咽部,球囊内注入盐水做填充物,外端用胶布固定在颊部。这样导尿管头端不会突入移植物,也可以调整球囊的压力避免压迫神经血管组织。有研究表明移植物术后 1 周左右开始与硬脑膜整合,因此在前 7 天必须确保移植物稳固。前颅底为脑组织主要承重部位,鼻腔填塞在前颅底重建后的作用更加明显,不少研究显示在重建较大的前颅底缺损中,鼻腔填塞 5～7 天是很有必要的。

人们对于术后预防性应用抗生素尚有所顾忌。事实上,内镜经鼻入路非无菌操作通道,术后常常有广泛的颅底硬脑膜暴露或缺损,形成颅内外沟通。一旦发生术后颅内感染则非常棘手,给患者带来痛苦和较大甚至巨大的经济负担。还可能增加患者的致残率和致死率。作者在手术至鼻腔填塞期间,常常静脉给予能透过血脑屏障的 3、4 代头孢类抗生素。有研究表明移植物在术后 1 周左右开始与硬脑膜整合,因此在前 7 天必须确保移植物稳固。前颅底为脑组织主要承重部位,鼻腔填塞在前颅底重建后的作用更加明显,在较大的前颅底缺损重建后,作者常规用碘仿纱条鼻腔填塞 7～10 天。

对于术后早期小流量的脑脊液漏,作者主张先行保守治疗。与外伤性脑脊液鼻漏严禁封堵的处理原则有所不同,可经内镜寻找到可疑的瘘口,先贴附明胶海绵,再用碘仿纱条加压承托,并适当延长碘仿纱条填塞的时间或间隔 5～7 天更换一次碘仿纱条。注意上述操作应在无菌条件下进行。碘仿纱条具有防腐、杀菌作用,配合预防使用抗生素的情况下对瘘口适度填塞有助于加速愈合,避免再次手术修补。根据作者的经验,绝大多数术后早期的脑脊液鼻漏经过 2～3 次填塞后可保守治愈。因持续性脑脊液鼻漏增加了发生脑膜炎的危险,估计不能愈合或者移植物有明显移位时则应二次手术修补。

# 七、结论

内镜经鼻颅底肿瘤切除术后的颅底重建更具挑战性。其重建的方法需根据病变的性质及解剖部位、颅底缺损的范围、残余骨缘的多少及形态、硬脑膜受累情况、术中脑脊液漏的程度以及术者个人的经验等多个变量因素来决定。

根据颅底病变的解剖部位的不同及硬脑膜缺损程度不同,重建的难度也不同。前颅底和斜坡大范围的硬脑膜缺损的重建相对比较困难,往往需要复杂的多层重建技术。内镜颅底重建中确保移植物不移位是成功的关键。基于作者的经验颅底骨性重建不是必须的。恰当的围术期处理可以减少颅底重建的失败率。在保证重建效果的前提下,应考虑价格-疗效问题,力求用简单实用而又经济实惠的重建方法达到最佳的重建效果。

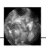
# 参 考 文 献

1. 张秋航,冯燕军,孔锋,等.颅前窝底骨质缺损无骨性重建的临床观察.中国微侵袭神经外科杂志,2010, 15(9):388-391.

2. 张秋航,严波,李长青,等.内镜经鼻入路前颅底重建.中华耳鼻咽喉科头颈外科杂志,2007,(1): 324-327.

3. 刘海生,张秋航,杨占泉.颅底缺损的修复.临床耳鼻咽喉科杂志,2004,(12):755-757.

4. Cavallo LM,Messina A,Cappabianca P,et al. Endoscopic endonasal surgery of the midline skull base:anatomic study and clinical considerations. Neurosurg Focus,2005,19:E2.

5. Jho HD,Ha HG. Endoscopic endonasal skull base surgery:Part 1-The midline anterior fossa skull base. Minim Invasive Neurosurg,2004,47:1-8.

6. de Divitiis E,Cavallo LM,Cappabianca P,et al. Extended endoscopic endonasal transsphenoidal approach for the removal of suprasellar tumors:Part 2. Neurosurgery,2007,60(1):46-58.

7. Kassam A,Snyderman CH,Mintz A,et al. Expanded endonasal approach:the rostrocaudal axis. Part I. Crista galli to the sella turcica. Neurosurg Focus,2005,19:E3.

8. Snyderman C,Kassam A,Carrau R,et al. Acquisition of surgical skills for endonasal skull base surgery:a training program. Laryngoscope,2007,117(4):699-705.

9. Castelnuovo P,Pistochini A,Locatelli D. Different surgical approaches to the sellar region:focusing on the"two nostrils four hands technique". Rhinology,2006,44(1):2-7.

10. Hegazy HM,Carrau RL,Snyderman CH,et al. Transnasal endoscopic repair of cerebrospinal fluid rhinorrhea:a meta-analysis. Laryngoscope,2000,10:1166-1172.

11. Snyderman CH,Kassam AB,Carrau RL,et al. Endoscopic Reconstruction of Cranial Base Defects following Endonasal Skull Base Surgery. Skull Base,2007,17:73-78.

12. Cavallo LM,Messina A,Esposito F,et al. Skull base reconstruction in the extended endoscopic transsphenoidal approach for suprasellar lesions. J Neurosurg,2007,107(4):713-720.

13. Germani RM,Vivero R,Herzallah IR,et al. Endoscopic reconstruction of large anterior skull base defects using acellular dermal allograft. Am J Rhinol,2007,21(5):615-618.

14. Leong JL,Citardi MJ,Batra PS. Reconstruction of skull base defects after minimally invasive endoscopic resection of anterior skull base neoplasms. Am J Rhinol,2006,20(5):476-482.

15. Esposito F,Cappabianca P,Fusco M,et al. Collagen-only biomatrix as a novel dural substitute Examination of the efficacy,safety and outcome:Clinical experience on a series of 208 patients. Clin Neurol Neurosurg,2008, 110(4):343-351.

16. Jho HD,Ha HG. Endoscopic endonasal skull base surgery:part 3-the clivus and posterior fossa. Minim Invasive Neurosurg,2004,47:16-23.

17. Jho H. Endoscopic transphenoidal surgery. J Neurooncol,2001,54:187-195.

18. Tabaee A,Anand VK,Brown SM,et al. Algorithm for reconstruction after endoscopic pituitary and skull base surgery. Laryngoscope,2007,117(7):1133-1137.

19. Ziv G,Avraham A,Leonor LT,et al. A Comprehensive Algorithm for Anterior Skull Base Reconstruction after Oncological Resections. Skull Base. 2007,17:25-38.

20. Chang KP,Tsang NM,Chen CY,et al. Endoscopic management of skull base osteoradionecrosis. Laryngoscope, 2000,110:1162-1165.

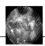

21. Har-El G. Endoscopic Management of 108 Sinus Mucoceles. Laryngoscope,2001,111(12):2131-2134.

22. Burns JA,Dodson EE,Gross CW. Transnasal endoscopic repair of cranionasal fistulae:a refined technique with long term follow-up. Laryngoscope,1996,106:1080-1083.

23. Esposito F,Dusick JR,Fatemi N,et al. Graded repair of cranial base defects and cerebrospinal fluid leaks in transsphenoidal surgery. Neurosurgery,2007,60(4 Suppl 2):295-303;discussion 303-304.

24. Draf W,Schick B. Endoscopic-Microscopic Anterior Skull Base Reconstruction. Skull Base,2007,17:53-58.

25. Har-El G,Casiano RR. Endoscopic management of anterior skull base tumors. Otolaryngol Clin North Am, 2005,38:133-144.

26. Gardner P,Kassam A,Snyderman C,et al. Endoscopic endonasal suturing of dural reconstruction grafts:a novel application of the U-Clip technology. Technical note. J Neurosurg,2008,108(2):395-400.

27. Hadad G,Bassagasteguy L,Carrau RL,et al. A novel reconstructive technique after endoscopic expanded endonasal approaches:vascular pedicle nasoseptal flap. Laryngoscope,2006,116(10):1882-1886.

28. Fortes FS,Carrau RL,Snyderman CH,et al. The posterior pedicle inferior turbinate flap:a new vascularized flap for skull base reconstruction. Laryngoscope,2007,117(8):1329-1332.

29. Kassam A,Snyderman CH,Carrau RL,et al. Evolution of reconstructive techniques following endoscopic expanded endonasal approaches. Neurosurg Focus,2005,19(1):E8.

30. Cappabianca P,Cavallo LM,Esposito F,et al. Sellar repair in endoscopic endonasal transsphenoidal surgery:results of 170 cases. Neurosurgery,2002,51:1365-1372.

31. Frank G,Sciarretta V,Mazzatenta D,et al. Transsphenoidal endoscopic approach in the treatment of Rathke's cleft cyst. Neurosurgery,2005,56(1):124-128;discussion 129.

32. Kasperbauer JL,Orvidas LJ,Atkinson JL,et al. Rathke cleft cyst:Diagnostic and therapeutic considerations. Laryngoscope,2002,112:1836-1839.

33. de Divitiis E,Cappabianca P,Cavallo LM,et al. Extended endoscopic transsphenoidal approach for extrasellar craniopharyngiomas. Neurosurgery,2007,61(5 Suppl 2):219-227;discussion 228.

34. de Divitiis E,Cavallo LM,Esposito F,et al. Extended endoscopic transsphenoidal approach for tuberculum sellae meningiomas. Neurosurgery,2007,61(5 Suppl 2):229-237;discussion 237-238.

35. Tzortzidis F,Elahi F,Wright DC,et al. Patient outcome at long-term follow-up after aggressive microsurgical resection of cranial base chordomas. Neurosurgery,2006,59(2):230-237;discussion 230-237.

36. Frank G,Sciarretta V,Calbucci F,et al. The endoscopic transnasal transsphenoidal approach for the treatment of cranial base chordomas and chondrosarcomas. Neurosurgery,2006,59(1 Suppl 1):50-57.

37. 张秋航,孔锋,严波,等. 经鼻内镜斜坡脊索瘤和脊索肉瘤的外科治疗. 中国微侵袭神经外科杂志,2006, 11(10),11-14.

38. Kassam A,Snyderman CH,Mintz A,et al. Expanded endonasal approach:the rostrocaudal axis. Part Ⅱ. Posterior clinoids to the foramen magnum. Neurosurg Focus,2005,19(1):E4.

39. Casiano RR,Numa WA,Falquez AM. Endoscopic resection of esthesioneuroblastoma. Am J Rhinol,2001,15: 271-279.

40. Castelnuovo P,Bignami M,Delù G,et al. Endonasal endoscopic resection and radiotherapy in olfactory neuroblastoma:Our experience. Head Neck,2007,29(9):845-850.

41. Dave SP,Bared A,Casiano RR. Surgical outcomes and safety of transnasal endoscopic resection for anterior skull tumors. Otolaryngol Head Neck Surg,2007,136(6):920-927.

42. Kubo S,Inui T,Hasegawa H,et al. Repair of Intractable Cerebrospinal Fluid Rhinorrhea with Mucosal Flaps

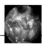

and Recombinant Human Basic Fibroblast Growth Factor:Technical Case Report. Neurosurgery,2005,56(3):
E627;discussion E627.

43. Draf W,Schick B. Endoscopic-Microscopic Anterior Skull Base Reconstruction. Skull Base,2007,17:53-58.

44. Wormald P,McDonogh M. The bath-plug closure of anterior skull base cerebrospinal fluid leaks. Am J Rhinol,
2003,17:299-305.

45. Castelnuovo PG,Delú G,Locatelli D,et al. Endonasal endoscopic duraplasty:our experience. Skull Base,2006,
16(1):19-24.

46. Tabaee A,Anand VK,Brown SM,et al. Algorithm for reconstruction after endoscopic pituitary and skull base
surgery. Laryngoscope,2007,117(7):1133-1137.

47. Hadad G,Bassagasteguy L,Carrau RL,et al. A novel reconstructive technique after endoscopic expanded en-
donasal approaches:vascular pedicle nasoseptal flap. Laryngoscope,2006,116(10):1882-1886.

48. Har-El G,Casiano RR. Endoscopic management of anterior skull base tumors. Otolaryngol Clin North Am,
2005,38:133-144.

49. Lorenz RR,Dean RL,Hurley DB,et al. Endoscopic reconstruction of anterior and middle cranial fossa defects
using acellular dermal allograft. Laryngoscope,2003,113:496-501.

50. Jane JA Jr,Thapar K,Kaptain GJ,et al. Pituitary surgery:Transsphenoidal approach. Neurosurgery,2002,51:
435-444.

51. Mortini P,Losa M,Barzaghi R,et al. Results of transsphenoidal surgery in a large series of patients with pituita-
ry adenoma. Neurosurgery,2005,56:1222-1233.

52. Seda L,Camara RB,Cukiert A,et al. Sellar floor reconstruction after transsphenoidal surgery using fibrin glue
without grafting or implants:technical note. Surg Neurol,2006,66(1):46-49;discussion 49.

53. Couldwell WT,Weiss MH,Simple closure following transsphenoidal surgery. Technical note. Neurosurg Focus,
2006,20(3):E11.

54. Seiler RW,Mariani L. Sellar reconstruction with resorbable vicryl patches,gelatin foam,and fibrin glue in trans-
sphenoidal surgery:a 10-year experience with 376 patients. J Neurosurg,2000,93:762-765.

55. Esposito F,Becker DP,Villablanca JP,et al. Endonasal transsphenoidal transclival removal of prepontine epi-
dermoid tumors:technical note. Neurosurgery,2005,56:E443;discussion E443.

56. Stamm AC,Pignatari SS,Vellutini E. Transnasal endoscopic surgical approaches to the clivus. Otolaryngol Clin
North Am,2006,39(3):639-656.

57. Esposito F,Dusick JR,Fatemi N,et al. Graded repair of cranial base defects and cerebrospinal fluid leaks in
transsphenoidal surgery. Neurosurgery,2007,60(4 Suppl 2):295-303.

58. Cappabianca P,Cavallo LM,Esposito F,et al. Sellar repair in endoscopic endonasal transsphenoidal surgery:re-
sults of 170 cases. Neurosurgery,2002,51:1365-1372.

59. Hegazy HM,Carrau RL,Snyderman CH,et al. Transnasal endoscopic repair of cerebrospinal fluid rhinorrhea:a
meta-analysis. Laryngoscope,2000,10:1166-1172.

60. Tabaee A,Placantonakis DG,Schwartz TH,et al. Intrathecal fluorescein in endoscopic skull base surgery. Oto-
laryngol Head Neck Surg,2007,137(2):316-320.

61. Keerl R,Weber RK,Draf W,et al. Use of sodium fluorescein solution for detection of cerebrospinal fluid fistu-
las:an analysis of 420 administrations and reported complications in Europe and the United states. Laryngo-
scope,2004,114:266-272.

62. Bolger WE,McLaughlin K. Cranial bone grafts in cerebrospinal fluid leak and encephalocele repair:a prelimi-

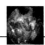

nary report. Am J Rhinol,2003,17:153-158.

63. Schlosser RJ,Bolger WE. Nasal cerebrospinal fluid leaks:critical review and surgical considerations. Laryngoscope,2004,114:255-265.

64. Kirtane MV,Gauitham K,Upadhyaya SR. Endoscopic CSF rhinorrhea closure:our experience in 267 cases. Otolaryngol Head Neck Surg,2005,132:208-212.

65. Kitano M,Taneda M. Subdural patch graft technique for watertight closure of large dural defects in extended transsphenoidal surgery. Neurosurgery,2004,54(3):653-660.

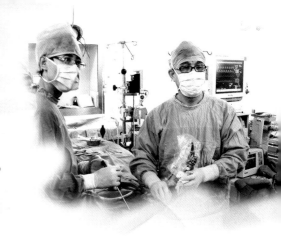

# 第十三章
# 内镜经鼻颅底外科的
# 围术期处理

定义:围术期是指手术前1周至手术后3个月的期间以手术治疗为中心,包含术前、术中及术后的一段时间。这三个阶段的处理作为一个整体对于颅底外科来说尤为重要,关系到患者的预后。

## 一、术前准备

1. 详细询问病史　许多颅底病人病程漫长,病情复杂,损害广泛。通过详细询问病史可以了解病情进展情况、以往的治疗经过等,对制订治疗方案及预测术后并发症会有很大帮助。

2. 详尽的体格检查　除常规查体外,重点检查12对颅神经功能。

3. 术前检查　均于术前行常规化验检查;颅底薄层 CT、MRI 检查,必要时行 MRV、MRA 或 DSA 检查;当病变侵及重要血管神经时,应准备影像导航系统,术前作导航计划;应该强调的是术前仔细研读影像资料对于估计肿瘤性质、制定手术计划、确定手术入路、防止严重并发症的发生有重要指导意义。对于鞍区占位,还需查视力、视野、眼底、眼压以及脑垂体多种内分泌激素,如 GH、PRL、ACTH、TSH 等;若怀疑是恶性肿瘤,需颈部及腹部 B 超、全身骨扫描、PET-CT 等。

4. 术前一天剪除鼻毛。

5. 有明显垂体功能低下者,术前应给予适量替代治疗,一般给予地塞米松或泼尼松2~3日。

6. 术前是否常规应用抗生素尚存在争议,应权衡抗生素对减少手术并发症的可能作用。作者的经验认为术前应用抗生素不是必需的。

7. 术前半小时可以肌肉注射血凝酶2U。

8. 如患者同时患鼻窦炎,需根据病情急缓作相应处理,而 Morioka 等认为前颅底肿瘤合并鼻窦炎时,可同期处理。

9. 纠正基础疾病　如高血压、糖尿病、冠心病、贫血等。

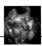

## 二、术中处理

详见第四~十一章。

## 三、术后处理

1. 术后一般处理　术后处理：①根据患者术中情况决定是否在 ICU 观察 8~48 小时；②无需一定要半卧位或卧位 5~7 天；③低盐低脂饮食，限制饮水量，保持大便通畅，避免全身用力；④如果术中操作进入硬膜内，则术后可以考虑给予甘露醇 250ml Q6h 或 Q8h；⑤内镜经鼻或经口入路非无菌操作通道，所以术后应全身应用易透过血脑屏障的抗生素 2 周，常用的有头孢曲松钠、美平、万古霉素、泰能和斯沃等。若术后体温>38.5℃则需腰穿行脑脊液压力、外观及脑脊液生化检查，确定是否有颅内感染，如有感染应立刻给予抗生素（头孢曲松钠 100mg 或美平 50~80mg/2ml 生理盐水）鞘内缓慢注射以尽快控制已发生的颅内感染；⑥术后 10 天内镜下抽出碘仿纱条，若仍见有渗液可修整硬脑膜修补片后再次填塞碘仿纱条压迫渗漏点 7 天。

2. 鼻腔处理　术后术腔黏膜形态与功能恢复大约需要 3 个月以上的时间，在这段时间内应坚持综合治疗。术后 2 周进行首次术腔清理，以后根据术腔恢复情况确定随访处理间隔时间，持续 36 个月。应保证术腔黏膜有充分的时间愈合。术后应鼻喷糖皮质激素 2~3 个月，每日 1 次，每次 2 喷。黏液促排剂也应考虑常规使用，特别是对于术后辅助放疗的患者更有帮助。

3. 术后鼻窦炎的预防　大多数医生对于内镜经鼻颅底外科术后并发的鼻窦炎关注很少。尽管术后并发鼻窦炎不会引起严重后果，但还是会给患者带来不必要的身心痛苦及经济负担。我们随访了 187 例内镜经鼻垂体瘤的患者，随访时间 4 个月至 4.5 年，平均随访 26 个月。术后鼻窦炎的发生率 12 例（6.4%），其中蝶窦炎 9 例（4.8%），筛窦炎 2 例（1.0%），上颌窦炎 1 例（0.5%）。

4. 典型病例　女性，47 岁，主诉头痛伴闭经、泌乳 4 个月。催乳素水平升高明显，头颅 CT 及 MRI 示鞍区占位，副鼻窦区无异常（图 13-3-1，图 13-3-2）。行内镜经鼻鞍区肿物切除术，病理报告为垂体腺瘤。术后头痛基本消失，催乳素水平降至正常范围，头颅 MRI 示鞍区肿物消失。患者术后 5 个月再次出现头痛，以头顶部显著，怀疑肿瘤复发，查催乳素水平基本正常，头颅 MRI 示鞍区未见肿瘤复发。患者同时伴随鼻塞、流黏脓涕，鼻甲充血、肿胀，后鼻孔可见黏脓涕，副鼻窦 CT 示蝶窦有软组织密度影（图 13-3-3，图 13-3-4）。确诊为术后并发蝶窦炎。经 1 个月保守治疗无效，遂二次行鼻窦内镜手术后治愈。

近年随着内镜经鼻外科技术广泛开展，其并发症的防治日益受到重视。术后并发鼻窦炎诊断比较容易，根据症状（头痛、反复鼻溢黏脓涕，还有鼻塞、头晕、嗅觉障碍、低热等症状）、鼻内镜检查（鼻黏膜充血、鼻甲肿胀、鼻道内有黏脓涕或干痂），再结合副鼻窦 CT 检查，即可确诊。

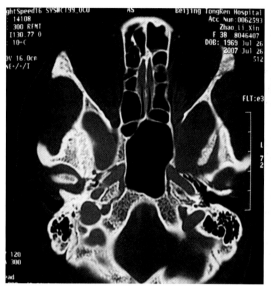

图 13-3-1

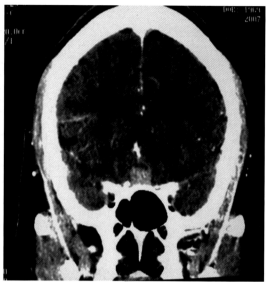

图 13-3-2

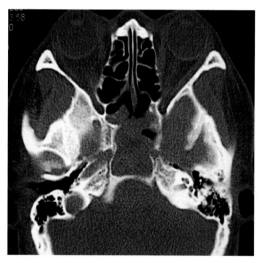

图 13-3-3

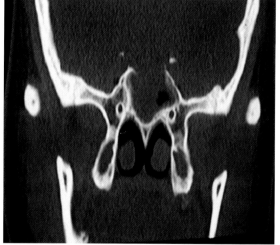

图 13-3-4

　　Batra PS 通过观察 200 例鼻内镜下经鼻-蝶入路垂体瘤切除术患者,发现 7.5% 的病人术后罹患鼻窦炎。其最常见的症状是头痛和鼻溢,平均持续时间 2.9 年。他指出在患者出现难以控制的症状时,积极的耳鼻喉专科治疗是必需的。其中约 50% 的患者只需药物治疗,另 50% 则需行内镜下鼻窦手术。Haruna S 认为采用经筛窦-蝶窦入路切除垂体瘤,可以减少术后鼻窦炎的发病率,即同时开放筛窦及蝶窦以扩大手术入路,术中将内镜冲洗系统与鼻内镜连接,固定于一侧鼻孔,器械自对侧鼻孔进入切除肿瘤。其优势在于:实现术者双手操作;节省手术时间;减少鼻腔黏膜损伤机会;为二次手术(肿瘤复发或并发鼻窦炎)提供便利。

　　作者认为对术后鼻窦炎的防治应从术中和术后两方面着手:①术中对中鼻甲的处理尤

为重要。中鼻甲有重要的功能,其黏膜表面覆盖着纤毛上皮,有大量分泌细胞,对维护窦口鼻道复合体的引流和鼻窦通气功能起着十分重要的作用,是保护中鼻道和各个窦口的天然屏障。由于中鼻甲在维持鼻腔、鼻窦生理功能方面有着不可替代的作用,因此鼻内镜外科手术中均强调保护中鼻甲。中鼻甲在生理情况下依靠筛房间隔和后部基板的支撑维持正常固定位置,手术中筛房间隔切除和基板破坏必将导致术后中鼻甲活动度增加,发生中鼻甲漂移。此时若中鼻甲存在手术创面,其与对应的鼻腔创面间极易形成粘连而发生中鼻甲漂移,影响鼻窦的通气引流,导致鼻窦炎症。另外,中鼻甲的形态、大小直接影响中鼻道的通畅程度及鼻窦的通气引流。术中对正常或黏膜轻度水肿的中鼻甲不作处理。对解剖异常,如中鼻甲反向偏曲时可同期行中鼻甲成形术。②鼻内镜手术中保护术腔黏膜对预防术后术腔瘢痕增生有重要意义。术中不可过分使用电凝烧灼黏膜,控制出血以不影响手术操作为度。因为术腔裸露骨面后,修复过程中出现肉芽和骨质增生及瘢痕的趋势明显,手术后瘢痕狭窄的发生几乎不可避免,从而造成鼻腔粘连、鼻窦引流障碍。③术毕鼻腔填塞,动作要轻柔而准确,应避免因出血等因素致视野不清而盲目填塞。于中鼻道填塞适量碘仿纱条以固定中鼻甲正常位,保障术后中鼻道通畅。④术后定期复查和术腔处理。

# 四、并发症的处理

颅底外科是近年来得到迅速发展的新兴边缘学科,许多治疗方法及其术后并发症的处理都处于摸索阶段,其致死致残率较高。总体来讲,其并发症发病率为24%~50%,有文献报道手术死亡率为5%~10%,以下介绍作者处理常见并发症的临床经验。

## (一) 脑脊液鼻漏

颅底手术后脑脊液鼻漏发生率约为2%~25%。内镜经鼻颅底手术术后并发脑脊液鼻漏多见于颅底硬脑膜受累或肿瘤侵犯硬脑膜内。

术后脑脊液鼻漏与一般外伤性脑脊液鼻漏的处理原则略有不同。首先是如何诊断:一般颅底手术后早期经鼻流出血性液体,患者枕巾或吸水纸上可见血迹外有月晕样淡红色浸渍圈,漏出液实验室查糖含量在30%以上,则可判断为脑脊液鼻漏;并且颅底手术术后并发脑脊液鼻漏漏口大多比较明确,容易确诊。一经发现应先采取保守治疗,具体措施如下:①半卧位5~7天,低盐低脂饮食,限制饮水量,保持大便通畅,避免全身用力。②全身应用易通过血脑屏障的抗生素2周。③必要时应用甘露醇125ml,每日四次,连续5~7天。可辅以乙酰唑胺250mg,每日三次口服。④可以在内镜下寻找到瘘口后,先贴附明胶海绵,再用碘仿纱条加压承托。可以适当延长鼻内碘仿纱条填塞时间,或数次更换碘仿纱条。这与以往脑脊液鼻漏处理原则有所不同,脑脊液鼻漏在理论上严禁堵塞和冲洗,以避免污染的脑脊液逆流造成颅内感染。但我们认为颅底手术后脑脊液鼻漏不同于其他外伤原因造成的,其术腔是相对无菌的,碘仿具有防腐、杀菌作用,术后又使用了抗生素,因此脑脊液鼻漏处可以适度填塞,有助于加速愈合,避免二次手术。⑤术后7~10天取出鼻腔填塞碘仿纱条。碘仿纱条填塞时间最长者可达4周,但如果条件允许的情况下最好间隔7~10天更换一次,注意体温和头痛情况。

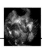

绝大多数的术后脑脊液鼻漏经保守治疗可治愈,治愈时间一般为8~40天,仅少数需反复于鼻内镜下换药才能治愈。持续性脑脊液鼻漏中有近1/3会发生脑膜炎。因此对于鼻漏持续6周以上或术中已发现明显的脑脊液鼻漏者或已发生脑膜炎者则应手术治疗。作者认为,术中的恰当处理可有效降低脑脊液鼻漏的发生率。如果于术中发现明显的脑脊液鼻漏,估计经鼻填塞碘仿纱条难以愈合者,可于术中取大腿肌筋膜、肌肉组织、人工硬膜等加以修复。

对于技术熟练的内镜外科医生而言,经鼻入路也许是脑脊液鼻漏修补术的最佳选择,一次修补成功率可达95%以上。但是对于那些由于原发性颅内压增高导致自发性脑脊液鼻漏、各种原因导致长期脑脊液鼻漏并发或不并发脑膜炎的病例,常在修补成功后继发性颅内压增高而导致鼻漏再次复发,成为外科医生面对的棘手问题。脑脊液鼻漏患者为了补充丢失的脑脊液,其侧脑室脉络丛组织脑脊液生成较正常人旺盛,特别是漏口较大、漏液较多的患者,而另一种情况是有些自发性脑脊液鼻漏患者,其病因可能就是脑脊液生成和吸收不平衡导致颅内压过高所致;Wise和Schlosser指出传统认为颅内压正常的脑脊液鼻漏,即常压性脑脊液鼻漏,现在已经证明多存在良性颅内压升高,90%经先天性或潜在通道,如经遗留的颅咽管、嗅神经、垂体柄或发育不良的筛板、过度气化蝶窦外侧隐窝及鞍隔(空蝶鞍综合征)而漏出,其余10%为肿瘤或感染直接侵蚀颅底造成的脑脊液鼻漏。而因鼻漏致反复颅内感染并发脑膜炎使得脑池系统及蛛网膜颗粒瘢痕化,甚至导致中脑导水管硬化粘连、脑脊液循环动态发生紊乱,最终因漏口修补成功脑脊液不能有效分流而继发急性颅内压增高。

1. 原发性颅内压增高导致的自发性脑脊液鼻漏并发慢性脑膜炎　该类病例既存在原发性颅内压增高,又会存在脑脊液分泌大于吸收及循环通路不畅双重原因所致术后出现的持续性颅内压增高,故大多在修补后3~6个月再次发生脑脊液鼻漏。对于此类病例除了术前尽快控制好颅内感染外,估算出每日脑脊液鼻漏量就显得尤为重要。如果术前脑脊液鼻漏量≥300ml/d并且术后12小时左右腰穿压力≥280mmH$_2$O,作者建议立刻给予腰大池引流,10天之内渐次抬高引流壶以减少引流量并于拔出前试夹闭1天,如患者出现头疼、项强等颅高压症状应尽快行永久性脑脊液分流术以确保鼻漏修补成功。

2. 长期大量脑脊液鼻漏间断并发脑膜炎　医源性脑脊液鼻漏病例因反复多次修补未愈迁延时长达半年之久,最终导致脑脊液分泌吸收严重失衡,每日鼻漏量约500~600ml。我们体会此类病例除脑脊液分泌严重超过吸收外,往往因脑脊液循环通路梗阻伴有脑室系统扩张。行修补术后应密切关注颅内压力的变化,经腰池引流10天后仍得不到缓解者当行脑室腹腔分流术。

3. 修补术后短期鼻漏并发急性脑膜炎　因术后暂时性漏口修补处周边渗液并发急性脑膜炎造成脑脊液回吸收障碍,故此脑室系统未见扩张,对于该类病例采用迅速有效控制颅内感染及降低颅内压的双重手段或许会避免分流术后的二次修补,腰大池引流不失为一举两得的方法,既可以反复多次鞘内注射抗生素控制颅内感染预防脑膜炎,又可以降低颅内压为漏口愈合开辟10天左右的有效时间窗。

4. 修补术后短期鼻漏未并发颅内感染　多数病例修补术后数日内会有少量渗漏,术后

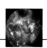

12 小时腰穿可以辅助我们监测颅内压及脑脊液性状。足量甘露醇若仍不能有效降低颅内压或缓解头疼则可留置腰大池引流;颅内压增高降低了脑脊液漏修补的成功率,加之脑脊液搏动的影响,修补材料有可能出现裂隙导致鼻漏再发,所以术后 7～10 天内镜下渗漏点修整硬脑膜修补片后重新填压碘仿纱条是完全有可能避免二次手术修补的。

5. 术后管理　术后半卧位,一周内避免引起颅内压增高的活动,如过度用力、举重物、身体前倾等;注意防止便秘,避免擤鼻、打喷嚏。对于颅内感染的监视尤其重要:因为快速有效地控制住颅内感染非但可以降低颅内压确保修补成功,更可以避免急性脑膜炎导致患者颅内压短时间内迅速飙升而突发脑疝死亡的危险。

漏口修补成功后,不能继续外漏的脑脊液致使颅内压会再次升高,最终导致脑脊液鼻漏再发,伴有良性颅内压增高的脑积水也是术后鼻漏再发的重要原因。术后 12 小时腰穿测量脑脊液开放压,对于脑脊液压力大于正常值上限 200mmH$_2$O 者可以静点甘露醇,并配以每日腰穿放液以降低颅内压。另需严密观察患者有无头痛及颈项强直。对于活动性脑脊液压力过高者术中及术后可以采用腰大池引流以释放脑脊液降低颅内压,引流量约 5～10ml/h,保持脑脊液压力在正常值范围内。每日渐次抬高引流壶以减少腰大池引流量,一般引流 7～10天后试夹闭 1 天再拔除引流管,同时密切观察病情变化以便及早发现颅内积水倾向。对于严重颅内积水患者,永久性脑脊液分流术是较佳选择。依我们经验,修补术后 1 周左右腰穿压力依然大于 280mmH$_2$O 者应该尽早行脑室腹腔分流术(适用于侧脑室增大)或腰大池腹腔分流术(适用于侧脑室不增大),以彻底解决因过量脑脊液所致的颅内压增高。

自发性脑脊液鼻漏常伴有高颅压,较易发生脑积水。术后应该常规测量脑脊液压力,腰大池置管引流脑脊液、静点乙酰唑胺甚至永久性脑脊液分流术都可以大大降低内镜经鼻修补自发性脑脊液鼻漏的失败率。

**(二)　脑膜炎**

颅底手术后的脑膜炎发病率约为 2%～5%,一旦发生就可以明显地增加患者的病残率及死亡率。由于颅底肿瘤手术范围广,涉及鼻窦、鼻咽、口咽等有菌区,感染并不少见,多发生于术后 10 天左右。应注意观察体温,有无头痛、呕吐、颈项强直等脑膜刺激症状。如果体温>38.5℃,脑膜刺激征(+),血常规示白细胞总数>10×10$^9$/L,中性粒细胞>75%,脑脊液常规检查示白细胞总数>15×10$^6$/L,细菌培养(+),则应高度怀疑并发脑膜炎。要及时将鼻腔填塞碘仿纱条及移植物等一并取出(一般填塞的肌肉筋膜不用取出),在药敏试验结果未知之前,早期给予易透过血脑屏障的经验性用药(作者常用头孢曲松钠静点,2.0g Q12H,5～7天后改为 2.0g Qd 或 1.0g Q12H,持续 10～14 天),并行脑脊液细菌培养加药敏试验。此时应腰椎穿刺放出炎性脑脊液。在生理状态下,成年人脉络膜分泌脑脊液一日总量约 400～500ml,故我们认为每日引流 150～350ml 是比较安全的。一般认为,颅内高压是腰穿禁忌证;作者认为,颅内压超过 400mmH$_2$O 时不能立即置换,可先静点甘露醇使颅内压降低后再进行腰穿。成功后使脑脊液缓慢流出,颅压逐渐下降至正常水平。由于引流管管径小,引流速度慢,因而诱发脑疝的可能性也较小。同时可进行敏感抗生素鞘内注射,常用头孢曲松钠(注射用头孢曲松钠)0.1g 加生理盐水 10ml 鞘内注射,1 次/日,直至病人体温正常 3 天,无颅内感染引起的头痛及脑膜刺激征,脑脊液澄清,其化验恢复正常。我们的经验是术前一小

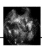 

时给予易透过血脑屏障的抗生素,多用头孢曲松钠2.0g静点,术中消毒时以3%碘伏溶液灌洗术腔,手术过程中用抗生素盐水反复冲洗术腔,术后以碘仿纱条填塞术腔,一般可留置7～10天,经以上处理可有效降低脑膜炎的发病率。

**（三）尿崩症**

尿崩症是鞍区肿瘤术后最常见的并发症,Riche等报道尿崩症的发生率可高达60%。一般认为尿量>200ml/h或24小时尿量>4000ml,尿比重<1.005,尿渗透压<200mmol/L,应视为尿崩症。我们发现术中对垂体柄刺激程度越轻,术后发生尿崩症的概率越小。尿崩症多发生于术后第二天,故应严密观察病人的意识状态、血压、脉搏、皮肤黏膜色泽、湿润程度的改变以及有无烦渴、多饮、多尿,准确记录24小时尿量。如果24小时尿量>4000ml,即应该进行胃肠道补液。我们常给予口服补液盐,可按如下公式估算:胃肠道补液量=尿量+呼吸(400ml)+皮肤(无汗500ml)-输液量。可酌情使用垂体后叶素6U/8h,皮下注射,根据尿量情况增减,必要时加用静脉补液。如果尿崩时间较长应改为口服弥凝片。弥凝0.1～0.2mg,每日3次,嘱患者根据尿量递减。

一般大多为一过性尿崩,经上述治疗多于术后十天左右尿崩消失,仅有少数病例顽固性尿崩需长期口服弥凝片。另外,治疗尿崩症的同时,需注意水、电解质平衡。除每日常规检验1次外,调整补液后需再次检验以便及时掌握治疗效果。在连续3天正常后,停止检验。只要早发现、早治疗,一般不会出现严重的水、电解质平衡紊乱。

垂体前叶功能不足可表现为恶心、呕吐、食欲缺乏、精神弱、淡漠、嗜睡、头痛等。给予氢化可的松200mg(i.v.),或甲强龙40mg,或地塞米松7.5mg(i.v.)。术后3天根据情况逐渐减量,生理剂量(早上泼尼松5mg,下午2.5mg)。

**（四）脑血管意外**

1. 内镜经鼻颅底手术所并发的脑血管意外发生率大约为4%～6%,最严重的莫过于颈内动脉出血,国内外报告不多。经蝶鞍手术海绵窦内颈内动脉损伤发生的几率为0.4%～1.4%。术中一旦发生,则需:①立即终止手术。②迅速填塞鼻窦鼻腔,行前后鼻孔填塞可有效地控制出血,最好行蝶窦内肌肉填塞再加鼻腔和后鼻孔的碘仿纱条填塞。③保持呼吸道通畅。④补充血容量:快速输血、补液,预防和改善失血性休克,一般我们用4U红细胞悬液配以2U新鲜冻干血浆进行输血。⑤颈内动脉造影:借此来判断颈内动脉是否损伤及损伤部位,并观察侧副循环情况,决定是否需要血管内治疗。⑥颈内动脉漏口处放置带膜支架。⑦颈内动脉栓塞:一旦确诊颈内动脉破裂或已形成假性动脉瘤且不适合放置带膜支架,在前、后交通代偿良好的情况下,应考虑行颈内动脉血管内栓塞;据近10年多数文献报道和笔者的体会,无论是术中损伤颈内动脉出血,还是假性动脉瘤破裂出血,经可脱性球囊栓塞术后均可获得成功救治。⑧颅内外血管搭桥术,对于不适合放置带膜支架和侧副循环不好的病例,可尝试血管搭桥,一根或多根血管搭桥,以满足颅内供血。

作者认为此并发症的发生与术者的颅底外科经验息息相关。有研究表明,颈内动脉颅内硬膜外段与蝶窦之间的骨壁非常薄,厚度小于0.5mm的约占88%,有8%～20%的患者该骨壁缺如。故中颅底区手术中接近蝶窦和鞍区后,应仔细辨认解剖标志和病变情况,避免盲目操作。特别是处理鼻咽癌颅底转移经放疗失败的患者时,肿物与该区颈内动脉骨管粘连紧密,有时骨管被瘤体侵蚀,颈内动脉直接暴露,被瘤体包裹,此时更需要术者的颅底解剖经验及耐心。另外,在处理颈内动脉周围时,可准备长的碘仿纱条备用,一旦发生颈内动脉出血,可争取第一时间行鼻腔填塞止血。术后颈内动脉破裂出血多源于术中颈内动脉暴露,颈内动脉管壁过于薄弱,术中未经合理保护,术腔过于干燥所致。为避免术后发生颈内动脉出血,术中可用生物蛋白胶、明胶海绵、肌筋膜等加以保护。

作者曾于颅底手术中经历颈内动脉破裂 2 例,1 例行视神经减压时发生,当时即刻行碘仿纱条加压填塞,第 2 天行带膜支架治疗痊愈,减压侧视力改善;另 1 例经鼻蝶斜坡脊索瘤切除术的手术结束前发生颈内动脉破裂,遂行术腔碘仿纱条填塞。术后第 2 天内患者一般状态良好,自述头痛,体温 37.1～37.4℃,鼻腔有少量渗血,肢体活动自如,给予静脉点滴抗生素预防感染。术后第 3 天右眼视力明显改善,眼前 1m 指数。术后第 4 天抽出后鼻孔填塞纱条,无活动性出血。术后第 7 天行颈内动脉造影,显示患侧颈内动脉颅内段破裂,海绵窦区有造影剂漏出血管外(图 13-4-1)。经对侧颈内动脉造影确认患侧侧支循环良好后行患侧颈内动脉可脱性球囊栓塞术(图 13-4-2～图 13-4-4)。术后第 20 天治愈出院,右眼视力为 0.2。随访观察 10 个月,无复发性鼻出血和其他功能障碍,右眼视力达 0.6。

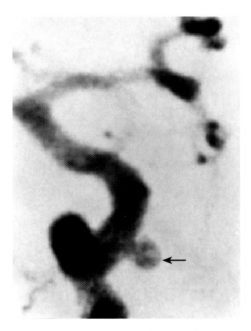

图 13-4-1　颈内动脉造影可见海绵窦区有造影剂漏出血管外

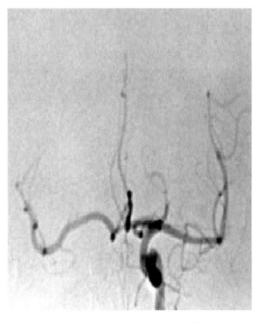

图 13-4-2　行颈内动脉可脱性球囊栓塞术后,可清楚显示球囊位置,颈内动脉被栓塞,未见造影剂漏出

2. 海绵窦出血也是内镜经鼻颅底手术较为常见的并发症,多于手术中出现,出血较剧烈,为暗红色静脉血。一旦发生海绵窦出血,可用 surgicel、明胶海绵、干纱条压迫。一般压迫 3～10 分钟左右即可止血,必要时可取自体肌肉、筋膜填塞。另外,内镜经鼻颅底手术也可能损伤蝶腭动脉或筛动脉引起出血,术中予电烧或压迫即可止血,无需特殊处理。

3. 内镜经鼻颅底手术术后蛛网膜下腔出血也不少见。如果病人术后突发剧烈头痛等脑膜刺激征,应高度怀疑本病,头部 CT 或者 MRI 扫描及腰椎穿刺可协助诊断。处理方法如

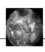

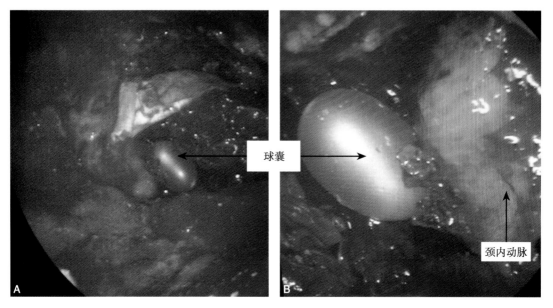

图 13-4-3　行颈内动脉可脱性球囊栓塞术后第 10 天,抽取鼻腔填塞物后鼻内镜下
可见球囊自颈内动脉破裂处疝出

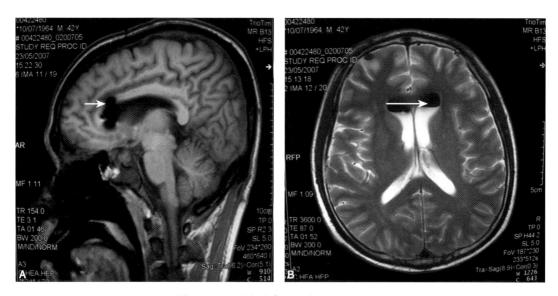

图 13-4-4　头颅 MRI 示脑脊液鼻漏患者侧脑室前角可见颅内积气

下:①应每天腰椎穿刺 1~2 次释放脑脊液或行腰穿终池置管术持续引流 3~5 天(每天引流量 70~100ml),但应注意无菌操作,以免造成颅内感染;②同时应给予预防癫痫治疗;③对于蛛网膜下腔出血造成严重脑血管痉挛(可给予尼莫地平 50mg 预防,静脉注射,每日一次),致大面积脑梗死者,应行扩张血管、改善微循环、营养神经等治疗。

（五）颅神经损伤

颅底裂缝、管孔多,是神经血管进出的通道,手术易波及颅神经。而内镜经鼻颅底手术易损伤Ⅰ~Ⅵ颅神经,常表现为嗅觉障碍、视力障碍、复视、斜视、面部麻木、咬合无力等。

我们的经验是：①熟悉颅底解剖,这是开展内镜经鼻颅底手术的基本前提；②手术操作要在内镜下直视进行,助手要配合默契,分离血管、神经组织时用力要适度,应用双极电凝时应适量缩小电流,有条件时可以术中使用神经监测仪；③当术中神经暴露,术腔填塞时,应先用明胶海绵覆盖,再用碘仿纱条填塞,并注意松紧适度,术后尽早取出,以免视神经受压迫致供血动脉及视神经直接损伤；④术后给予大剂量激素(如甲强龙 500~1000mg)治疗。

### （六）脑水肿

前颅底和侧颅底脑膜瘤及恶性肿瘤常常术前即有脑水肿。手术切除颅内肿瘤时也可能导致术后脑水肿。另外,原发脑干损伤、血性脑脊液刺激、缺氧均可引起脑水肿。术后应严密观察病人意识状态、瞳孔、血压、脉搏、呼吸变化、肢体活动情况及有无头痛、呕吐等颅内高压症状。如病人出现意识障碍、剧烈头痛、呕吐、烦躁不安、瞳孔改变,应想到有发生脑水肿的可能。

一般做以下处理：①肾功能正常患者给予 20% 甘露醇 125ml,每 1 次/6~8h,根据病情变化调整用量,观察颅内压变化,必要时及时去骨瓣降压；②给予激素治疗,由于激素有减轻脑水肿、抗自由基生成、保护脑细胞作用,所以我们一般用甲强龙每日 500~1000mg,入小壶或静点,时间通常不超过 7 天；③使用调整脑血流量及改善脑功能药物；④监测血生化,防止水、电解质平衡失调；⑤预防各种并发症,早期康复治疗。

### （七）癫痫

是危险性较高的并发症之一,发病率较低,多发生于中线巨大肿瘤患者。不同于普通癫痫发作,此类癫痫可致患者深昏迷,甚至可导致致死性脑水肿,应格外引起重视、经积极预防和处理。癫痫发作可加重脑缺氧,诱发脑水肿及代谢性酸中毒,直接影响患者的预后。一经发现应：①保持气道通畅,防止舌咬伤,同时给氧,防止脑缺氧；②持续静脉滴注安定或给予冬眠,防止再发；③纠正代谢紊乱、控制脑水肿,可迅速滴入 20% 甘露醇 250ml；④为了预防癫痫发作,术后可肌注鲁米钠 100mg(每天三次),给予口服抗癫痫药,1~2 天后停用鲁米钠。

### （八）颅内积气

占颅脑损伤的 9.7%,当外伤或术中颅底损伤时气体可从鼻窦或术腔进入颅内而致(图13-4-4)。气体量较多可引起颅内压增高,出现神经功能缺失或意识障碍。因此提示对于脑脊液鼻漏、耳漏患者要提防发生气颅,并行 CT 或 MRI 动态监测颅内积气,以免发生意外。临床根据颅内积气<50ml 者,不需特殊处理,预防颅内感染的发生,积气可在短期内吸收。积气伴有颅内出血、脑挫伤、占位效应明显者,开颅清除积血和变性坏死脑组织。对大量积气(>50ml)、张力性气颅、脑受压颅高压症状明显者可选择椎颅置管排气或开颅修补破裂口。

### （九）脑积水

原因：①鞍区肿瘤生长至鞍上堵塞室间孔可致；②颅内肿瘤致脑组织移位；③术后脑室内出血或无菌性炎症；④长期多量脑脊液漏的修补术后。

处理：严重的急性脑积水可致患者昏迷,CT 确诊后,立即脑室穿刺脑室外引流,脑室外引流通常不超过 7 天,必要时行永久性脑室腹腔分流术。

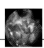 

术后脑积水是引起患者持续昏迷,高致残率、病死率的重要原因之一。急性脑积水多见于术后3周内,慢性脑积水多在术后3~6周内形成,有些迟至数月才出现。临床表现为患者逐渐出现意识障碍加重、嗜睡、昏睡以及昏迷,或患者进入恢复期时出现步态不稳、痴呆、尿失禁"三联征"。

CT和MRI是目前公认的诊断脑积水的可靠手段,侧脑室双额角最外侧连线距离和颅内板最大横径之比(额角指数)>0.23即可诊断为脑积水。侧脑室腹腔分流手术是目前最为常用的方法,分流术宜在脑积水确诊后进行。对所有术后患者采取高压氧、针灸以及康复性功能训练等综合治疗,效果满意。我们认为手术致颅脑损伤后脑积水的早期发现、早期诊断、及时实施脑室腹腔分流术并积极开展术后康复训练是改善患者预后的重要因素。

### (十) 中枢性高热

中枢性高热是体温调节中枢功能紊乱所致,其特点是高热或超高热,即体温39℃以上,常于术后12~48小时出现。虽然体温很高,但仅颜面、颈部、上胸部发烫和出汗,而躯干和四肢不出汗,甚至四肢厥冷,常见于脑血管病、脑外伤、脑肿瘤及脑部手术等,在颅底手术中发生率较低。我们曾遇一例,为内镜经鼻脊索肉瘤切除术后第二天出现,后治愈。因此,颅底手术后应注意观察体温变化,当体温>39℃时可采用物理和化学双重降温。亚低温治疗(33~35℃):氯丙嗪、异丙嗪各50mg加生理盐水50ml微泵泵入,2~10ml/h,再给予化学冰袋或冰帽降温,同时防止寒战发生。另外应动态监测心电图、血氧饱和度以及生命体征的变化。

### (十一) 其他尚有罕见的并发症

如下丘脑损伤、硬膜外出血、眼底出血和肺栓塞等。

内镜下经鼻颅底外科手术涉及多学科领域,操作时间长,创伤大,且并发症较多。因此,需要深刻认识到加强围术期处理的重要性,以提高手术成功率、降低术后病残率和病死率、改善患者的生存质量。

## 参 考 文 献

1. 许庚.加强慢性鼻-鼻窦炎围手术期综合治疗.中华耳鼻咽喉头颈外科杂志,2008,43(1):3.

2. 郭宏川,张秋航,陈革,等.伴颅高压的脑脊液鼻漏修补术的围手术期处理.中国微侵袭神经外科杂志,2010,15(9):395-397.

3. 张秋航,孔锋,郭宏川,等.内镜经鼻入路治疗侵犯斜坡硬膜内外沟通型脊索瘤.中华耳鼻咽喉头颈外科杂志,2010,45(7):542-546.

4. 张秋航.严重鼻和鼻窦外伤的处理.中华耳鼻咽喉科杂志,1999,34:184-186.

5. Morioka M,Hamada J,Yano S,et al. Frontal skull base surgery combined with endonasal endoscopicsinus surgery. Surg-Neurol,2005,64(1):44-49.

6. Schwartz AY,King WA. Complications of skull base surgery. Neurosurgery Quarterly,2001,11:248-259.

7. Riche H,Jaboulay JM,Chiara Y,et al. Postoperative complications of transsphenoidal surgery. J Minerva Anestesiol,1992,58(4 Suppl 1):71-72.

8. Nibu K,Sasaki T,Kawahara N,et al. Complications of craniofacial surgery for tumors involving the anterior cranial base. Neurosurgery,1998,42:455-462.

9. Schwaber MK,Netterville JL,Coniglio JU. Complications of skullbase surgery. Ear Nose Throat,1991,70:

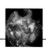

648-660.

10. Park AH,Stankiewicz JA,Chow J,et al. A protocol for management of a catastrophic complication of functional endoscopic sinus surgery：Internal carotid artery injury. Am J Rhinol,1998,12：153-158.

11. Ciric I,Ragin A,Baumgartner C,et al. Complications of transsphenoidal surgery：Results of a national survey, review of the literature,and personal experience. Neurosurgery,1997,40(2)：225-237.

12. Albert HP. A Protocol for Management of a Catastrophic Complication of Functional Endoscopic Sinus Surgery： Internal Carotid Artery Injury. Am J of Rhinology,1998,12(3)：153-158.

13. Saelo J,Izurieta M,Arriada N,et al. Treatment of hydrocephalus in adults by placement of an open ventricular shunt. J Neurosurg,2001,94：873-879.

14. Carrau RL,Snyderman C,Janecka IP,et al. Antibiotic prophylaxis in cranial base surgery. Head Neck,1991,13 (4)：311-317.

15. Kraus DH,Gonen M,Mener D,et al. A standardized regimen of antibiotics prevents infectious complications in skull base surgery. Laryngoscope,2005,115(8)：1347-1357.

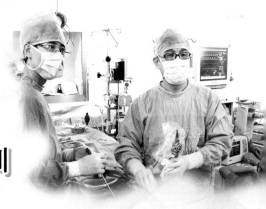

# 第十四章
# 内镜颅底外科技术培训

## 一、内镜颅底外科技术培训的必要性

内镜经鼻颅底外科技术利用了鼻窦与颅底相互毗邻的解剖学特点及内镜视角灵活的光学特点,可以清晰地显示颅底深部的结构,使术者能更清楚地辨别病变及毗邻关系,进而在最大限度地保护正常结构的前提下更精确地切除病变。

在我国,内镜颅底外科起步的时间几乎与国际同步,率先开展这项技术的一些医院的技术水平,有的已达到了与国际同步的水平。近年来,越来越多条件比较成熟的三级医院逐渐开始开展内镜颅底外科手术。但不可否认的是我国开展内镜颅底外科技术的水平参差不齐,严重并发症时有发生。

目前,我国还没有规范化的培训指南,更无考核及准入制度。2005 年至 2010 年卫生部公布的国家级继续教育项目的统计结果显示:从 2005 年,一些内镜鼻窦手术的继续教育项目开始涉及内镜经鼻颅底手术的课程内容;在 2008 年至 2010 年的项目中,课程内容有关内镜经鼻颅底外科的课程占总课程80% 以上的项目中 2008 年为 4 项、2009 年为 6 项、2010 年为 10 项。由此可见内镜经鼻颅底外科技术在我国的不断发展,技术培训的需求不断增加,同时也表明内镜颅底外科技术的培训越来越受到重视。

内镜经鼻颅底外科技术无论从手术应用解剖还是专门的设备应用以及操作技巧都是一项专门的技术,没有经过正规的内镜颅底外科专门技术的培训、实验室的解剖训练和规范化的进阶型实践锻炼,就无法真正掌握内镜颅底外科技术。

## 二、内镜经鼻颅底外科技术的学习曲线及"分级训练法"

2007 年,美国 Synderman 等人在文章中指出内镜手术改变了以往手术的一些规则。手术医生对于这一新技术需要有一段时间的适应及一定的经验积累,这就是所谓的"学习曲线"。系统的内镜颅底外科训练可以缩短学习曲线,有助于减少并发症。在他们的训练指南中,他们提出了"分级训练法",根据难易程度将内镜经鼻颅底手术分为 5 级:

Ⅰ级手术包括内镜下筛蝶窦开放术、蝶腭动脉结扎术;

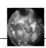

Ⅱ级手术包括内镜下额窦开放术、脑脊液鼻漏修补术、蝶窦侧壁手术、鞍区及鞍内的垂体瘤手术及眶内侧壁减压术；

Ⅲ级手术包括涉及鞍外的鞍区及垂体瘤手术、视神经管减压、硬膜外经齿状突入路、硬膜外经斜坡入路及向中线扩展的岩尖手术；

Ⅳ手术包括向颈动脉外侧扩展的岩尖手术、经蝶骨平台的硬膜内入路、颅面联合切除术、经斜坡的硬膜内入路、经齿状突的硬膜内入路、岩上及岩下跨越颈内动脉的入路；

Ⅴ级手术包括动脉瘤手术、血管畸形及富含血管肿瘤的手术。

指南建议无论耳鼻咽喉头颈外科医生还是神经外科医生都应完全掌握前一级手术后才可进入更高一级手术的操作，这样才能有效减少并发症，提高疗效。

2007年日本神经内镜协会提出的培训指南中建议内镜手术医师应完成的训练包括：基础神经外科训练；对内镜下鼻腔解剖的训练；对内镜工作原理、操作方法及保养方法的学习；手眼配合的训练、专用器械的使用训练；对如何处理出血及其他并发症的学习。此外，培训指南还特别强调正式开展手术要获得日本神经内镜协会证书；要参加至少2年的神经内镜的专门培训；要有至少10例助手经验及至少10例在经验丰富的神经内镜专家指导下的独立手术经验。

## 三、训练条件

### （一）训练设备和器械（图14-3-1，图14-3-2）

即使是进行实验室的解剖训练，也应配备与手术室相近的设备及器械。过于简陋的设备及器械无法使学员真正掌握到实际手术的技术。国内成熟的训练中心，每2位学员配置1套内镜手术系统及一套完整的内镜经鼻颅底外科手术器械进行训练。内镜系统接录像和显示系统，方便指导教师随时掌握学员训练动态并给予技术指导，同时可记录每位学员的训练过程便于学员复习。长手柄的高速电钻是内镜颅底外科必不可少的工具，但有的实验室并未配备，这样不但模拟不了实际手术过程，还无法使学员真正学会电钻的使用，最终达不到训练的目的。

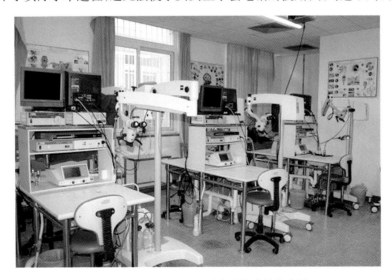

图14-3-1　内镜颅底外科培训基地教室全景

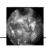

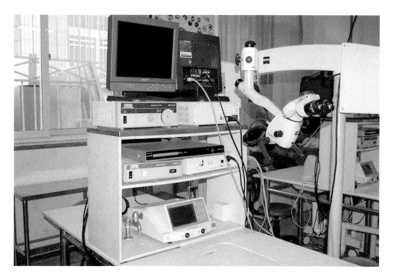

图 14-3-2　培训所需设备

**（二）师资**

开展内镜颅底外科培训应有一支长期配合、具备丰富临床及教学经验的师资队伍。师资队伍的组成应包括有丰富的颅底外科经验的手术专家、有对围术期处理熟悉的专家、有精通颅底影像学的专家、有对内镜颅底解剖有深入研究的专家。开展培训工作的中心还应该具备丰富的临床病例资源供学员们观摩及学习。

**（三）培训方案**

在我国，开展内镜经鼻颅底外科的医生主要来源于神经外科和耳鼻咽喉头颈外科医生。两个不同学科的医生在其开展内镜颅底外科工作时各有其优势及劣势。耳鼻咽喉头颈外科医生大多有着比较熟练的内镜操作技术，对鼻腔鼻窦的解剖很熟悉，但通常缺乏对颅底疾病基础理论的深入了解与掌握，缺乏颅底疾病围术期管理经验，因此面对涉及颅内的情况有时显得力不从心。而神经外科医生虽然对颅底疾病及颅内疾病的理论掌握较深入扎实，但是内镜颅底外科技术对于只习惯显微镜下操作的神经外科医生来说是一个全新的外科技术：内镜下经鼻手术时的手眼配合、专用器械的使用等技术操作本身就是摆在大多数神经外科医生面前的首要难题，而且很多神经外科医生虽然熟知颅底凹面的解剖，但对于颅底凸面解剖却很陌生。

只有个性化的培训方案才有利于医师能够根据自身的实际情况，省时高效地提高水平。也只有经过应用解剖知识的学习、实验室训练、观看有经验的医师手术、与上级医师同台手术、独立手术这样的训练周期后才能真正完成一个级别的技术培训，然后再进入下一个训练周期达到高一级的手术水平。针对不同基础、不同需求的医师，建议采取菜单式进阶式的培训方案。

1. 方案 1

（1）培训时间：1 周。

（2）培训目标：掌握内镜经鼻颅底外科基础理论及最新进展，了解内镜颅底外科应用解剖，掌握内镜颅底外科基本操作要领。

（3）培训计划：

1）理论学习：内镜颅底外科的基本理论及最新进展。

2）观摩手术：内镜经鼻颅底外科经典手术的实况及录像观摩。

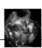

3）操作训练:在尸头标本上进行内镜经鼻入路的应用解剖操作,观察入路中的解剖标志。

2. 方案 2

（1）培训时间:12 周。

（2）培训目标:了解内镜颅底外科的临床应用,掌握内镜经鼻颅底外科的应用解剖。

（3）培训计划:

1）内镜经鼻颅底外科基础理论。

2）内镜模拟器上的基本操作训练及结合实际手术的应用解剖训练,充分掌握各种入路的应用解剖。

3）临床见习:观摩手术及学习患者的围术期管理。

3. 方案 3

（1）培训时间:1 年。

（2）培训目标:系统掌握内镜经鼻颅底外科的基本临床技能,根据基础不同,在教师指导下可完成更高一级的手术。

（3）培训计划:

1）与内镜经鼻颅底外科相关的基本理论及新进展讲座（约 12 次）。

2）临床技能培训:观摩手术（至少 100 例）;参与患者管理（至少 35 例）;参加围术期内镜操作（操作至少满 70 例）;参与手术操作（担任助手至少 35 例）。

# 四、训练方法

## （一）模拟训练（图 14-4-1,图 14-4-2）

鼻窦手术模拟器可用于鼻科临床学生教学和医师培训。可将患者或尸头标本的 CT 数据导入,重建该患者或尸头标本的三维解剖结构。受训者佩戴偏光眼镜可实时观察操作训练中的立体图像,应用力反馈操作杆进行操作,模拟鼻内镜下鼻窦手术的真实情况:操作时具有操作鼻窦手术专门器械时的手感,可以体会软组织和骨质手术的不同。

此设备还可以用于临床手术前进行手术预操作,完整模拟手术的过程,判断病情的难度及手术过程可能出现的并发症,使临床手术前的准备工作变得具体化、实用化。

## （二）尸头标本的入路解剖训练

任何医生在开展新的手术入路之前,熟悉该入路的应用解剖是必不可少的,但

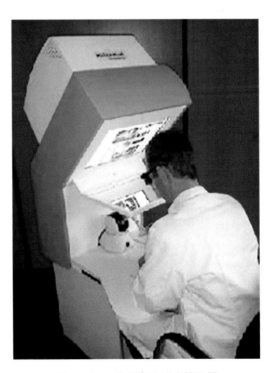

图 14-4-1　内镜鼻窦手术模拟器

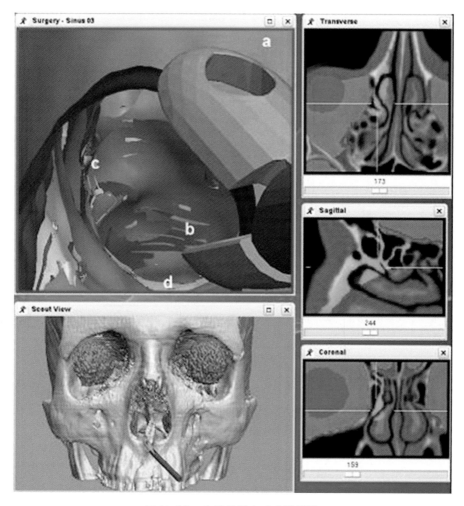

图 14-4-2　内镜鼻颅底手术模拟器

是应用解剖的学习单靠阅读文献及独自在实验室研究个别标本是远远不够的。内镜经鼻颅底外科训练过程中可采取神经外科医生及耳鼻咽喉头颈外科医生配对进行操作训练,可以相互弥补各自专业知识的不足,同时也符合现代内镜经鼻颅底外科多学科合作的理念,而且还可以使学员体会到"四只手技术"。多组同时训练,可以使学员们集中了解若干个标本的解剖变异。

训练用标本的准备非常重要。用于内镜经鼻颅底手术解剖训练的标本最好是新鲜、冰冻或未经冰冻的标本。如果采用福尔马林固定后标本,应选择具有接近正常的色泽、充盈而有弹性的血管结构及神经组织、无刺激和异味的标本。

福尔马林对标本形态的维持和皮肤颜色保持较好,但它会使固定组织发硬变脆,内镜经鼻进行操作时,鼻尖及鼻前庭的软组织无法活动,从而影响操作。经福尔马林固定后的标本还有强烈的刺激性气味,对眼结膜、呼吸道黏膜及皮肤均有一定的损害。

借鉴国外实验中心的经验,笔者所在训练中心采用将经过福尔马林进行灌注固定的标本放入由酒精、苯甲酸、丙酮、水及甘油按比例配制的混合防腐固定液中保存 2 ~ 3 个月后备用。经过如此处理的标本,毒性降低,无不良气味,标本收缩小,软组织可保持一定弹性,色

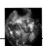

泽接近活体状态。

根据内镜经鼻颅底入路的发展从鼻腔鼻窦解剖、鞍区解剖至中线颅底,再至侧颅底。每个区域的解剖操作之前均由有丰富手术经验的医生讲解该区域操作要领及所涉及的解剖标志,然后由有带教经验并对内镜颅底解剖有所研究的教师进行操作指导。学员们在尸头标本上应用手术中器械,完全模拟手术实景进行手术入路的解剖操作。

### (三) 手术观摩

对于无法进入手术室进行手术观摩的医师,应为其配备手术直播设备。经过剪辑的手术视频资料可以再现手术过程,供学员学习。教学用视频资料应包括:完整的未经剪辑的视频、经过粗略剪辑、时长为 30 分钟左右的视频以及经过精确剪辑、只体现手术标准步骤的、时长为 5~10 分钟的视频。这样一套完整的视频资料,才有利于不同水平的学员反复观摩,真正达到教学效果。

不经过规范化的内镜颅底外科培训,独立开展内镜颅底外科手术是非常困难且有很大风险的。应当在有内镜颅底外科训练基本条件的训练中心进行解剖训练,而不是随便一个学习班上的训练。尽可能参加内镜颅底外科技术培训班和学术研讨会,鼓励希望开展内镜颅底外科的医生积极参与;借鉴国外的经验,条件成熟后,逐步推出准入制度,才能真正推动及提高内镜颅底外科的健康发展。

## 参 考 文 献

1. Snyderman C, Kassam A, Carrau R, et al. Acquisition of surgical skills for endonasal skull base surgery: a training program. Laryngoscope, 2007, 117(4):699-705.

2. Mori H, Nishiyama K, Yoshimura J, et al. Current status of neuroendoscopic surgery in Japan and discussion on the training system. Childs Nerv Syst, 2007, 23(6):673-676.

3. 张秋航. 内镜经鼻颅底外科理念的建立. 中国微侵袭神经外科杂志, 2006, 10:433-434.

4. 张秋航, 孔锋. 内镜颅底外科技术的培训. 中华耳鼻咽喉头颈外科杂志, 2010, 45(7):611-613.